健身抗癌郭林气功

陈秀坤　编著

人民体育出版社

图书在版编目（CIP）数据

健身抗癌郭林气功 / 陈秀坤编著. -- 北京：人民体育出版社, 2012 (2026. 1重印)
ISBN 978-7-5009-4198-9

Ⅰ. ①健… Ⅱ. ①陈… Ⅲ. ①癌－气功疗法 Ⅳ. ①R730.5②R247.4

中国版本图书馆CIP数据核字(2011)第259273号

健身抗癌郭林气功

陈秀坤　编著
出版发行：人民体育出版社
印　　装：北京盛通印刷股份有限公司

开 本：850×1168　32开本　　印 张：15.5　　字 数：330 千字
版 次：2012年4月第1版　　印 次：2026年1月第8次印刷
书 号：ISBN 978-7-5009-4198-9
印 数：32,001—32,500册
定 价：50.00元

购买本社图书，如遇有缺损页可与发行与市场营销部联系
联系电话：（010）67151482
社　　址：北京市东城区体育馆路8号（100061）
网　　址：https://books.sports.cn/

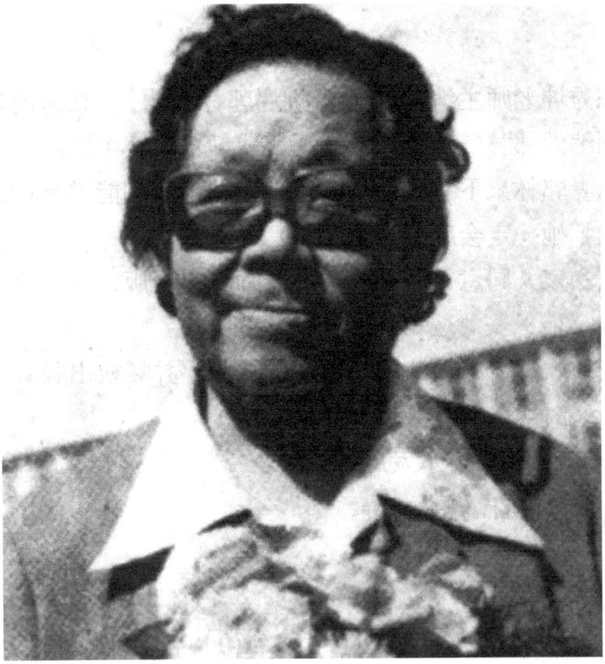

郭林（1909—1984）

序　一

陈秀坤老师主编的《健身抗癌郭林气功》，在海内外弘扬郭林创编的郭林气功抗癌健身法，成绩卓著，令人高兴。

吾妻郭林泉下有知，如此众多优秀弟子们能继承遗志并发扬光大，她一定会欣慰有加。

我和家人同意并乐见陈秀坤老师再出新版，百尺竿头，更进一步。

老翁欣然命笔为此书新版题词、代序并授权出版。

郭林气功久经考验，
薪火相传继承发展。
群体抗癌健身益寿，
关爱生命造福人民。

林晓　时年八十八岁

2011 年 8 月 11 日　于北京

序　二

2003年9月，我在一次例行检查中发现患上了卵巢癌，在10月初施行手术切除后，跟着接受6个月的化疗，在2004年3月底完成诊治。

我是非常幸运，我的癌症是可治的。我感到能够自由行动、恢复正常的工作和日常生活并非必然的。化疗期间进食有点困难，康复后我吃一口最简单的食物都感恩，健康确实比一切都可贵。

经当时玛丽医院的高级专科医生的介绍，我参加了陈秀坤师傅在大口环麦理浩康复中心的平台举办的郭林气功班，发现了那里有很多不平凡的动人故事。

郭林气功班的导师是陈秀坤师傅，她平易近人，对学员非常体贴。癌病使一群带病者和康复者聚在一起，有说有笑，互相关怀，互相鼓励，互相分享抗病的经验。陈秀坤师傅带着我们“吸吸呼、吸吸呼”，一步步走上康复之路。陈师傅最使人欣赏的是她用“心”去指导我们，“耐性”是最强的力量，不断地指正、不断地重复动作、不断地鼓励。她看着每一个学员的动作，要保证他们的手、脚、腰、身、呼吸、眼神的配合，好像在地上飘游，把自己融入一个忘我、与大自然合二为一的无压力、无忧境界，脱离了癌的魔域。

陈师傅写这本书传授郭林气功，是癌友们的好消息。她自己因练郭林气功而不再受癌病的缠绕，又把这套宝贵的健身法广传给别人，是一件可敬的好事。陈师傅对学员是无求的奉献，她最开心的是看着告示板上一张张学员会聚的照片，伴着一页页癌病康复者现身说法的真实故事，这是她最大的安慰。

我希望，能够完成和出版这本《健身抗癌郭林气功》的培训课程教材会带给陈秀坤师傅一份满足，好像一位多年默默耕耘的农夫，终于对着果实累累的收成一样。我祝愿读者们都享受这些果实和它带来的健康生命。

香港特别行政区第十一届全国人大代表

谭惠珠

2010年4月

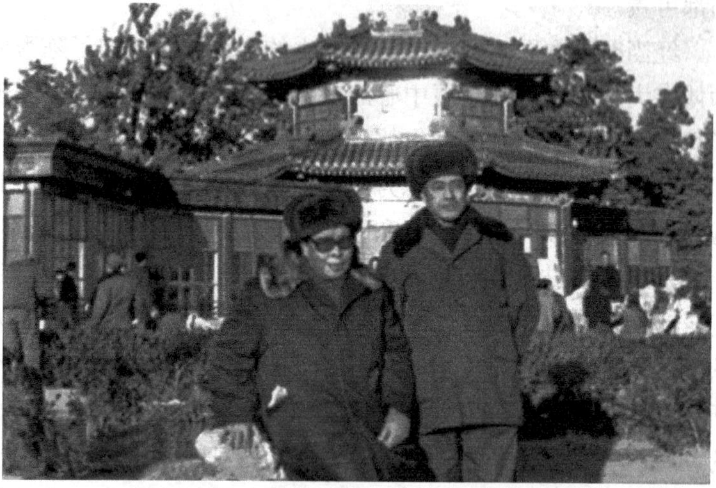

郭林和丈夫林晓1971年在北京中山公园

序　三

首次接触“气功”，是1981年在广州中医学院求学之时。当时，某些“气功大师”的“传奇”及众人的追捧而形成的气功热潮风起云涌，与内地“向四个现代化进军”的科普回归的热潮互相冲击，形成过好一阵子的旋风。当时，“文革”结束不久，大家虽都知道癌症的死亡率高，但对发病率及其增长趋势的关注尚未有明显的防护意识。对于这个医学上的难题的诊疗和管理，是否存在有效的方法及如何运用，气功自然是热门话题之一，亦有数之不尽、充满个人情感色彩的个案与经历，有的甚如神话，当然也充斥着不尽不实者。有一部分人选择了“新气功”，后来称做郭林气功，给人的印象只是在默默地耕耘。

时移至三十载之后的今天，旋风早已过去。再观郭林气功，她仍是润物无声，令桃李天下，受益者众而所费者菲，鲜闻受损者。受益者中亦包含为数众多的癌病病友们。

我在医院管理局任职期间，有幸认识了一位郭林气功的耕耘者——陈秀坤老师。她出身理工科，早年追随郭林老师的丈夫和多位亲传弟子，以亲身经历和带教，把健康带给人们，也把康复、希望及平和带给癌病患者。

我更亲眼看见在港一众病后重聚的癌病病友们，是如何感激和尊重这位曾陪伴过他们一起走过人生最艰难日子的老师。或者，病友们仍未能明白气功是如何帮助他们恢复过来，但确实是跟随陈老师练了气功。

在亲身经历和带教外，陈秀坤老师亦收录 David Lau 详录的郭林老师生平、历史背景、“健身抗癌新气功”的来龙去脉，其成就和有关验证，更详细介绍了郭林气功功法的具体练习步骤和方法。此书籍是介绍和推广郭林气功之入门书，但更希望陈老师能一如既往地耕耘，尽力授徒以智以知。

就此书的出版而受陈秀坤老师厚爱而为此序，我荣幸之余亦感忐忑。“知之为知之，不知为不知，是知也。”期与每位读者共勉。

事实上，中国传统医学，与气功、太极拳、易筋经、八段锦、五禽戏等传统保健体系一道，已历久不衰地保障着人类的健康。虽然以过去传统哲学为背景的演绎方式，未能向我们这些在“西学东渐”中成长的近代人们逻辑地解释清楚其要旨所在，但我们有责任以现代科学的方法，去筛选、重现和验证祖先留给我们的文化，起码不要再在此继续落后于外族。外国学术机构对我们的传统文化医学已作了大量的逻辑严谨的研究。例如，美国与澳大利亚在“太极拳在老人防跌”等多篇系统回顾报告中，均以最强的证据证实了太极拳在这方面的效用；欧美及香港的多次随机双盲试验，亦证实了“针刺或按压内关穴对多种病因所致的恶心呕吐”的效用；经由罗鼎辉医师的医术所展示中医药对湿疹辨证论治的效用，从临床服务及研究上，亦得到英国皮肤专科的证实与认同。如果我们认真去做的话，气功的某些效用一样可以得到证实。我们不是期求“实验室的老鼠向我们数千年的文明点头”，只是以更豁达之心，建立不同文明之间的桥梁，让世界认知中华传统保健体系和文化。

传统中医与现代医学在文化背景和方法学等截然不同：源自西医的现代医学是基于实验证明的集体认知、基本共识和还原发展（当然亦有未知的内容）；而传统中医是基于几千年的个人技艺临床现象的观察、经验感知和临摹继承（包括现代知与未知的内容），这是以古释今、跨越文化时空的融合障碍。但对于传统医学上真实有效的部分，只要我们认真严谨地依据传统的方法与指引，一定可以运用现代科学的循证方法重现并证实之。各自恪守门派古训而又缺乏客观定量标准、个体化运作的古旧传统，实在难以抵挡数码化的团队工作和全球日益投入的现代冲击。目前，中医和许多传统保健体系的“外延内涵”和定义仍欠缺一个共识描述。对其实质及客观有效程度方面，有许多正面或负面的假设与推测，却一直未有令人信服而全面的实证。我深知自己认知上的不足与局限，亦难免受主观意志的影响，但只要每人尽一己之力弃一己之偏，放下私利，在公平、公开、公正的社会文化和环境条件下，合力重现和证实，进而探讨实质，我们才不愧于自己的民族和文化。

“传统”应该是“有发展的传统”。中国已不可逆地走向现代工商社会，中医必须而且只能摆脱农业社会背景下个体化封闭式的经营而走向集体智慧的现代循证之路，以求真求全的科学态度与智知并重的人文思想相结合，在传统继承与现代发展中，以实证建立一个动态平衡，在传统文化中注入其一直缺乏的“基本科学”去重新认知、构建我们的传统文化、中医和气功。

香港医院管理局　中医教育与传讯经理
谢和 中医师
2010年4月

序　四

"Miracles do not happen in contradiction to nature, but only in contradiction to that which is known in nature."

ST.AUGUSTINE

"神迹的出现不违反自然，只违反已得知的自然界事物。"

圣奥古斯丁

本人从小已是乙肝带菌者，所幸身体一直很健康，未尝得过什么大病。唯在去年（2009年）身体检查时，却发现肝脏有两个位置受到很大的"创伤"，一个有1337.7cc（约12厘米），另一个是8.7cc，其他器官及指标还正常。西医专家说情况很严重。本人听后很惊讶，自问自己从不抽烟、不喝酒，身体感觉一直良好，真不明白何来的创伤。惊恐之余期望西医能助我解决危机，但专家说太大了，切割已不可行，提议用其他先进的治疗方法。经了解后，本人初始也想尝试，但始终对这些方法没有信心，因为成效不大，又不长久，而且所产生的副作用危害也很大。

经过激烈的思想斗争，重整思维，除积极地翻查各类治疗参考书，推断出自己的健康状况未必如专家所诊断的那样到了不可救药的地步，所以决定弃用某些无效的方法，另寻他法。我详细研究过往一些成功对抗恶病顽疾的例子，拟出一个新的方案，开始采用如中医、气功、食疗、自我疗愈、调理日常生活习惯等新方法。

气功方面，我得悉国内的郭林气功能医治多种身体的创伤、恶病及顽疾，随后认识了在香港教授郭林新气功最长久的导师陈秀坤师傅。陈师傅来自北京，她本人也是因健康问题而成为气功的导师，真正是有亲身经历的师傅，这是非常难得的。在香港，陈师傅已教导过至少9000多名学生，很多病者及非病者都得益不少。

本人以前对气功不太认识，只知道练硬气功的人士想达到刀枪不入的境地，而我对于郭林新气功更是从未听闻。根据郭林先师（1909—1984）所说，她练了数十年的祖传硬气功，结果发现硬气功不能治病。她患有多种癌症，也曾尝试不同的医治方法，包括西医及手术，但效果都不理想。她从1949年初开始患子宫颈癌，受尽煎熬，做过六次肿瘤切除手术。1959年癌细胞转移到膀胱。后来她深入研究并综合多方面的知识，创出郭林新气功。她通过练习新气功治理好了自己的癌症，同时，其他的疾病如关节炎、高血压、心脏病等也都消失了，寿命延长了30多年，还救活了许多身患绝症的病人。

本人跟随陈秀坤师傅学习郭林气功，三个星期以后，体重便减轻了10多磅，腰围也小了两英寸！明显地排走了不少体内集聚多年的脂肪、废水和毒素。很多朋友见到我都不约而同地说我精神了很多。四个月后再检查，得出的结果是肝脏部位的两个创伤处，较大的一块已缩减为763cc（约缩小43%），较小的一块也缩至2.2cc。其他器官的各项指标一如以往的正常。八个月后再检，情况没有变化，疾病受到控制。

郭林气功是动功与静功的混合功。动功是运动的一种，更是配合身体经络运行的运动功法。巴黎大学医学中心的主任波里博士（T.Bouillet）对运动如何预防及治疗肿瘤有很深入的研究。他认为运动能使身体产生多种机制去调理身体的生理系统，第一是减少脂肪组织，而脂肪组织是致癌毒素的仓库。第二，运动会减少多余的男性及女性荷尔蒙分泌，而多余的男、女性荷尔蒙是刺激乳癌、子宫癌、前列腺癌等多类癌细胞生长的原因之一。其三，运动会减少血糖，糖是引起炎症的最大因素之一，癌细胞最喜欢在发炎的地方扩散和生长。最后，适当的运动对免疫系统的健全运作尤其重要。

郭林气功与别的不同之处是，它是从多方面的知识，包括易经、玄学、道家学术、中医理论、心理学等综合起来的。郭林气功最大的功效是在打通全身的经络，大量增加身体吸氧的功能，缺氧就会促成另类细胞不断生长。郭林气功是一套很完整又深入的治疗气功，修习者按各自不同的身体问题去选取对应的功法，即看病情而取用补或泻的势子，如同中医的药方，择其适者而用之。

郭林老师非常看重她所创的这套气功的深层功理，因为明白了功理，便容易引导势子，对气功治病的信心亦随之增加。有了信心，便会精进练习，有了精进力，便会生定力。有了定力，便能精神集中，入静的效果会很好。入静是非常重要的。如何入静呢？郭林老师坚持练功时必须要做到“圆、软、远”，缺一者内气便不通。

为何要“圆、软、远”？除了郭林老师说的帮助内气运行外，在玄学方面其实有更深层次的理由。先说“圆”。物物一太极，人的身体也是一个太极。太极图是圆的，其内包含阴阳两鱼，阴阳是刚柔之代表。《易经·系辞上》曰：“刚柔相摩，八卦相荡。”犹如天地交感而生成万物，这是取“生”之意。练习郭林气功时，身手要做到圆形的势子，犹如将太极抱入怀中。做行功时，又要两手圆形相荡，是将人体之阴经和阳经相荡，而使其互相交感，引出生气来。

为何要“软”？日常生活紧张是引致顽疾的一个主因。精神紧张，不单是大脑紧张，全身其他器官和部位也同时紧张。在21世纪初，哥伦比亚大学的巨欣教授（M.Gershan）发现身体免疫系统的细胞不断地与大脑交往讯息，是一个脑和免疫系统组成的“脑系统”。南加州大学的大马士奥博士（Dr.Damasio）也从研究中得出，任何一种外界事件是会影响人的整个身体，不单是大脑。更早之前，蒙特利尔大学的亚摩教授（A.Armour）已发现一个“心—脑”系统。所以，身体各部位与大脑实际是由很多不同的“器官—脑”系统组合而成的。因此，放软身体是将各类“器官—脑”系统放松，不是单单要求大脑放松，这样身体各部位的生物频率便会回归自然，产生和谐共鸣，内气才会有效地运行全身，而免疫系统会更有效地对抗毒素和纠正变异了的细胞。

又为何要“远”？“远”是指眼轻闭之时，平视前方较远处，不低着头，但这只是眼部势子。从深的层次来说，是指意念放在身外，到功力深的时候，才意守丹田。从再深的一个层次来看，“远”是思维上放开、光明及远大。意义上又是指，对于用气功治疗要存有长远的目标、长远的信念，这样生命才可长远地延续下去。所以这个“远”字是一字多义，为的是推动自己的持久力。

郭林老师又严格要求学员掌握“意、气、形”三要。意是意念活动，气是内气，形是身体动作。意念引出内气，这是“意引气”。正确的势子也帮助身体产生内气，内气随经络而运行。对势子认识之后，产生的内气反过来会自然地纠正偏差了的势子，这是“气引形”。郭林老师对古气功最大的改革之一是将“三关共渡”变为“三关分渡”。三关是：意念关、松静关、调息关。三关共渡对无病痛的人可能较易做到，但对于患有严重疾病的学员是非常难做的一件事。所以郭林老师要求学员先要做好意念导引，使意念集中于一物一主题，以一念拒万念。意念关是首关，但意念关一过，调息关和松静关就会很快掌握了。

学员可能怕势子不对便不能产生内气。事实上，思维入静是最重要的练功开始。本人的经验是在入静有困难之时，用数息方法或将大佛之禅座瑞相轻轻地浮现于脑海之中，也是帮助入静的好方法。入静是可以训练的，不单在练气功时练习，平时如乘车等候或在任何非工作时间也可以念诵，总之是要使思维集中于一物一点。近代科学研究得出，高度的专注状态其实对脑部的活动没有减慢作用，其效果是改变脑波的活动形态，活化脑部的“快乐区”，继而增强了身体的免疫系统，这也是心灵念力的一种，意大利柏伟亚大学的巴纳德博士的研究得出，念诵每分钟六次的呼吸频率竟然与身体内部的生理频率（例如心跳、血压、输入大脑的血之速度等等）是相同的。因此，念诵会产生共鸣，加强身体机能的功能。

很多绝症不需药物却突然痊愈，医学界称为“自动痊愈（Spontaneous remission）”。这些现象其实也是意念表现的一种。这些幸运的病者都经过重大的心理关卡，他们不怨天尤人，不绝望等待死亡来临，他们变得更积极，定目标，调整不正常的生活，向好处看，对自己的处境负起全责，相信“我命在我，不在天”，更不在他人手上，最后奇迹般的疾病消失了。本人相信亦曾经见到被医生“判了缓刑”的人，勤练郭林气功，产生“自动痊愈”的奇迹。

郭林气功的不少部分的功理源于玄学术数，例如肝、胆、眼病患者，要面向东方做预备功，原因是取东方之木气，来增强属木的肝、胆、眼部位。因此，学员若能认识些玄学的理论，更能帮助明白郭林气功。

肿瘤细胞是自己身体的一部分，细胞受创犹如自己的子女受伤。不幸得肿瘤的病患者，要改变思维，不要对这些受了创伤的孩子作出敌人般的对待，应表现出善的思维，善的意念，常常对它们说要共同努力去修补坏了的部分。每一个细胞都有自己的DNA，每一个细胞都有独自的思想和性格。当你将坏了的细胞当做敌人看待时，它们也会将主体当做敌人而加以反击，反击的方法就是增大及扩散，造成两败俱伤的结果。科学证明，善的意念，无论发于自己还是他人，都可以改变病人的生理过程，甚至治好对生命威胁极大的疾病。刻意练习郭林气功是实际表达善意的方法之一，在练习前对身体的细胞发出正面、善意的讯息，嘱咐它们多吸点氧气，排除歪气，快速修好，练功效果会更好。

本人喜欢研究玄学，眼见很多人追寻美好的风水宝地，希望求财、求健康，但往往未尝所愿。有时求得财来，却坏了身体，尤其是得了很多慢性病或致命的病症，有财也未必能治得好。在玄学上，多美好的吉宅也不能完全抵挡星体运行对人体所产生的巨大影响，就是地球自身的特质也对人类产生诸多的影响。原苏联科学院太空研究所发现，地球磁场的变化深深影响着人体内微生物的蛋白质合成。他们又发现，地球上的疾病也可能与地磁活动有关。当地磁风暴发生之时或随后，地球上生病和死亡人数便增加。人类非常渺小，宇宙间有很多神秘的力量我们仍未能探索得到，所以单靠风水等一些方法，常不能治好或防止各种恶病顽疾。

年纪越大，身体的健康问题便越多，不能掉以轻心，必须要以最大的警觉和积极性及早处理。对付身体的健康问题是一场持久战。要有耐心、信心和斗争求胜之心，缺一不可。恶病顽疾的成因很多，只用一两种方法医治效果未必理想。遇到复杂的病情更要同时兼用多种方法。以本人为例，运用玄学可以协助我处理健康问题的方向，风水环境好的地方协助我加强身体的抗病及复原能力，但这只是部分方法，也不是绝对的方法。本人肯定任何人若有顽疾，在接受中、西医或另类疗法的同时，勤加练习郭林气功，势必大大加强身体复原的机会和时间。

有关介绍郭林气功的书籍不多，陈秀坤师傅现将她多年教授这一新气功的宝贵经验结集成书付梓出版，学员可永远跟着学习，这是陈秀坤师傅继承郭林先师的一贯精神无私奉献，济世为怀。两位师傅真是功德无量。

香港山川风水玄学总会会长
陈环源

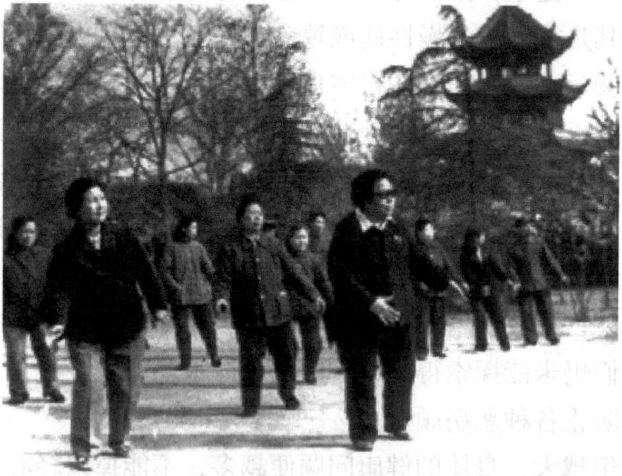

郭林（前右戴眼镜者）早年在公园教功

编者的话

为何编写这本《健身抗癌郭林气功》培训课程的教材？

癌（恶性肿瘤 cancer or malinant neoplasm），这个致命的疾病，总是神不知鬼不觉地悄悄来临，突然发现时多属晚期。近年来，三四十岁以下患癌的人数日渐增多，不仅给患者带来极大折磨，给家庭带来巨大痛苦，也给政府和社会带来沉重负担。

根据香港医院管理局癌症统计中心发布的数字，香港女性乳癌患者新症 2007 年为 2701 宗，而 2007 年各种癌症合计，男性登记个案 13031 宗，女性 11311 宗，男女合计 24342 宗。

虽然，癌症不等于死亡，但癌症无情地吞噬了许多宝贵的生命，甚至青春幼小的生命。即使在医学发达的国家，不分男女老幼、富贵贫穷，只要不幸堕入癌网，无不紧张恐惧、惊慌无奈。

做过六次肿瘤切除手术的晚期癌症患者郭林，也曾患严重的心脏病、高血压和全身性关节炎。为了自救，她自己做“白老鼠”，创编了一套科学的新气功疗法，成功地自救救人。40 年来，凡是认真坚持练郭林气功的人，都改善了生存质量，延长了生存期。不少被医生预言只有几个月时光的危重病人，奇迹般完全康复。郭林老师为世界人民创编了一套祛病延年、防治癌症和各种慢性病的体育锻炼方法，是我们病患者的大恩人，她对全人类防病抗癌、健身养生的巨大贡献将永垂史册。她的贡献主要包括四个第一：

一、郭林是古今中外第一人提出调动人体“内气”即“生物电”，通过体内信息网络系统（西医的神经系统和中医的经络系统），促进体液和气血循环，整体调理各脏腑和各组织器官的功能，提高体内自身免疫机制和自愈能力，从而治疗和预防癌症和各种慢性病、流行病、疑难症。

二、郭林第一个提出，治病要以人为本，即以患者本人为主体，病人自己主动积极参与抗癌治病。提倡西医、中医、气功、心理、饮食、生活作息的综合治疗。改变了治病完全靠医生的传统模式。指出了病友群学、功友群练、癌友话疗、群体抗癌的携手康复道路。

三、郭林第一个提出，不用针，不用药，不用疫苗，而用清新自然的空气，用积极正面的心态，用“松、静、自然、圆、软、远”“脚翘、手摸、吸吸呼”的身心整体体育锻炼方法治病抗癌。郭林气功是“内功”，不用力，很柔和，容易学，成本低，效果好，无痛苦，无后遗症，无抗药性，体质强弱都能练。

四、郭林第一个提出，意念引导是练功成败的关键，“练功就是练大脑”。

意念和神经元的电脉冲及其信息传输，都是从大脑发动产生的。中医、气功以神经气血为主流，练功导引行气疏通全身经络，离不开意念导引、势子导引和呼吸导引；西医有神经系统学说和体液循环系统学说，认为人体生物电信息通过大脑和神经走全身，通过心脏推动血液循环走全身。郭林气功是中西医的结合，是现代科学和传统医学的结合，是理论和疗效的结合。郭林气功每一种功法的设计，都以中西医理论为基础，既调动神经系统和体液循环系统，又调动经络、穴位。郭林气功讲科学，没有任何宗教背景和迷信成分。

40年来，海内外数百万郭林气功练习者的实践证明，这是一种合乎人体科学及生命科学的气功，行之有效，前途光明，也完全符合当代最前沿的现代医学分支 Holistic Medicine 的整合医学理念。

美国首都整合医学大学对最前卫的欧美整合医学 Holistic Medicine 下定义，整合医学视患者为医疗团队最重要成员，不受制于任何医学理论学派，运用所有安全又有效的疗法治病。整合医学有整合身心灵的意义。疾病的发生是身心灵遭受创伤而肢体破碎，重新把破解的身心灵结合就是整合。西医专业化已经历多个世代，虽然花费高昂，对治疗不治之症仍束手无策，人们再度感受到身心灵一体的重要性，开始返璞归真，再寻求另类、辅助、自然、整合医学，其流行普遍度超乎专家预料，驱使一向保守的大学医学中心，设立自然医学中心，正视民众需求。身心灵合一的整体医学，是21世纪医疗发展的大趋势。

1998年，郭林气功被国家体育总局鉴定为健身功法，向全国推广，2002年又被称为科学文明的气功，2010年卫生部长陈竺称群体抗癌事业已经成为医院治疗的后续与补充。1998年，香港医管局、玛丽医院和香港大学临床肿瘤学系，在李嘉诚慈善基金资助下，时任港岛西医院联网总监的黄谭智媛医生，在癌症中心聘请我执教郭林气功。在香港政府医院开创历史先河，连续10年举办郭林气功研究班、高血压班、癌症班和辅导员班。专家学者在国际性学术会议和专业刊物发表了论文，并向报刊通报了郭林气功抗癌和防治高血压等慢性病的研究成果。

我有幸亲历了香港抗癌健身史上这一次影响深远的变革。仅就本人亲自开班教授郭林气功的经历而言，香港医院管理局、香港大学、香港浸会大学、玛丽医院、仁济医院、伊利莎白医院、邓肇坚医院、安美癌科治疗中心、香港工联会业余进修中心和中医中心、香港癌症基金会、香港癌协、安美癌科治疗中心等诸多机构及人士，多年来开办郭林气功班，对推广普及抗癌健身的好功法提供了多方面的实际支持和帮助。我的经历从一个侧面证明了，郭林气功抗癌健身，在香港已经形成热潮，今后也将继续发展。

如今，放眼世界，小小寰球成了地球村，郭林气功早已不仅在发源地北京的公园和中国内地，学习和传播郭林气功的人数和队伍，已千万倍地扩大到全世界。读者和学员们迫切需求最新版本的郭林气功教材。我在北京和香港执教数百期郭林气功班、辅导员培训督导班，学员累计12000人，海内外很多人想进一步了解、认识和探讨郭林气功的方方面面，多次向我反映需要一本适合的郭林气功入门自修及进阶深造教学参考书。《健身抗癌郭林气功》于是应运而生。

陈秀坤

2012年元旦于香港

目 录

第一章　练功基本要求

第一节　提　要

1. 树立三心：信心、决心和恒心。特别是恒心。

2. 做好三调：调心、调息和调身。

3. 过好三关：松静关、调息关、意念关。

4. 努力做到：意引气，气引形，意气合一。

5. 正确掌握：补泻调整，辨证施功，建立正确的“攻”“守”练功方案。

6. 牢记三个字：圆、软、远。

7. 练功最怕：杂念、紧张和用力。

8. 严禁七情：喜、怒、忧、思、悲、恐、惊。

9. 做到三忌：烟、酒、辣。

10. 三不能练：太饱、太饿、生气时。

11. 注意节制：性生活。

12. 惊功之时：站定三开合。

13. 口水多时：站定三吞津。

14. 练功场地：地面平整、空气清新。

15. 穿着要求：宽松、舒适、轻暖、平底布鞋。

16. 练养结合：掌握好火候。

17. 量力而行：灵活掌握，严禁过劳，过劳会有反效果。

18. 尽力而为：功时不到，疗效不高。重病每日不少于三个半小时。轻病和五年之后，不少于两小时。

19. 癌症患者要综合治疗：调好心态，首选西医，结合中药，坚持练功，健康饮食，生活规律。

20. 群体抗癌，自救互助：抗癌路上，朋辈关怀，结伴同行。

第二节　练功基本要求详解

1. 树立三心

找医生看病，基本上是以医生为主，患者只是被动地接受治疗。练郭林气功，是患者自己出力，主动进行气功锻炼，自己进行自我控制的身心整体治疗，主要依靠练功人自己的努力。所以，牢固地树立三心即信心、决心和恒心，相信郭林气功配合西医、中医可以治好自己的病；信心十足，坚定不移，决心天天练习；持之以恒，练功一生一世，是实现完全康复的先决条件。最佳治疗效果是坚持天天练。

真正树立三心并不容易，特别是练功中出现病情变差时，只有通过认真学习功法、功理，长期刻苦锻炼，尝到练功的甜头，经过多次反复，在练功中把个人和周围练功者的典型经验和实践知识概括总结，把感性认识上升为理性知识，才能真正树立三心。

学功不要急躁，要循序渐进，打好基础。第一要先学到势子，逐渐掌握要领。第二要明理知法，在放松入静上下功夫。郭林老师强调，练功要松静，越松静调动内气越多，做到松静就有练功的本钱了。松得透，静得深，练两小时功可以有四小时的效果；反之，只是学个样子，练八小时可能只有两小时的效果。第三要坚持天天练习，“一日不练，十日无功；十日不练百日空”。练功人要勤快，不要偷懒。你偷懒，癌细胞不偷懒。练功治病效果和练功时间成正比。

三心之中最难的是恒心。癌症患者抗癌是一生一世的事，治病阶段功时要长，康复以后每天练的时间可短些，但不能停止练习。

【验证实例】

北京一位练功康复的晚期胃癌患者G先生，为推广郭林气功，写书、撰稿、拍摄录影带，做过大量工作，担任北京郭林新气功研究会副会长。20多年后因故停功，癌症复发去世，十分可惜。

香港一位德高望重的前列腺癌患者Z先生，学练吸吸呼步行功后康复，自己买了一块地，免费教功，帮了许多癌症病人，在香港传为佳话。他的学生告诉我，26年以后，他天天跳舞开心，不再练功，2009年前列腺癌转移肝而去世，教训惨痛。

2. 做好三调

各种气功的基本内容都包括三调：调心、调息、调身，否则就不是气功了。心指思想、意识、思维、情绪、感情等意念活动。息指呼吸，一呼一吸为一息。身指势子、动作、身形等。气功通过三调导引行气，要意念导引、呼吸导引、势子导引紧密结合，才能达到最好的效果。三者之中调心最重要，要树立正面思维，进行良性暗示，意念导引是练功成败的关键。

3. 过好松静关、调息关、意念关

传统气功大多是为了修身养性养生长寿，以静功为主，采用站、坐、卧、跪的势子，意守身体内的穴位或窍位，使用细、缓、深、长的呼吸方法，“三关共渡”，比较容易出偏，有些甚至走火入魔。

郭林气功是从古气功改革创新出来的，目的以治病为主。重病在身，特别是癌症患者，生命受到死亡威胁，心很难静下来。郭林老师将古气功的静功为主，改革为动功为主，将“三关共渡”改为“三关分渡”，使学员在极难入静的情况下，“动中寓静”“静中寓动”“动中求静”“外动内静”“动静相兼”，在动静结合的情况下，进行肢体运动，“内”与“外”具练，在半入静状态下十分安全地练功治病。

郭林气功包括五种导引法：意念导引、势子导引、呼吸导引、吐音导引和综合（按摩）导引。40年来，没有人练郭林气功走火入魔。初学者功法没有掌握好，出小偏差的情况是有的，改正以后就没事了。

4. 努力做到“意”引“气”，“气”引“形”，意气合一

要“意引气”，不要“意领气”，不要意念领着气走。练功时心安神静，气要柔和，意要专一，不能三心二意，气要刚柔相济。松静下来，让气按照自己应该循行的经络路线自然行走，叫做“以意引气”。以“气”引“形”，指势子与气协调配合，形随气生，气随形流动，意气合一，不能意落于形。不要

想势子看势子，不意守势子和身体内部。

5. 正确掌握补泻调整，制定正确的“攻”“守”练功方案

（1）郭林老师说：“补泻是个大问题，一定要掌握好。”中医强调辨证施治，郭林气功同样强调辨证施功。中医按阴、阳、表、里、寒、热、虚、实“八纲”分类辨证。郭林气功要求老师和学员都要掌握辨证方法，以便给他人和自己诊病治病。

身体状况改变，功法应该随之变化，虚证要补，实证要泻，无病养生用补法或者调整法。同一种病，个人身体素质不同，病情病程不同，应该用不同的功目治疗，针对性强，疗效就高，这叫“同病异治”；而不同病种，可能用相同功目治疗，这叫“异病同治”。

（2）《黄帝内经》两千多年前就指出：“正气存内，邪不可干。邪之所凑，其气必虚。”正气足，邪自散，邪气去，正自安。“攻”指驱邪，“守”指扶正。泻法驱邪，补法扶正，而调整法攻守相当。

（3）气管炎、肺气肿、哮喘病人，选用“攻”强于“守”的功法。

（4）心脏病、低血压、肝炎、糖尿病人，要选用“守”强于“攻”的功法。

（5）癌症、炎症病人用风呼吸法。

（6）心脏病、高血压患者一般用自然呼吸法或气呼吸法；血管硬化、高脂血症、萎缩性病患还要配合轻轻的风呼吸法，既要照顾心脏，又要考虑血管硬化和高脂血症。

(7) 女子经期或孕期，头部按摩、涌泉穴按摩、脚棍功、风呼吸法、吐音、下蹲动作，都要绝对停止，练功一般用不补不泻的调整法，以免干扰或破坏全身经络气血的正常运行。

(8) 癌症患者要采用威力强大的风呼吸法功目，而且要治病的主功和辅助治疗的功法相结合，调整和消除阴阳失调、气滞血淤，才能达到消肿散结、消灭病灶的效果。

6. 牢记三个字：圆、软、远

(1) 圆，指肢体和动作都要保持圆形或弧形，关节不要僵硬，直体各部位均围绕各自的圆心做圆形或弧形的运动。要神情自然，动作圆满，体态轻松，气势一贯。

(2) 软，指全身松软，不僵硬死板，身体轻松不用力，动作柔软，刚中有柔，柔中有刚。

(3) 远，指眼皮放松，眼睛保持平视远方的位置，视而不见，见而不盯，闭目时神视远方。初学气功的人，意念活动在体外，不意守体内。有相当功力后，才可以意守丹田。

7. 练功最怕：杂念、紧张和用力

练功时要思想平静，排除杂念，眉头舒展，面带微笑，体态轻盈，不拿架子，强调松、静、自然。杂念多就产生不了内气；精神紧张时练功会引起头痛、头晕、胸闷；身体哪里用了力没放松，哪里就会酸痛。跳舞、唱歌、体育、竞赛都要用力，而气功是从内到外都不准用力的体育运动，用力产生不了内气，没有疗效。

8. 严禁七情干扰

《黄帝内经》中指出：喜伤心、怒伤肝、思伤脾、忧伤肺、恐伤肾。

(1) “喜则气缓”“喜乐的心，就是良药”。是指心情平静愉快舒畅，意外惊喜或过度喜乐却会伤心，影响内气运行。我曾见过数个过度惊喜而死亡的实例。天津一个邻居大伯，因为大喜过度，竟然死在女儿结婚的喜宴上。

(2) “怒则气上”“怒发冲冠”，大怒使气血上冲，生气时头发也可以出气，气往上走，脸红脖子粗，血压升高，上实下虚，容易爆血管。

(3) “忧思则气结”，心情忧郁时内气不畅，气滞阻塞，就像打了一个结。“气血流通，百病不生”，气血滞结，百病缠身。

(4) “悲则气消”，过度悲伤，气都被消掉了，没有足够的气，身体虚弱，气血两虚，就会多病。

(5) “恐则气下”。记得在乡下读五年级时，要到二里地以外的村庄上学，中间路过一片坟地。有一次放学很晚，走夜路漆黑一团，过坟地时，一只黄鼠狼突然跑过，吓了我一大跳，气一下子沉下去，腿软到不能走路了，至今不忘此事。

(6) “惊则气乱”。惊功对练功人有很大伤害。几个学员对我说过，凝神练功时开着手机，电话铃声突然惊功，很不舒服，几天之后才恢复正常。我在公园练功时，曾因儿童游乐场的电铃声大作而惊功，好像触了电，气在身上乱窜，头、面、全身麻木，经络里的气乱了套。赶紧停下来做了三开合，还不能平复，又做了一套升降开合，接着再做行功，气才慢慢平和下来。

练功为了练“内气”。“知神气而长生”，就是掌握好情志，气血运行顺畅才能健康长寿，而七情干扰对练功人的伤害大过不练功的普通人。七情干扰时练功，气会走错路，出偏差，所以，心情不平静时不准练功。

在北京时，大年初一漫天飘雪，大家仍会来到公园练功。休息时，一位新来的学员哭着对我说：“我多可怜啊，过年下雪还要练功！”在这样的心态下练功，不能安神宁静练气，产生不了内气，不会有疗效。几个星期后，她干脆不练了。第二年夏天，她的丈夫手拉着五岁的儿子来到公园，哭着告诉我，太太去世了。

一位学员家人问我说：“我太太什么功都做了，为什么没有效果呢？”我回答：“入静不好。”他太太几次对我哭，说家里发生一些问题，很生气。这样的问题没解决，大脑根本入不了静，只是做运动，不是做气功，当然治不了病。

9. 做到烟、酒、辣三忌

不吃辣椒等刺激性食物，绝对不许抽烟，不许喝酒。太刺激性的食物引起兴奋，影响大脑入静，即使练功也不会有好疗效。

10. 三不能练：太饱、太饿、生气时不能练功

(1) 清晨练功之前，可以不吃或者少吃一点东西。若不饿不吃东西，最好喝杯水。收功后半小时，再按常量吃饭，收功半小时后再洗澡。每顿饭只宜吃七八分饱。“食勿过饱，未饱

先停，已饥方食”是养生名言。吃太饱时，要2小时后才能练功。如果只喝一杯牛奶、喝一碗粥或一个蛋羹，休息一下就可以练功。

(2) 太饿时练功入不了静。要适当加强营养，保证营养充足，不要过分忌口；少油、少盐、少糖，多吃些新鲜蔬菜、水果和天然食品。

(3) 生气时练功，气会走错路，出偏差。得了重病的人，要想得开，看得透，拿得起，放得下，不要斤斤计较。“是非成败转头空，青山依旧在，几度夕阳红？”最好的心情是平静，练功一定要心安神静。人最宝贵的是生命，要珍惜生命中的每一天，生气烦恼也是过，快乐也是过，重病在身，为什么不能轻松愉快地度过每一天。

11. 注意节制性生活

病情严重的癌症患者，在练功治病的过程中，绝对禁止性生活。因为练功是练津化精，练精化气，练气化神。当然，也不是一辈子要做和尚或尼姑。病情稳定基本治愈后，可以过有节制的性生活。想身体健康，阴阳要平衡，郭林气功不是禁欲主义。

12. 惊功之时：站定三开合

练功前要选择好练功场地，留意有没有可能引起惊功的声音或情况。万一发生惊功，要松静平站，三开合，如果仍然不能平静下来，再多做几个三开合或升降开合，让自己慢慢平静下来，然后继续做完行功，这样就不会出偏差。若惊功后立刻停止练功，就容易出现偏差。严重出偏者，体内气血运行被严重扰乱，一定要找老师辅导先纠偏，否则会越来越严重，引起许多病。练静功容易惊功，行功较少出现惊功。

13. 口水多时，站定三吞津

口水多到忍不住时，要松静站立，分三小口慢慢咽下，意想口水慢慢经过喉头、食道、胃，到达中丹田。“意到气到”，达到“玉液还丹，元气归丹”的效果。郭林老师要求三吞津时过五关：喉头关、心坎关、化食子关、气堂子关、丹田关。在松静的状态下，才能过五关。不要边行功边吞口水，容易呛，引起咳嗽，影响气归丹田。

注意：三吞津时要眉头舒展，主松静的上丹田一定要放松。

14. 练功场地：清静平整安全，空气清新流通

户外新鲜空气是治癌良药。水大、树多、又较长距离的平坦地，有松柏树最好。不要在有异味的小场地。空气污染严重的天气，要用自然呼吸法练功，不要用风呼吸法。

15. 穿着要求：宽松、舒适、温暖，平底布鞋

郭林气功强调做好衣、食、住、行生活四调。衣着要宽大、轻暖、松软、舒适，腰带、领口、袖口、表带都要松。季节变化时注意增减衣服，防止感冒。冬天要戴帽子、手套、围巾，好好保暖，夏天也不要着凉受风。要随天气变化及时增减

衣服，经络喜温不喜冻。最好穿软底、平底布鞋练功，不能穿高跟鞋练功，否则会引起腰痛，还可能因震动而伤肾。

16. 练养结合，掌握好火候

练功强调一个“练”字，更要强调一个“养”字。“养”就是练功火候适宜，不要过火。练功不要只是“苦练”“蛮练”，还要讲究“巧练”“文练”。功目对症，功时合理，练功中有足够时间的休息“气化”，不要以为休息时浪费时间。每日睡眠要充足，生活作息要有规律。

17. 量力而行：灵活掌握，严禁过劳，过劳会有反效果

火候不够，只是效果差一些，过劳则可能有反效果。一定要灵活掌握，严禁过劳。重病在身，往往犯急躁情绪，练功过火，欲速则不达，反而事与愿违。不能只是拼命练，应该根据身体情况，在不同的阶段安排不同功法时，以练功中微微发热出微汗为度，“汗为心之液”，不能大汗淋漓，不能像一把火烧到身上，“引火烧身”。练完一天功，稍微有点累，第二天早上起床，体力完全恢复，就不是过劳。

早起身练功，事半功倍。郭林老师说，清晨3点到5点的空气是头等的，5点到7点是二等的，9点以后的空气就不好了。清晨是练功的黄金时间，除了空气新鲜、室外环境比较安静、便于入静之外，清晨人体内环境处在气血比较弱缓的状态，练功改善气血循环，会有更好的效果。不要在强烈的阳光下练功，最好戴太阳镜在林荫下练功。注意天没亮不要到树林

里去练功，要在空旷的地方练功；天亮了，有条件的最好到树林里去练，面向氧气来源，植物光合作用产生大量氧气。

18. 尽力而为：功时不到，疗效不高，重病每日不少于三个半小时。轻病和五年之后，不少于两小时

保证每日功时特别重要。练功太少，如同治疗药物剂量不够，当然就达不到疗效。不要求开始学功第一天就做三个半小时，病情重、体力差者要由少到多、循序渐进，慢慢增加功时功目，每天分几次练习，身体好转，自然能够完成所需要做的功。开始可以每次做的时间短些，次数多些，尽量练功生活化，让身体长时间保持在气功状态，不能因为怕过劳就练功很少。病情特别严重的，应练功五小时或以上，不能因为怕苦、怕累、怕冷、怕热、怕风、怕雨、怕痛、怕经济受影响，急于工作而上班减功时。不能因病情有反复而停功减功，特别是不能很快减特快功和吐音功，对气功疗效产生怀疑，不愿坚持练功，思想动摇，幻想灵丹妙药或等死，那样会很快死亡。练功如逆水行舟，不进则退，一日不练退十日。

【验证实例】

（1）我的老师李素芳，1976 年乳癌手术后肺部有阴影，心率每分钟 100 次以上，风湿性关节炎、过敏性哮喘、贫血、高血压，练功三五分钟就大汗淋漓，喘不过气，郭林老师让他 9 步停一停，36 步休息一下，半年以后可以完成必练的功目，至今已经康复 34 年了。郭林老师要求学员，病太重练不了功，在室外空气新鲜的地方，坐也要坐 4 小时。

练功治病，既要练气，又要养气。在日常生活中，要少言语养真气，节色欲养精气，薄滋味养血气，咽津液养脏气，莫

嗔怒养肝气，节饮食养胃气，少思虑养心气。当年，有人进了公园就聊天不练功；收了功就聊天不休息“气化”，就会受到郭林老师的严厉批评，说影响她的功法疗效。

(2) T小姐患二期鼻咽癌。1998年在玛丽医院学功，每天坚持练功3小时。一年后的某一天找我来哭，说医生告诉她鼻腔有肿物，可能是癌症复发，已经取了8个点去检验。我查了她的功法，做得不错，按她的病情，应该没有问题。我帮她调整了练功方案，告诉她我的想法，凭我的经验，可能是息肉而不是癌。一星期后她又来找我哭，说化验结果没有癌细胞，但是教授说，凭自己的经验，90%是复发，又取了10个点去检验。我劝她好好练功，不会有事。第二次结果拿到手，她找到我笑了。

五年过去了，她可以说已经康复了。她是一个虔诚的佛教徒，天天去佛堂做义工，每天只练一个自然行功，一年之后，癌症真的复发了，在玛丽医院做了“揭面”肿瘤切除手术。从此汲取以往减功的教训，坚持每天练功不少于两小时，至今病情稳定，身体健康。

19. 综合治疗：调好心态，首选西医，结合中医药，坚持练功，健康饮食，生活规律

个别病人固执己见，断然拒绝西医治疗，这是不可取的。我曾经遇到过几例固执的学员，结果延误了病情，很可惜。生活规律包括起居有常，饮食有节。现代人生活节奏快，工作压力大，很多人晚睡早起。郭林气功强调“天人合一”，用“天气、地气”调整“人气”。练功治病要早睡早起。许多病例证明，晚上亥时睡觉，清晨寅时起床练功，疗效更显著。

中医的子午流注和西医的生物钟节律，都提倡和支持健康科学的生活习惯。

20. 群体抗癌，自救互助：抗癌路上结伴同行

癌症患者同病相怜，感同身受，朋辈关怀。每次见面都有许多共同话语，除了“医疗”“食疗”“功疗”，还需要“心疗”“话疗（聊）”和“笑疗”。多年来我和香港郭林气功同学会的老师一起，每星期六上午查功，集体练功、查功、辅导，互相交流、分享、支持，十分开心，欢迎所有学员参与，以“群教、群学、群练，让大家生活更精彩”为宗旨的香港郭林气功同学会，已经成为学员群体抗癌自救互助的康复乐园。

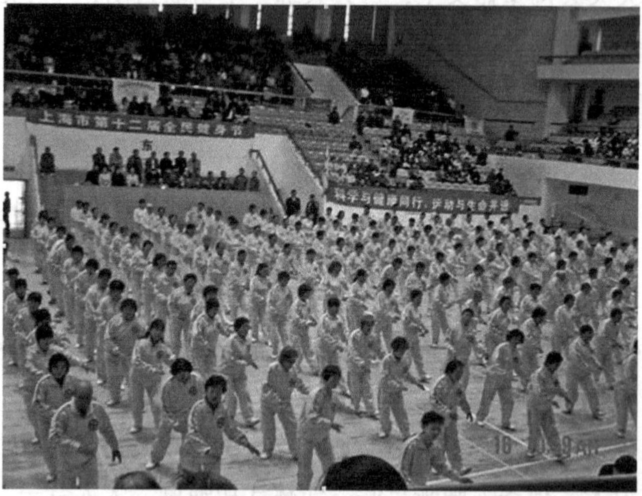

郭林气功群体抗癌在上海市全民健身节

第二章　预备功和收功

第一节　概　述

郭林气功的每一种功法，都包括预备功、正功、收功三部分。

预备功和收功，分别在操练正功的前后，做法相同，顺序相反，每个功目必不可少，因为对郭林气功的正功收到预期疗效关系重大，要求认真做好，切不可省略和敷衍了事。

预备功是预先为“内气”运行创造条件的导引行气功目，是全身放松和大脑入静的开始阶段，目的是打开气机，让内气充满全身，好像汽车引擎的打火启动。

郭林气功的预备功，分为简式和复式两种。简式预备功常常被简称为预备功。

复式预备功是在做完简式预备功之后，再加做升降开合松静功。

习练郭林气功的每一种功法，除特别说明以外，都要松舌根，并始终保持舌尖轻点上腭。

全套郭林气功有众多正功功目，其中吐音功、慢步行功，要求必做复式预备功，其他功目可以只做简式预备功，也可以做复式预备功。

第二节　简式预备功

简式预备功包括三部分，均闭目进行。

1. 松静站立 1 分钟；

2. 中丹田 3 个气呼吸；

3. 中丹田三开合。

一、松静站立

郭林气功的主功多数是行功或动功，开练起势都是预备功的松静站立。但是按摩辅助功多采用坐式，其预备功就顺理成章地改为松静正坐，详见各种坐式按摩功的章节。

练习郭林气功的任何时候，基本上都要保持松静站立或松静正坐的式子。

（一）提　要

按适当的方向站立，全身放松，大脑入静，全身心地投入到大自然中，自然呼吸，松静站立 1 分钟。

(1) 两脚平站，与肩同宽；松沉身体，百会朝天；

(2) 两眼平视，轻轻闭目；舌舔上腭，下颌微收；

(3) 沉肩虚腋，坠肘松腕；五指虚拢，放在胯旁；

(4) 含胸拔背，坐胯松腰；自然收腹，腰弓取消；

(5) 双膝微弯，不过脚尖；上虚下实，气沉丹田；

(6) 从头到脚，检查一遍；眉头舒展，面带微笑；

（7）心安神静，心平气和；默数六十，排除杂念；

（8）松而不懈，静而不眠；导体令柔，引气令和。

（二）口　诀

两脚平行同肩宽，松腰松胯膝微弯；
含胸拔背意收腹，虚腋松腕沉肘肩；
舌舔牙龈勿用力，百会朝天目垂帘；
遵照要领松静站，从头到脚查一遍。

（三）方　向

根据病情、病种、疾病所在的脏腑或部位，选择面朝的方向。若有多种疾病，要按主病选择方向。

（1）东：病在肝、胆、眼，面向东方。

（2）南：病在心脏、小肠、舌、脑、心血管系统。

（3）西：病在肺、鼻、皮肤、大肠、下消化道或呼吸系统。

（4）北：病在肾、膀胱、耳、骨、血液、淋巴、子宫、卵巢、前列腺、乳腺、甲状腺、扁桃腺、胰腺等，泌尿系统、生殖系统、内分泌系统。

（5）中：病在脾、胃、食道。

脾属中宫，脾胃的病往往由其他主病引起，应该按主病方向，肝影响脾，强肾治肝病，从肝或肾治，一般向东北。脾主运化，统血，从心或肺治，可以向西南。

不知方向的病和健康人都可以从肾治，向北。

有些学员有时练功方向不对，当天就不舒服，改变练功方向后就正常了，这证明人体磁场与地球大磁场有相互作用。

（四）辨证施功

不同身体情况，松静站立的手势不同：

（1）癌症和高指标者，手指尖自然向下（图 2–1），中指在裤线旁。（图 2–2）

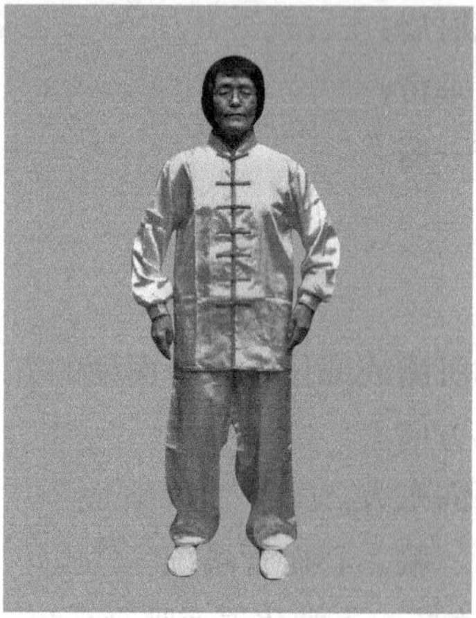

图 2–1

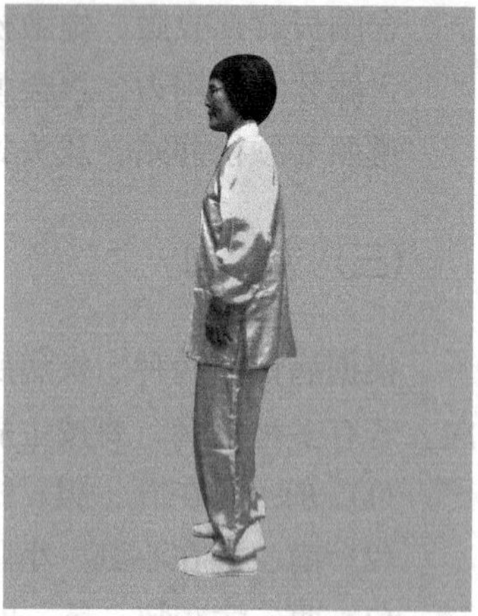

图 2–2

（2）低指标者，手心向上，放在胯前。（图 2–3）

（3）其他正常指标者，指尖自然向身体，中指在裤线旁。

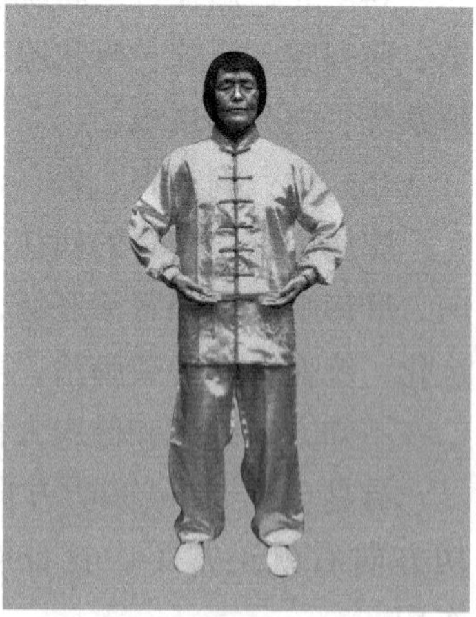

图 2–3

（五）功法详解

松静站立要求：松、静、自然、圆、软、远。

具体做法和要点如下：

(1) 无病保健按生理，男左、女右旁开一只脚；有病按病理，肝、胆、眼病旁开右脚，其他病旁开左脚，使两脚平行站立，外缘与肩同宽，或一横脚宽，不准八字脚。

(2) 轻轻呼气，慢慢放松，脊椎骨自下而上，逐节缓缓下沉，沿着地球的引力，自然往下垂注。

(3) 骨架要正，百会朝天，软组织好像挂在衣架上的衣衫一样往下沉坠，脊柱直正而松缓，重心放在两脚中间。

重心不对，身体不稳，容易前后晃动，这在气功中叫做外动。病患者身体虚弱，禁不起大动，郭林气功不主张大动，要有意识地控制一下。

站好以后，如果从前、后、左、右看，身体都应该直正放松。

(4) 所有关节、肩、肘、手指、膝均自然弯曲，手指虚拢，指间有缝隙，一般手心向身体，中指在裤线旁边。

(5) 辨证施功详解

①癌症和高指标者，手指尖自然向下，指尖向下为泻为降。

②低指标者，手心向上放在胯前，手心向上为补为升。

③其他正常指标者，指尖自然向身体。

(6) 胸部要求：胸微含，肘微弯，腕松垂，肩、肘微微前翻。

不少初学者手臂显得僵硬，直肘钩腕，会阻碍气流通到手指尖。

(7) 肩要自然下沉，即懈。郭林老师说，肩要懈而不僵。腋下皮肤不要粘连，腋要虚到能容下一个鸡蛋。

(8) 然后想一下，我心情舒畅！眉头舒展，面带微笑，使体内各器官从里向外松，全身的软组织从上往下坠而松透。

(9) 最后，从头到脚默默逐项检查一遍。

百会朝天，两眼平视远方，轻闭，内视远方。

眉头舒展，面带微笑。眉头印堂往上一点，叫做天庭穴，“打开天庭保长生”。

舌尖轻点上腭，接通任督二脉。假门牙要除下。

下颌微收，颈椎拉开，松舌根，松颈根。

沉肩、虚腋、坠肘、松腕、松手指。

含胸、拔背，即背拉松，不驼背。

坐胯、松腰、自然收小腹，使腰部拉松，前弓取消；用意收腹，不要用力收，不要提肛。

双膝微弯，不过脚尖。

全身都要松，其中，松腰是关键，“腰松气自沉丹田”。

郭林老师说，只松腰不松肩，也不能气沉丹田，要大脑空灵，下身沉着，心安神静，上虚下实。

默默检查的过程中，内气随着意念从上往下行，创造一个上虚下实、胸松腹实的内环境，心安神静，心平气和。想象把自已融合在蓝天白云、阳光明媚、青山绿水、环境优美的大自然之中，默数60个数，或默数呼吸20次左右，约1分钟。

我从实践中体会到，初学者不宜加意念，待练功至相当功底之后，在默数呼吸时，若有若无地自我良性暗示或想象，吸气时自然放松，大自然中对身体有益的清新之气，从上下前后左右全身毛孔吸入到肚脐之下两横指位的中丹田气海穴。呼气时全身进一步放松，想象病气、浊气从全身毛孔和脚底涌泉穴排出体外。若有若无地想象内气一聚一散，可以帮助尽快进入气功态，也会强烈地感受到内气从中丹田向周身和四肢发放，这是给力，给正能量。

郭林老师说：“呼吸就是吐故纳新，人身上的汗毛孔，吸气时都在吸氧，呼气时把体内的废气、邪气、污气排出体外。”

（10）检查松腰的方法。

成年人的脊椎呈S形。通常站立时，若背部贴墙，腰部和墙之间有空隙，可容一只手伸入进去。而松腰做好了，松静站立时，此空隙应取消，手不可伸入。

郭林老师说，腰一松下来是平的。

二、中丹田三个气呼吸

（一）提　要

手的位置：

（1）保健者、各种慢性病患者，头、颈、胸部等横膈膜以上的癌症患者，男左女右手在下，双手手掌心内劳宫穴重叠放在中丹田。（图2–4）

内劳宫穴：手掌心横纹中第二、三掌骨间。

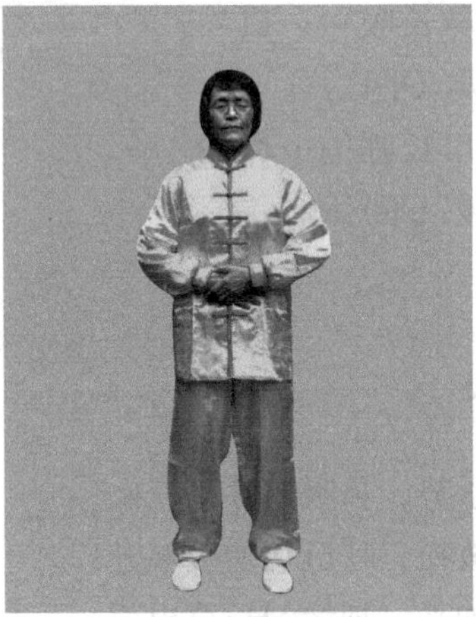

图2–4

中丹田：肚脐下两横指的气海穴。

(2) 横膈膜以下癌症患者，双手背外劳宫穴分别放在腰背部肾俞穴；心脏病患者，中指尖和拇指尖轻轻相接；其他人把大拇指放在食指上，手虚握空拳。（图 2–5）

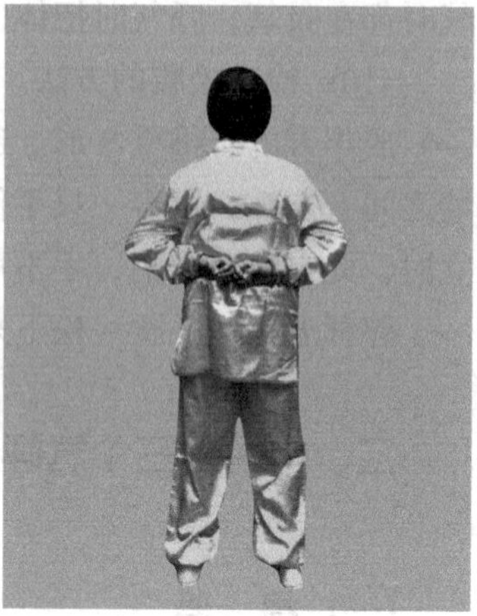

图 2–5

(3) 肾癌和膀胱癌患者，手背的外劳宫穴轻贴带脉穴，指尖向后。（图 2–6）

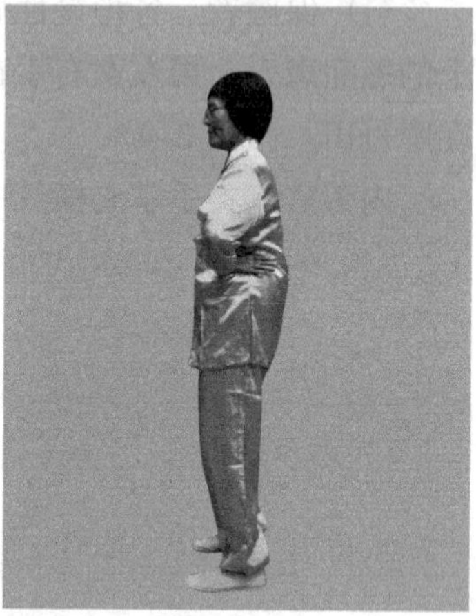

图 2–6

(4) 腰部、带脉有肿瘤和全身扩散的癌症患者，双手位置同松静站立的姿势。

(5) 然后做鼻长吸、口长呼、细缓深长的呼吸。

①泻法是：鼻长吸……口长呼……自然呼吸（平）。

②补法是：口长呼……鼻长吸……自然呼吸（平）。

重复三次。

(二) 口　诀

根据病灶定手势，鼻吸口呼平三次；
口呈弧形唇放松，呼沉切勿吸气升；
长呼吸后要加平，细缓匀长莫出声。

（三）辨证施功

(1) 癌症、严重的炎症、实寒实热证、一般高指标患者，要先吸后呼，用泻法。

高指标者是指血压、血脂、血糖、眼压、胆固醇、转氨酶等高于正常指标较多的人。癌指数高不算高指标。

(2) 虚症或低指标慢性病患者或保健防病者，要先呼后吸，用补法。

低指标者指血压低、血糖低、贫血、白细胞低、血小板低等患者。

（四）功法详解

(1) 手的放置原则

根据性别和病情放手，癌症患者手要远离病灶位置，避免刺激癌细胞发展。

①上焦（即横膈膜以上）部位的癌症患者（如肺癌等）、保健养生的健康人，两手指尖向前，手心相对合到中丹田前，内劳宫穴重叠，男左女右手在下，下面手的虎口对准肚脐中点，内劳宫穴正好对准中丹田气海穴，使劳宫穴发出的气直接归到中丹田。

②中下焦（即横膈膜以下部位）有病的癌症患者（如肠癌等），两手手心相对合到中丹田前，有肿瘤者、高指标者手心向下（用泻法），无肿瘤者手心向上（用补法），两手沿带脉转到背后，外劳宫穴轻贴肾俞穴，心脏病患者中指尖和拇指尖轻轻相接，其他人大拇指放在食指上，少商穴和商阳穴相接，

手虚握空拳。

外劳宫穴：手背上与内劳宫穴相对应的位置。

肾俞穴：第二腰椎棘突下，旁开一寸半处。

③肾癌、膀胱癌患者，用中下焦癌症患者的方法，把外劳宫穴轻放在带脉穴，手指尖向后，避免刺激病灶。

④全身有癌细胞例如血癌或淋巴癌，病灶在腰部、带脉或腹部有大肿瘤的晚期患者，手势同松静站立。

(2) 气呼吸功法

①目的。

三个气呼吸法属于调息导引功法，目的是通过三个气呼吸，给呼吸中枢神经创造反射条件，促使大脑逐渐进入抑制状态，使大脑得到充分休息和调整。

三个气呼吸调息导引，要做到气归丹田，中丹田是人类生命的根蒂，这个功法本身就是一个保养元气的重要导引功法。

做三个气呼吸时，意念身体下沉，可以导引足三阳经从头走向脚；意引腰膝上升，可以导引足三阴经从脚走腹胸。阳降阴升，气血周流，阴阳平衡，统治百病。

②方法。

先按身体情况把手放好。

气呼吸要鼻吸、口呼，细、缓、匀、长，轻轻地、缓缓地、慢慢地呼吸。

要出入无声，吸而不满，呼而不尽，留有余地。

长吸气时自然收小腹，不要鼓肚子；长呼气时舌放平，口张开，唇放松，并收缩成发“呼”音的口型以强脾，脾为人的后天之本。

肝病者，也可以“嘘”的口型以散滞平肝。

每做一次深长的呼吸，都要做一次自然呼吸，换一口气，叫做“平”，以防止憋气。

注意：除了三个气呼吸的口长呼时舌尖要放下之外，练习郭林气功无论哪个功法，舌尖一律要轻点上腭。

(3) 补、泻、调整和辨证施功

吸气为补，呼气为泻；吸长呼短偏补，吸短呼长偏泻；先呼后吸为补，先吸后呼为泻。

①泻法。

癌症、严重的炎症、实寒实热症、一般高指标者，要先吸后呼，用泻法。

吸要稍快一些，时间短一点；呼得慢些，时间长一点，为泻。

②补法。

虚弱慢性病患者或保健防病者，要先呼后吸，用补法。

呼得稍快一些，时间短一点；吸得慢些，时间长一点，为补。

③调整法。

三个气呼吸之中一个或两个用补法，其他用泻法为调整法。

(4) 身体沉降

注意：初学功者，不要配合身体沉降，以免出偏。

有一定功底之后，可以配合身体的沉降。呼气时微微下沉，严禁边吸气边起身，否则会出偏差。

①泻法。

鼻长吸（保持身体不动）——口长呼（身体下沉）——自

然呼吸（鼻吸鼻呼），在自然呼吸的呼时起身。重复三次。

②补法。

口长呼（身体下沉）——鼻长吸（身体不动）——自然呼吸（鼻吸鼻呼），在自然呼吸的呼时起身。重复三次。

注意：

①高血压、糖尿病、肝功能高、眼压高等高指标者，下沉慢些、深些，脊椎骨好似拉链一样逐节缓缓松沉。升起时宜快些，但不要过猛。慢降快升，以便把气导引下去。

②低血压、低血象、贫血等低指标者，只松松腰，不下沉身体。

③正常指标者，身体沉降和起升不快不慢，速度均匀，时间相等。

三、中丹田三开合

（一）提　要

保持松静站立的势子，手在中丹田前，沿一字开至略宽于肩，再沿一字合到中丹田前，重复三次。

要沉肩、坠肘、松腰、松腕、松指、平开、平合。初始自然呼吸，有一定功底后，可以开时呼气，合时吸气。

（二）口　诀

双手开合中丹田，一条直线莫画环；
打开命门轻呼气，松腰沉肩气腾然。

（三）辨证施功及补泻原则

腹部有病灶的癌症患者，双手距离腹部要远些，约 20 厘米。

一般人双手距离腹部一拳，约 10 厘米。

（1）泻法：指尖向前，手心向下开（图 2–7），手心向下合。

泻法适于体内有肿瘤、体力不错的癌症患者，或初学功的癌症患者及一般高指标者。

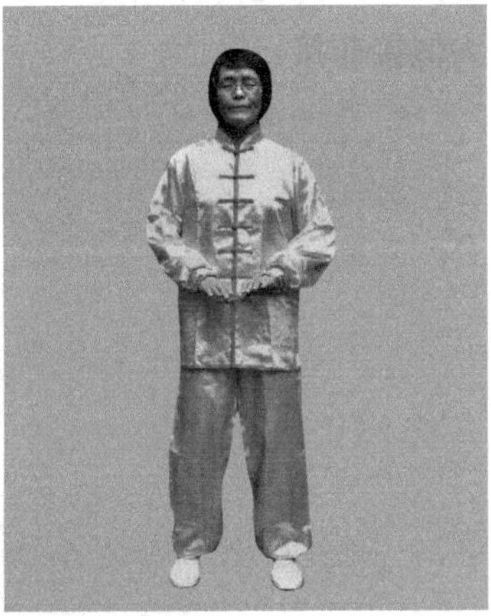

图 2–7

（2）癌症患者调整法：指尖向前，手心向下开，手心相对合（图 2–8），合到中指尖似接非接。（图 2–9）

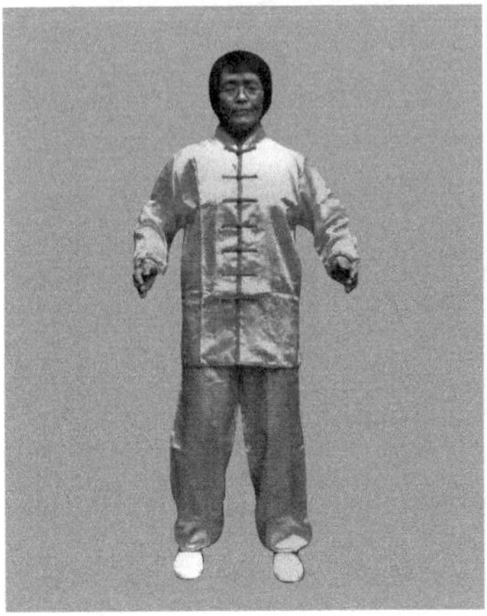

图 2–8

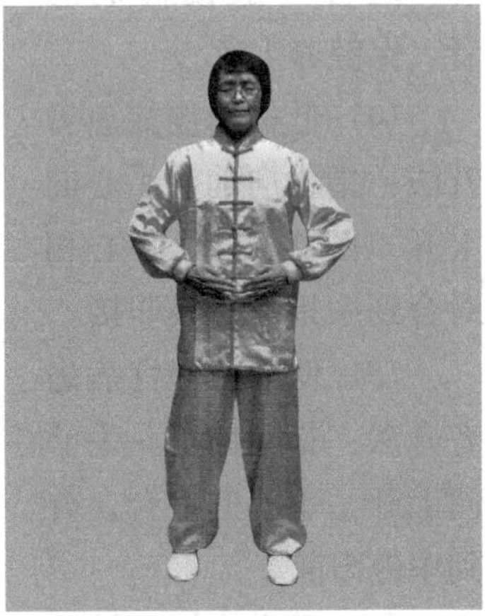

图 2–9

调整法适合体内无瘤，或虽然有肿瘤但身体虚弱的癌症患者。

(3) 正常指标亚健康者调整法：指尖向前，手背相对，手心向外开到比身体略宽（图 2–10）；再手心相对合，合到中指尖似接非接。

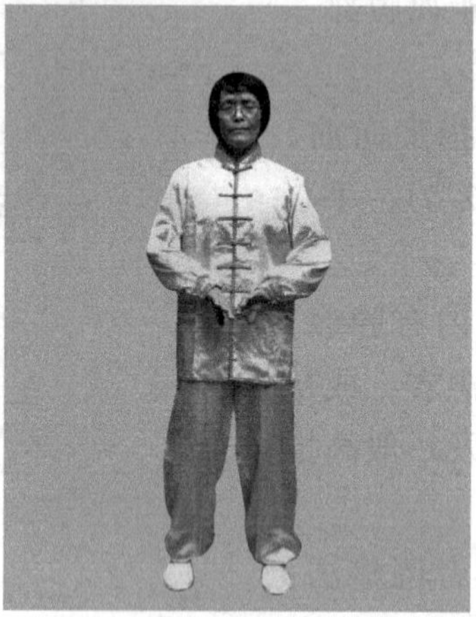

图 2–10

适合一般慢性病患者、保健养生者。

(4) 低指标癌症患者升法：指尖向前，手心向上开（图 2–11），手心相对合到中指尖似接非接。

(5) 低指标慢性病患者升法：指尖向前，手心向上开，手心向上合，合到中丹田前。

(6) 很高指标慢性病

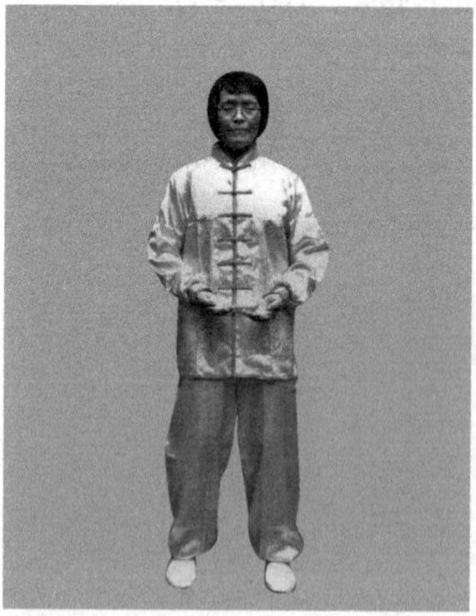

图 2–11

患者泻法、降法：指尖向下，手背相对，手心向外开（图 2–12），手心相对合到中丹田前。

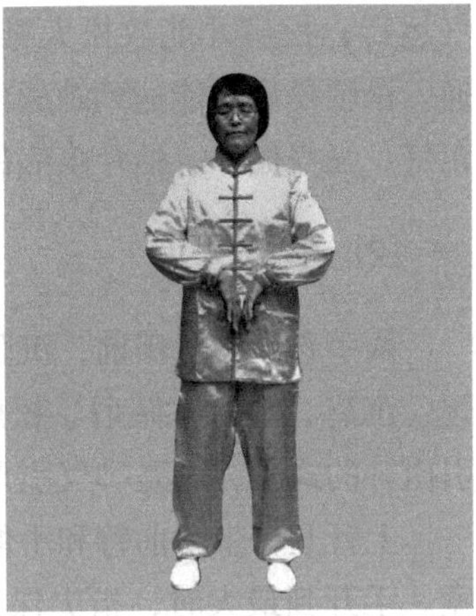

图 2–12

糖尿病患者指尖向下，手心向身体开，手心相对，合到中丹田前。

（7）虚症慢性病患者或保健防病者，可以用补法：指尖向前，手心相对开，手心相对合，合到中指尖似接非接。

注意：高指标者、癌症患者不要用补法。在病情稳定以后，可以用调整法。

做三开合时，开为泻，合为补；开得大为泻，开得小为补；慢开、快合为泻，快开、慢合为补。

（四）功法详解

（1）目 的

中丹田三开合的目的是打开气机，发动内气运行，发动气机的关键在于开启命门。这个“命门”不是针灸上肚脐对面腰上的“命门穴”，而是指肚脐眼向下、向内各约 4 厘米处。做三开合打开命门，内气才能在经络全身运行。

中丹田三开合双手开时，手三阴经从胸走向手；双手合时，手三阳经从手走向头，气血营卫，周流不息。

三开合时一定要松腰、松肩，松腰才能打开命门，发动内气运行；松肩才能放松大椎穴，促进内气上下运行、左右流通。松腰松肩才能达到疏通经络、平衡阴阳、排除邪气、培补正气、强身健体、治疗疾病的目的。

(2) 开 法

两手移到中丹田前，沉腰松胯、逐节松脊椎骨，从腰松到颈，沉肩、虚腋、坠肘、松腕。放松促使身体内的“气”开，引出开的式子，这是“气引形”。

上臂开，带动前臂和手像写个“一”字，平开到比身体略宽。手开到最大时，指尖保持向前，不可向外。其中，松腰、沉肩是关键。

(3) 合 法

手合之前要先依次松肩、松肘、松腕，以便气流转到手指尖。再沿一字合到中丹田前。一开一合为一次，重复三次。

(4) 呼 吸

初学功者自然呼吸。有一定功底后，双手开始松腰、沉肩、呼气，意想打开命门。合时用鼻吸气，身体不动。两手合到中丹田前不呼不吸时腰还原。

气功中的“开”本来就是呼，是放松，不同于体育运动的扩胸吸气，如果边开边吸气，日久就会出偏差。

呼气一般用鼻子，高指标者、有肿瘤的癌症患者用口，效果好而且感觉特别舒服。

第三节　复式预备功

简式预备功之后，再做一套升降开合松静功。

第四节　简式收功和休息

（一）提　要

收功是把预备功的 1–2–3 顺序倒转，变成 3–2–1 来做。
（1）先做中丹田三开合；
（2）再做中丹田三个气呼吸；
（3）最后松静站立 2~3 分钟。
练完收功以后，要休息 15 分钟左右。

（二）口　诀

回心转意气归元，双手开合中丹田；
长呼长吸平三次，松静站立功练完。

（三）功法详解

（1）收功的作用

收功是把练功所产生的内气导引归元，就是要把内气聚集到中丹田气海穴，气海的气会化，经过丹田气化之后再进入任脉，通过任督二脉的循环轨道到全身，濡养五脏六腑、四肢百骸，达到强身健体、治病抗癌的效果。

（2）收功功法

收功前要按照预备功的方向松静站立，闭目收功。

①三吞津，即咽津三口。练功中会产生大量口水，收功时要先三吞津，做到“玉液还丹”，元气归身。口水在气功中叫做“金津玉液”，要分三小口慢慢吞咽，意想玉液经过喉头、胃脘归到中丹田。“意到气到”，气会随着意念到达中丹田，使练功产生的内气回到中丹田，加强丹田气。

收功时没有口水也要空吞三次。

②中丹田三个开合。

③中丹田三个气呼吸。

④最后，松静站立几分钟。癌症患者松静站立两分钟左右，不宜过久。保健者和慢性病患者，可以松静站立 3~5 分钟，或者更长些。一般松静站立以后，又有口水了，应该再做一次三吞津。

许多练功者说，松静站立越站越舒服，甚至站了 15 分钟还想再站，实践证明效果不错，因为这样等于又做了一个站桩功。但是，有肿瘤的癌症患者初始学功不宜久站，因为中医讲“动生阳，静生阴”，动功活血化瘀，属泻；静功安神养血，属补。癌是实症，属阳，宜泻不宜补。

癌症患者应以郭林气功的行功为主，动中寓静，动静相兼，做静功要适当。阴阳平衡可以消除肿瘤和防止癌症复发。郭林老师说，郭林气功都是搞阴阳调整的，导引阴经太多，阳经就调整不过来。如果阴虚阳亢，就要补阴，阳亢暂不去管它。

⑤最后，收回第一次出的那只脚到另一只脚掌旁，舌放

平，意念离开中丹田，眼睁开，恢复自然状态。

【验证实例】

W小姐学功后，知道舌点上腭是为了接通任督二脉，练完功整天都保持舌点上腭，结果把舌头点僵了。她找到我说："老师，我的舌头放不下来了。"我让她吐哈啦音，并做按摩，经过一段时间才慢慢恢复正常。

（四）休 息

⑴ 休息就是练气功的气化。气化就是让练功产生的气化开，让气在身上都化掉，在全身循环。

⑵ 休息可以坐下，也可以慢慢行走。但要求至少5分钟不说话，最好闭目静坐15分钟不说话，以便充分气化。练功的整个过程中也不准说话，不要同人打招呼，不要张口练功，否则，练出的元气都亏光了，说话太多会伤气。

⑶ 休息并不只是为了防止疲劳，休息也是练功中的一个程式，是内气归元的气化过程，是练习两种功法之间必有的程式。千万不要以为休息是浪费时间而不休息。

⑷ 除非特别说明，不允许把两个功法连续练，中间不休息。有人为了赶时间而不休息，连续不断地练几种功法，日久可能出偏差。曾有初学者忽略这一点，出现过身体不适的个案。

⑸ 如果口渴，可以休息几分钟后喝水，但是不要喝太多。不准喝冰水，不要吃冷冻食物，否则会引起气滞。肚子饿时可以吃一点点东西，不要多。

⑹ 刚练完功，内气在经络内快速流通进行气化，一般需要15分钟，休息时间至少也要10分钟。

若内气特别丰富，需要30分钟气化时间，吃正餐和洗澡冲凉要在休息半小时后。

第五节　复式收功

复式收功也叫大收功，适用于练慢步行功后的收功。详见“慢步行功”之章节。

每日练完全天的功目之后，也可以做强身健脑收功法，详见第二十一章。

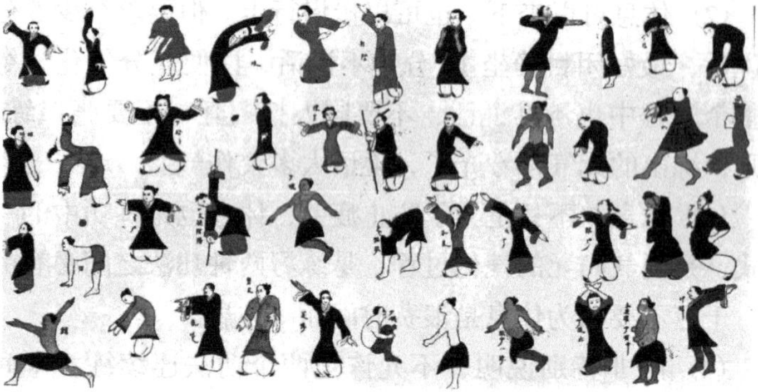

长沙马王堆西汉古墓出土的导引行气图

（二千年前帛书复原）

第三章　自然行功

（中度风呼吸法自然行功）

第一节　提　要

预备功之后，保持松静站立的势子，竖起脚掌，脚跟先着地行走，脚跟着地时用鼻“吸吸-”、另一脚脚跟着地时用鼻“呼-”，正面“吸吸-”、正面“呼-”，或正面“吸吸-”、转腰转头侧面“呼-”。15 分钟左右，三开合，换脚，再走 15 分钟，再换脚。收功，休息。根据体力，包括预备功和收功一般练习 40~45 分钟，最多 1 小时。

第二节　概　述

自然行功是郭林气功的主功，适合所有的人练习。

自然行功强调自然，最好在清晨练习，其他时间也可以练，看起来像逍遥散步。

自然行功的基本要求是：“脚翘、手摸、吸吸呼”“松、静、自然”“圆、软、远”。

自然行功分中度风呼吸法和自然呼吸法两种。

（1）中度风呼吸法自然行功，运用调息导引法和身体上虚下实、重心虚实分明的步行法，调动强大的内气，调整自身阴阳，疏通经脉穴道。每个动作都包含着生理、病理等科学道理。练功治病的人必须一丝不苟，细心体察，一些细小动作也不要忽视，不要随便改变姿势，才能通过练功得到良好的医疗效果。

(2) 练习中度风呼吸法行功，正确处理意念活动，是能否取得良好医疗效果的关键，是练功成败的关键。

意念活动就是大脑皮质的活动。中枢神经系统——大脑和脊髓，是产生内气的组织器官，是调动内气、调节内气运行的指挥系统，是内气运行的动力。内气对中枢神经最敏感，中枢神经对内气的影响最有力量。意念活动处理得好，大脑入静得好，脑细胞能够进入半抑制状态，产生的内气自然丰富，内气运行的功力就会大而有节律，人体就会产生意想不到的强大的自我修复能力，创造出神奇的医疗效果。反之，满脑子杂念，只是学个招式摆个样子，那只是做做气功样子的体育运动，就不会得到练功治病防病的效果。

(3) 初学者有许多东西要记，动作、势子、呼吸及其配合都需要逐步掌握，练功时不要加意念活动，以免神经系统紧张。

(4) 练功一段时间以后，可以想一个固定而简单的词语，例如“吸吸呼，吸吸转”等，帮助思维集中，使产生的内气有节律地在体内运行。

(5) 基本熟练掌握了功法之后，练功时就要按病情需要，选择“对症下药”的意念导引内容进行良性暗示。例如，癌症患者意想“消灭肿瘤，健康长寿”“功练好，死不了”“愉快”“健康”等等。不少人用这种良性正面意念导引，取得了理想的效果。

(6) 练功已有相当功力之后，可以按照自己的实践水准，意守中丹田，使脑细胞的活动和练功人的意识思维活动有机地协调起来，对人体发挥更有节律的控制作用。

(7) 注意：意念导引必须按照“若有若无、似守非守、一聚一散”的十二字诀要求，并严格实行“不盯、不抓、不追”的意守三原则以防止出偏。要按“圆、软、远”三字诀进行练功。

(8) 自然行功是一切行功的基础。本章所讲述的对于自然行功的基本要求，除特别说明之外，也适用于郭林气功其他各种行功法。

(9) 自然行功作为一个独立的功法练习，可以疏通各条经络，整体调理内分泌，具有良好的疗效。癌症患者不要嫌自然行功太闷而只练快功，应该选择综合练功方案，特别要掌握好作为基础功法的自然行功。除了练习各种行功主功，还要配合辅助按摩功法，才会收到理想的效果。

【验证实例】

(1) 两位病友，一位患肾结石，一位患胆结石，只练自然行功，分别排除了结石而身体康复。

(2) W 先生是晚期肝癌患者，严重腹水，瘦得皮包骨。他每天坚持练消水手势的自然行功 4 小时以上，晚上静坐半小时。一个月后的一天夜晚，多次起身小便，至清晨体重减轻了十多斤。他赶紧去医院检查，发现原来被癌瘤堵塞的静脉血管旁长出一条细的新血管，自体“搭桥”接通了血管，腹水迅速消失。又练功 9 个月，肿瘤完全消失，被堵塞的静脉血管通了，那条新生细血管又消失了。

(3) C 先生是肝肿瘤患者。他的肝上有两个肿瘤，分别达 12 厘米、5 厘米。手术机会已经错过，又拒绝西医化疗，他采用吃中药练气功进行治疗。开始他只学了自然行功，每天练 2 小时，三个星期后体重减轻了十多斤，两个月后到医院检查，肿瘤缩小了 3 厘米，他十分高兴。

(4) L 先生 2000 年患晚期胰脏癌，转移到肝脏的肿瘤已经有 5 厘米大小。他练郭林气功、吃中药，刨马经跑马，说自己跑马已经 30 多年了，赌马最开心。至今他病情稳定，带瘤生存。他每天主要练习自然行功。

(5) C 先生是初学功的严重牛皮癣患者。他告诉我，每次练完自然行功，红色病患部位的颜色明显变浅。

第三节 辨证施功

郭林气功按照中医的八纲（阴、阳、表、里、寒、热、虚、实）辨证原则，补泻配功，调整阴阳。

(1) 中度风呼吸法自然行功，用呼吸导引刺激呼吸中枢神经，疏通经络，改善循环，达到抗癌、防癌、消炎和去低烧的效果。

(2) 心脏病和高血压患者做自然行功时，要用自然呼吸法，或在病情稳定后，与轻轻的风呼吸交替使用，否则对病情不利。

女子经期、孕期要用自然呼吸。

各种癌症、炎症、实症患者都要使用中度风呼吸法练习自然行功。

(3) 练功者应当根据自己的体力来安排练功时间的长短。每次可以练几分钟至几十分钟，最长也可以练 1 小时。

(4) 摆手的补泻。

①癌症患者泻法：手心向下摆出、摆入。（图 3–1）

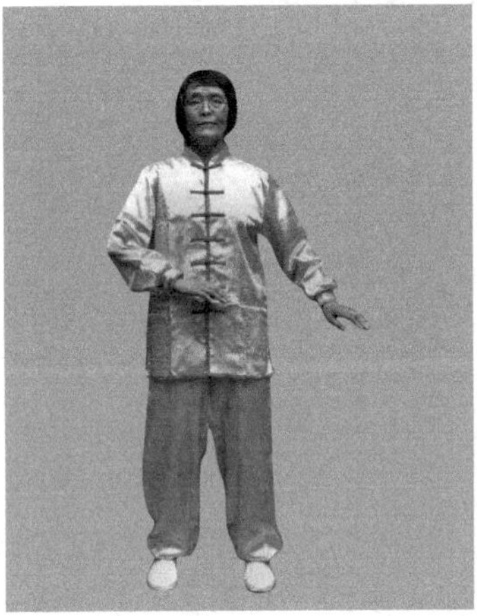

图 3–1

适合癌症患者、严重的炎症、实症病患者。摆动幅度大为大泻。

②癌症患者调整法：手心向下摆出，手心向中丹田摆入。

适合病情稳定数年的癌症康复者。

③高指标降法、泻法：垂腕，手指尖自然向下摆出摆入。（图 3–2）

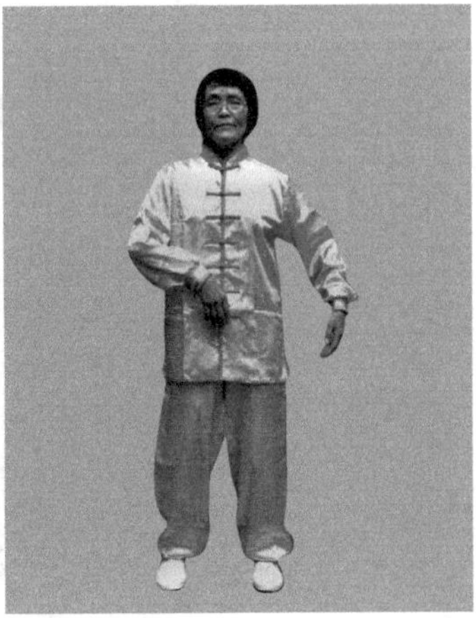

图 3–2

适合指标特别高的患者。

指标不太高以后，要及时改为手心向下的泻法。

④消积水的大泻功

法：手指尖向下摆出摆入，两手分别在任脉和体侧阳经上提、下放，好像写一个 U 字。（图 3–3）

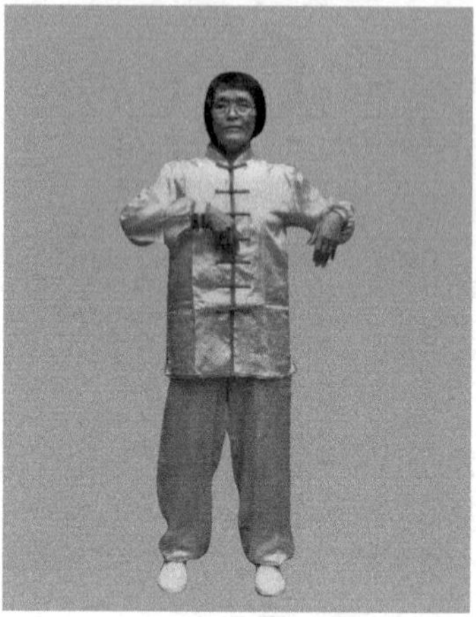

图 3–3

⑤补法：虎口向上，手心向中丹田摆出摆入（图 3–4）。虚症慢性病患者或保健防病者选用补法。摆动幅度小为补法。

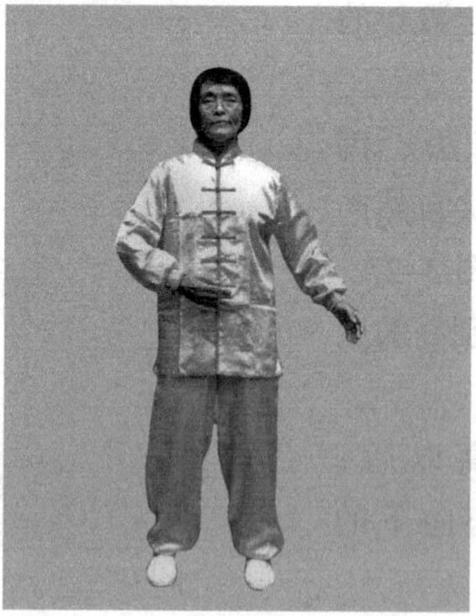

图 3–4

癌症患者不用补法。一般高指标者宜用泻法不宜补。

⑥亚健康者、一般慢性病患者、保健养生者调整法：指尖向前，手心向外摆出，手心向中丹田摆入。（图 3–5）

⑦低血压、低血象等低指标患者，用升法、补法。手心向上来回摆。（图 3–6）

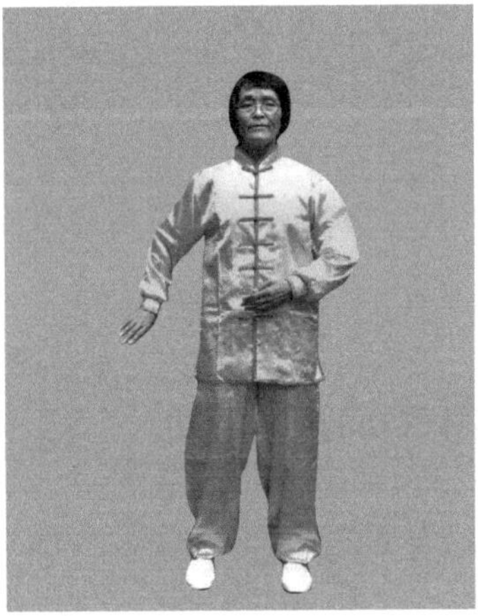

图 3–5

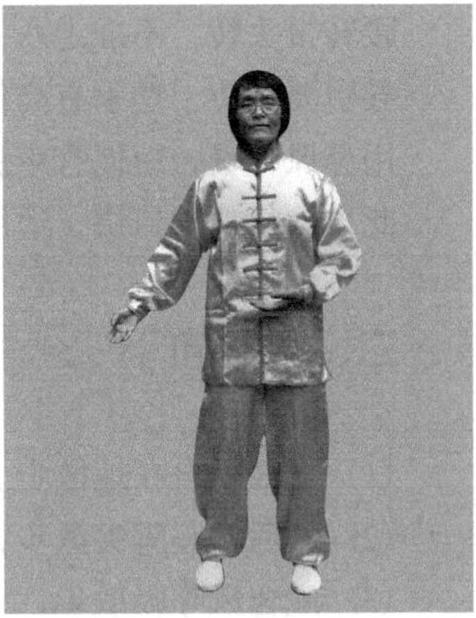

图 3–6

建议初学者要在经验丰富的气功老师指导下辨证施功。

第四节　预备功

松静站立 1 分钟，中丹田三个气呼吸，中丹田三开合。

第五节　自然行功正功

一、口　诀

脚尖高翘起，脚跟轻落地；
坐胯又松腰，双膝微弯曲；
大腿带小腿，上臂带前臂；
腰转带头转，不准走八字；
导引要到位，摆手有高低；
用鼻风呼吸，短促有声息。
此自然行功的口诀，适用于郭林气功的所有行功。

二、学功窍门

(1) 先轻松自在地散步。

(2) 然后翘起脚尖散步，不走八字步，不走“天桥步”。

(3) 配合风呼吸散步，一只脚脚跟着地吸吸，另一只脚脚跟着地呼。

(4) 配合转腰转头，正面吸吸、正面呼；正面吸吸、侧面呼。

(5) 最后，配合手的动作。

三、正功功法

预备功之后，睁开眼睛练习自然行功，但眼皮要放松，神气内敛，内平视远方，不要把眼神散发出去。

(一) 出 脚

有病按病种：肝、胆、眼病患者先出右脚；其他病患者先出左脚。

无病按生理：男子先出左脚，女子先出右脚。

癌症除肝、胆、眼癌先出右脚，其他癌症一般先出左脚，也可以按病灶所在一侧先出脚。

一律脚跟先着地。

(二) 点脚起步

行走以前要先点脚，以先出左脚为例：

①移动重心到右脚，松左脚。

②松腰带胯，用胯带动大腿，大腿带小腿，提起左脚。

③左脚尖轻点在右脚心旁约一拳（10 厘米）之远处。（图 3–7）

④左手在左环跳旁约 15 厘米处，右手在中丹田前约 10 厘米处。

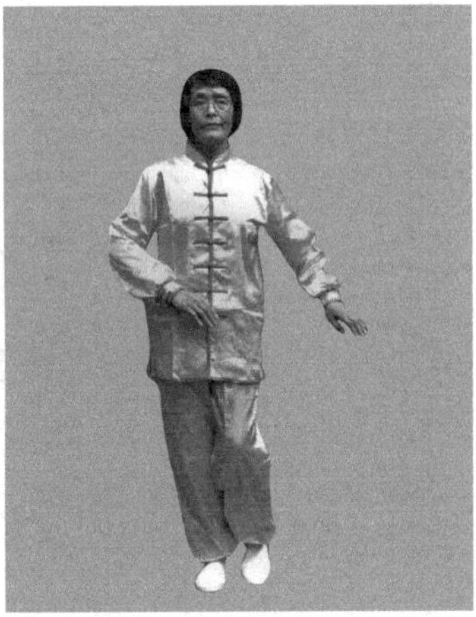

图 3–7

(三) 行 走

①手不动，左脚向前上

一小步，自然地高翘脚尖，脚掌竖起，脚跟轻着地。(图 3–8)

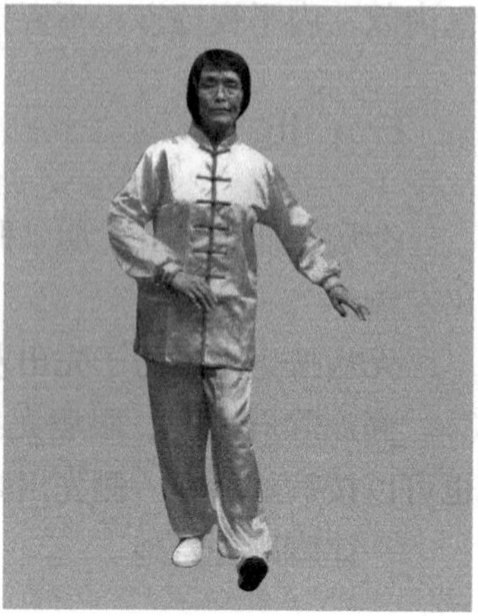

图 3–8

②不上八字步，不上“天桥步”。

③左脚跟着地的同时，面向前方用鼻子轻轻做两次短促的“吸吸–”。

④重心移向左脚，左脚自然放平，右脚提起；上右脚，高翘脚尖，右脚跟轻着地时面向前方，用鼻子轻轻做一次短促的“呼–”。

⑤呼气时，左手摆到中丹田前，右手摆到右环跳旁。(图3–9)

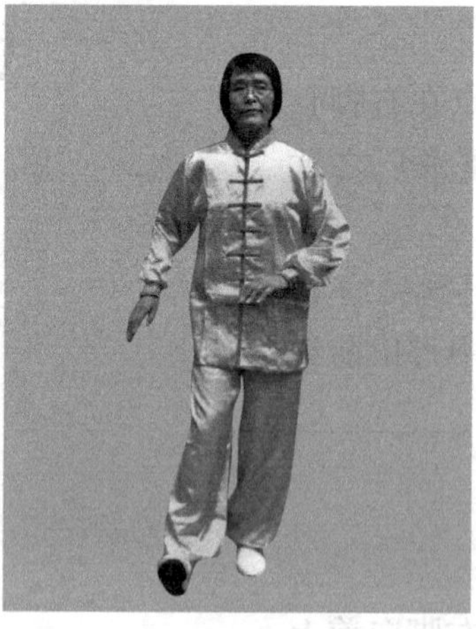

图 3–9

⑥上左脚，高翘脚尖，左脚跟轻着地时，面向前方用鼻子轻轻做一次短促的“吸吸–”。

⑦吸吸时，左手摆到左环跳，右手摆到中丹田前。（图3–10）

⑧上右脚，高翘脚尖，向右转腰转头，右脚跟轻着地时，面向右方，用鼻子轻轻做一次短促的“呼–”。

⑨呼气时，左手摆到中丹田，右手摆到右环跳。（图3–11）

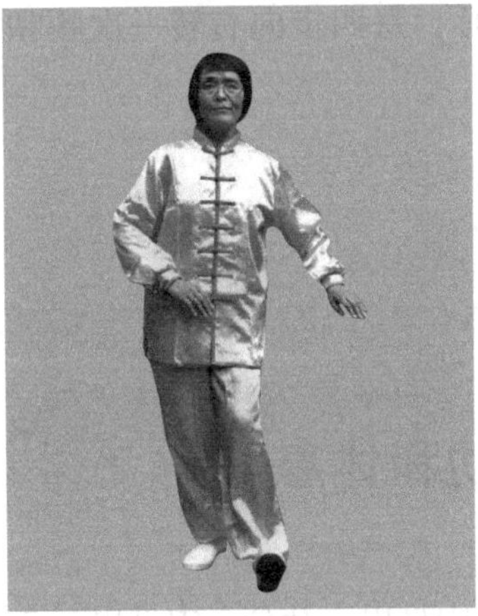

图 3–10

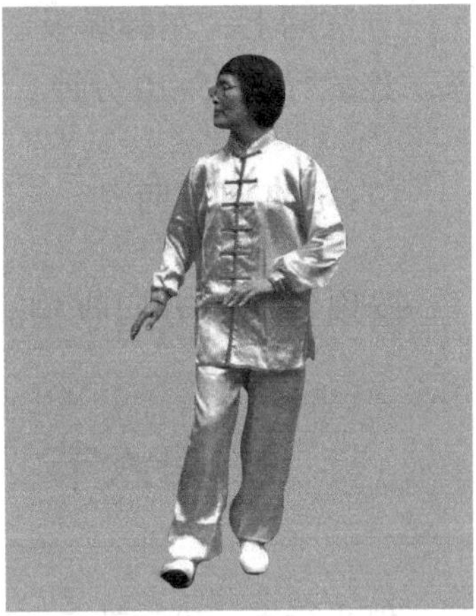

图 3–11

⑩重复走下去

吸吸–呼–，吸吸–呼–；吸吸–呼–，吸吸–呼（转）–。

注意，转腰转头时要松腰、松胯、松肩、松天柱穴和脖子后面的两条大筋，眼睛平视，步法要有节奏。

左脚吸吸、右脚呼，每四步向右转一次腰和头。连续行走15~20分钟。

（四）换 脚

上后脚，松静站立三吞津，中丹田三开合，点右脚，上右脚。右脚吸吸、左脚呼，每四步向左转一次腰和头。连续行走15~20分钟。

（五）再换脚

方法同上，左脚吸吸、右脚呼，每四步向右转一次腰和头。连续行走15~20分钟。

（六）收功方向

按预备功的方向收功。

第六节　收功和休息

停止行走，松静站立三吞津，中丹田三开合，中丹田三个气呼吸，松静站立约2分钟。还原，休息。

第七节　注意事项

（1）行走速度以身体适应、感觉舒服为宜，癌症患者宜快不宜慢，参考速度每分钟70步左右。

心脏病、高血压、糖尿病，则宜慢不宜快，每分钟20~30步或更慢些。

【验证实例】

L先生有糖尿病，学习郭林气功两个星期，每天坚持练习45分钟，血糖从9.6降低到4.9。这么短时间有明显效果，他高兴得竖起大拇指说“郭林气功好”，特地复印了病历给我留底。

（2）保健者和慢性病患者的吸吸呼方法有所不同，是用脚跟着地吸一次，脚掌着地再吸一次，另一只脚脚跟着地呼一次，即“吸–吸–呼—，吸–吸–呼—”，参考速度每分钟40~60步。

癌症患者要“吸吸–呼–，吸吸–呼–”，与慢性病呼吸方法稍有区别。

（3）妇女经期、孕期，高血压或心脏病患者，练功时要用自然呼吸法，或者根据自身适应情况，与轻轻的风呼吸交替使用。女子经期不要用泻法，也不要补，要用调整法。

（4）所有风呼吸的“吸吸–”都在正面。呼气可以在正面，也可以在侧面，哪只脚脚跟落地“呼–”，就向哪个方向转。

（5）根据自己的习惯，也可以每两步或六步有规律地转一次腰和头。

（6）一般共要行走45分钟左右；慢性病和保健者可以只换一次脚，每只脚行走约20分钟，共40分钟。

（7）体力较差者可以只走几步、几分钟或十几分钟就休息一下，慢慢增加练功时间。

（8）体力太差或残疾患者，可以坐在椅子上脚翘、手摸、吸吸呼，也可以脚尖不动，交替抬起和放平脚跟，配合转腰转头、吸吸呼。多例病患采用坐式练功，都收到了良好效果。

第八节　自然行功功法详解

一、点脚起步

第一步要先点脚。方法是先把重心移到一只脚，使要点的另一只脚松透，然后用胯提起，轻轻点在另一只脚脚心旁约一拳（10 厘米）之远处。

点脚的目的，一是飞经走气，调整阴阳；二是先入为主，根据生理或病理调动经络；三是全身放松，脚尖一点地，内气走全身。

点脚一侧的手，在胆经环跳穴旁约 15 厘米处，使手上的气导引到阳经胆经；另一只手在中丹田前约 10 厘米处，使手上的气导引到阴经的气海穴，调整阴阳。

二、出　脚

⑴ 无病保健者按生理出脚，男子先出左脚，女子先出右脚。男为阳，左为阳；女为阴，右为阴。

⑵ 病患者按病理出脚。肝、胆、眼病患者，不分男女一律先出右脚。肝在右，调动肝经路线短，速度快。

⑶ 其他病如各种疑难杂症、高血压、心血管病、心脏病，一律先出左脚。心脏在左，“心为君主之官，主不明十二官危。”（《内经》）

⑷ 多种病患者，以主病确定出脚顺序。

⑸ 肝、胆、眼癌，包括转移癌先出右脚，其他癌病，不

分病情和男女，一般先出左脚。癌症为实症，属阳，所以先出左脚，也可以根据病情所在一侧，决定出脚顺序。

我发现保健养生班的学员中，左半身有病痛者较多。资料介绍，所有癌症患者在天鼎穴都有阻滞点或明显压痛，大多在左侧，较少出现在右侧。很多健康人，为左脚单只“香港脚”。

三、行　走

点脚之后，开始出脚行走。

(1) 一定要松腰松胯，胯带动大腿，大腿带动小腿，翘起脚尖，轻轻把脚跟放在地上，脚跟先着地，脚掌要自然竖起，高翘脚尖行走。

放松、入静才能产生内气。翘起脚尖，脚跟先着地，目的是点穴刺激脚跟的肾经、膀胱经和阴跷脉、阳跷脉，通经接气，促进循环，产生内气，强肾固本。

(2) 脚尖翘起，但翘而脚面不紧，保持双膝微弯；脚跟着地时，膝盖都要自然弯曲，自然弯曲是最放松、最省力的状态，身体重心放在后脚上行走。

(3) 迈步要小，半步半步地走，每步不超过一脚之长，大步走腰容易挺直，挺直腰行走容易腰痛，腰不能放松，气不能沉丹田，产生不了内气。癌症不松腰，不但疗效差，而且容易在腰部转移。

(4) 两脚走两条平行线，不要走“八字脚”和“天桥步”。

裆要圆，气才能回转。不走“八字脚”和“天桥步”，才能使脚跟和涌泉穴很正地着地，点穴刺激脚跟肾经、膀胱经等的经络，刺激涌泉穴周围的心肝脾肺肾胃等足底反射区，调动阴跷脉、阳跷脉、阴维脉、阳维脉，达到明代药王李时珍所说

“跷脉动，诸脉通”的效果。

我留意到，多例肝癌患者有严重的八字脚。

平时走路尽量不要成“八字脚”，要从小培养孩子不要成为“八字脚”。

(5) 行走时保持松静站立的势子，头顶好像有一条软线挂在空中。

放松是全身关节自然微微弯曲，但是脊椎骨一定要直。下颌微收，坐胯松腰，保持身体上虚下实，拉松脊椎骨。

脊椎骨保护脊髓，在每对相邻的椎骨之间，有两根脊神经从脊髓伸出，支配着身体大部分骨骼肌、平滑肌和腺体，拉松椎骨，是为神经系统和经络系统创造良好工作条件。

(6) 脚跟落地要轻，坐胯松腰，似坐非坐，好像坐在一个看不见的凳子上行走。

(7) 松腰带胯，以胯带动大腿，以大腿带动小腿行走，小腿不用力。

(8) 两脚行走时要虚实分明，导引行气主要是靠一虚一实。待前脚站稳、后脚松透之后再上后脚。气总是在松透了的那只脚上快速流通。

人体左右两侧气血流通的通道，互相联系又各自独立。有以下真实个案：1999 年跟我学功的一位学员，乳癌扩散，香港的医院只做舒缓服务。她跑到广州某医院做导管化疗，头发一侧脱光，另一侧却不脱。她笑着摘下帽子给我看，边说“真好玩”，我很心酸。

郭林气功的行功，行走时要求虚实分明，是指身体左右两侧虚实分明，随行走而规律变化。左脚实，左手也实，而右侧的手脚都是虚的。下一步，变为左虚右实。

(9) 肢体各部分均以各自的圆心做弧形运动，每一部分都转动。例如，大腿的圆心在大转子，小腿的圆心在膝盖，脚的圆心在脚踝，手臂雷同。

四、呼　吸

(1) 气功中所指的“真气”，是生命中最宝贵的，包括“先天之气”和“后天之气”。先天之气来自父母，也叫“元气”，是生命的原动力；后天之气来自“水谷之气”和“大自然之气”。人们往往重视饮食营养，忽视所呼吸的空气中的氧气。因为空气免费使用，人人平等。人可以只喝水不吃饭，一星期不会死亡；而不“吃”空气，停止呼吸几分钟人就会“断气”。病人都比较重视食疗，但有没有想过，每天都练一场功，让身体吃一餐丰盛的新鲜氧气？

(2) “内气”指练功产生的气——生物电。人体由于外感六淫、内伤七情，饮食失节，精气损耗，渐渐衰老，百病丛生。练功产生“内气”，能够补充先天之气的“元气”，加强生命的原动力，提高对自然界的适应能力，提高免疫力和自我修复能力。

(3) 风呼吸法。

风呼吸法分为强度风呼吸法、中度风呼吸法和弱度风呼吸法。癌症患者练习自然行功时，使用中度风呼吸法。大量吸入天地宇宙间活人性命的阳气和清新空气中的氧气，呼出体内污浊的废气和碳气，吐故纳新，增强新陈代谢。如古人所说，吸入生气，呼出死气。

郭林老师说，氧气是治癌良药。她为治疗癌症和疑难杂症，大胆使用了道家不用、佛家禁用的风呼吸法。

①风呼吸法，是鼻吸、鼻呼，先吸、后呼，急吸、短呼。

②比一般呼吸略粗、略猛、略强、略快。

③是使空气在鼻腔根部形成风速、产生风声的呼吸。

④风声大小以自己能听到而别人听不到为适度。

⑤自己听不到为太轻，别人听得到则太重。

⑥呼、吸要节奏分明。

⑦呼、吸之间要有短暂间歇平气，以便气沉丹田。

⑧两次吸吸和一次呼，加上各自间歇平气的时间要相等，呼吸平衡，都等于行走一步的时间。

⑨两个吸短些，一个呼稍长些，可以防止胸闷憋气。要呼到舒服之后再做第二次吸气。

⑩做风呼吸的吸气时，一律面向正前方，以便气顺畅地直达中丹田。侧面吸气扭着气管有阻力，吸不到中丹田。

⑪呼可以向正前方，也可以转向身体侧面呼。

⑫“吸吸–”时，要使横膈膜微微颤动，鼻子不动。

⑬这种快而猛的节奏颤动，使脏腑得到快速、有节律、持续长时间的按摩，促进气血和体液的循环。

研究证明，动物在进行急促、深的吸气时，出现四肢骨骼肌的呼吸性放电，并影响其他中枢扩散性兴奋，产生丰富的生物电即“内气”。郭林老师强调，她用风呼吸法调动神经系统，用点穴调动经络系统，练出丰富的“内气”生物电。“内气”调整体内生物电失衡，可以医治许多疾病；“内气”带动血液循环和组织液有序渗流，促进微循环改善，改变细胞的缺氧状态，促使变异细胞恢复正常。

⑭要用鼻根吸气而鼻翼不动。初学者可以像闻花香似地轻轻吸吸，不要大力，熟练以后要认真吸吸呼。

⑮若鼻翼扇动、大声而无间歇的呼吸，会引起呼吸出偏。因为这种呼吸是浅呼吸，肺泡残气不能有效排出，会引

起缺氧。

⑯美国德克萨斯州安德森医院雷久南博士，1982年初找到郭林老师认真调查研究之后指出，她们在研究中发现，一般的癌细胞，都是因为正常细胞缺氧而引起细胞的各种功能变态，以至发展到无限增长，成为恶性肿瘤。

现在世界上的很多肿瘤专家认为，一个正常人，比他平时多吸8倍的氧，就可能防癌治癌。郭林气功要求在癌症治疗阶段，每天练功不少于三个半小时，有人测试这比平时自然呼吸多吸入约20倍的氧。从这个意义上讲，郭林气功治癌是完全符合科学的。

⑰吸吸时交感神经系统兴奋状态增强，心脏活动加强，血管收缩，血压上升。高血压、心脏病患者不宜采用风呼吸。血管硬化、高脂血症的高血压患者，可以配合轻轻的风呼吸。

⑱1931年，德国奥托·瓦尔堡博士（Dr.otto.Warburg）因为缺氧致癌学说而被授予诺贝尔奖。他指出，“当减低细胞35%的氧气而经过48小时之后，细胞可转变为癌”。

身体每个器官的营养和氧气，都是由动脉血提供输送。血液循环障碍、其他妨碍氧气吸进的因素，都会引起缺氧。天天坚持有氧运动，大量吸氧，保持血液中有足够的氧气，保持血液流速及流通顺畅，是防癌抗癌的首要条件。

⑲1993年，北京的解放军总医院呼吸科主任黄念秋教授研究证明，练习郭林气功“吸吸–呼–”后，潮气量增加了81.38%，每分钟通气量增加120%，可以强化肺的功能，大量吸氧。

⑳黄念秋教授等对练习郭林气功的104例中晚期癌症患者与100例正常者作对照，进行微循环的研究。对甲壁微循环形态、流态及袢周等三方面16项指标进行观察，并把功龄三个

月、六个月、六个月以上共三组进行对比，得出三点结论：

第一，104例癌症患者都有微循环障碍。

第二，练郭林气功后多项指标均有改进。

第三，微循环改进程度与功龄成正比。

㉑同济大学的研究证明，用风呼吸法练习40分钟自然行功，微循环从0.9微克提高到2.5微克。所以，练功时间长了以后，手指丰满，手掌红润，周身温暖，轻飘荡漾。

㉒自然行功的风呼吸和脚的配合方法，要求如下：

癌症和其他实症患者，第一只脚脚跟着地时，用鼻子轻轻做两次短促而连续的吸气，即“吸吸-”。

另一只脚脚跟落地时，用鼻子轻轻做一次短促的呼气，即“呼-”。

慢性病和保健者，第一只脚脚跟着地时吸一次，脚掌放平吸一次，另一只脚脚跟着地时呼一次，即“吸-吸-呼--”。

五、松腰、转腰、转头

(1) 松腰是指松好命门穴以下的部分。练习自然行功，不要挺直腰走，要松腰，而且要有节律的转腰。松了腰，气才能沉丹田；松了腰，气才能从督脉上来从任脉下去，再回到丹田。

(2) 转腰转头只能转向呼的那只脚的方向，即哪一只脚脚跟着地呼，就向哪个方向转。

(3) 要松腰转腰，腰发力，用腰带动脊椎，从命门穴逐节转到头，像骨牌一样依次相连、节节贯穿，目的是调动中枢神经脊髓和其中督脉的“内气”生物电，刺激脊柱两侧的神经根、周围神经、华佗夹脊和膀胱经上的36个前穴。

(4) 腰转带动头转，腰转带动手臂转。腰、头、手同时转向同一个方向。

(5) 转速要均匀，转出的时间和转回的时间要相等，等于行走一步的时间。

(6) 在转腰和转头的过程中，处在不吸也不呼的状态。

(7) 可以每两步、四步或六步转一次腰和头。每次练功，行走几步转一次要固定，要有规律性。郭林气功行功强调有节奏、有规律性，因为有规律性的活动效率最高。

(8) 行走两步完成一次转腰转头动作。

(9) 前脚跟着地“吸吸-”时，开始转出向侧面。

(10) 另一只脚脚跟着地时“呼-”，开始转回正前方。

六、摆　手

自然行功两手臂的摆动一定要自然，肩、肘、腕、全身各关节都要放松，腋下要虚空，臂要保持弧形，不要僵直。

(1) 摆出时要以肩关节为圆心，沉肩、虚腋、坠肘、松腕，上臂带动前臂摆，上臂带动手摸出去，做弧形运动，前臂不用力。

(2) 肘微弯，不要伸直，强调坠肘；手腕要平、放松，不要僵硬。

(3) 不要轻飘甩手，以免气散乱。

(4) 摆手时手指要虚拢，不要伸直，不能竖起，不要半握拳，不要虎口大开，每个手指都要自然微弯，指间有缝隙。

(5) 摆手一定要到位，内劳宫穴从中丹田摆到环跳穴。目的是把手上的气送到丹田和环跳，调整阴阳平衡。手是发放生物电最强势的身体部位。

(6) 摆向胯旁时，摆到裤袋旁边，即环跳穴旁约两拳（15厘米）处，有肿瘤的要摆远些。把手上的气导引到阳经，不要摆到身体后面。

(7) 摆向中间时，按原路摆回，劳宫穴不要超过中线，高不过肚脐，一般在中丹田前约一拳（10厘米）处，使手上的气归到阴经的气海穴中丹田。导引还丹。

(8) 中丹田比环跳穴高，摆到中丹田的手要比旁边的手高一些。不少人两手平摆像打麻将，或者摆到胯旁的手高过中丹田的手，影响效果。

(9) 要有前、有后、有高、有低、有左、有右地摆动。手摆出摆入调整阴阳，强调导引还丹。

(10) 两手划弧形来回摆，好像写人字的两撇一样，或者像荡秋千似地摆动，摆手要悠柔，不要僵直。越柔调动内气越丰富，气感越强。

(11) 体内有恶性肿瘤者，摆动应该远一些、大一些，认真做好手心向下。摆大为泻。腹部有恶性肿瘤，手摆动离开腹部远一些，防止手上的气刺激病灶。

(12) 没有肿瘤的要摆小一些，保健者手离身体可近些。摆小为补。

(13) 练完功，手应该是温暖的。若手冰凉或出大汗，是腰不松、肩不松，势子不对，元气亏了。有人练完功，一只手暖，一只手冰凉，原因是不够松。

七、摆手的补泻

摆手方法在补、泻、调整中的作用至关重要，长期做错会有相反效果。应当在经验丰富的气功老师指导下辨证施功。

(1) 泻法：手心向下摆出摆入为泻法。

癌症患者、严重炎症、实寒实热症患者、一般高指标者，皆用泻法。功理可能和地球磁场对内劳宫穴及指尖发出的生物电有强大的吸引力有关。

有的保健养生者，错用了泻法练功，导致脚软无力，经老师查功改正后就好了。

【验证实例】

北京的H小姐，是肝硬化患者，她觉得自己不是癌症，所以不愿意用癌症患者使用的泻法，而选用保健的补法练功，结果出现了肝占位性病变，赶紧停练补法，改练大泻功法，半年后占位病变消失。

(2) 癌症患者调整法：手心向下摆出，手心向中丹田摆入。

手心向下摆出为泻，向中丹田摆入为补，一补一泻为调整。调整法适合癌症康复者。

(3) 很高指标者降法、泻法：手指尖自然向下摆出摆入，属大泻、强泻、降法。

十个指尖有十宣穴，宣散作用大，地球磁场对十宣穴位的生物电产生更强大的吸引力。本方法适合指标特别高的患者。

指标不太高以后，要改为手心向下或手指斜向下。泻得太重，人会虚弱。

(4) 消积水的大泻功法：手指尖向下摆出摆入，两手分别在阴经任脉和体侧阳经上提、下放。

配合柔软的松腰转腰，有些人用这种功法练习而见效，积水完全消失或快速减少。还有些不能行走的患者，用这种手势坐着练功，也有理想的效果。

但是，肿瘤消失以后，不要长期用大泻功法，否则可能有反效果。

【验证实例】

①卵巢癌晚期患者 L 小姐，双腿严重水肿，用这种手势练功，松腰转腰做得很好，一个月后严重水肿完全消失。

②W 先生肝癌腹水脚肿，有中风史，行功困难，每天小步慢行做一次自然行功，坐在椅子上练消积水功，每天至少两小时。两星期后消肿，腹水减少。他说效果像吃了去水丸，小便很多。

(5) 补法：虎口向上，手心向中丹田摆出、摆入。

内劳宫穴始终对着中丹田，把气送到中丹田以补气。

虚弱慢性病患者或保健防病者用补法。

癌症患者，一生一世不可用补法，只用泻法和调整法，否则癌细胞可能会发展。

(6) 亚健康者保健养生调整法：指尖向前，手心向外摆出，手心向中丹田摆入。

手心向外摆出为泻，但是，泻得不像手心向下那么厉害。手心向中丹田摆入为补，一补一泻为调整。

(7) 低血压、低血象等低指标病人，用升法、补法，即手心向上来回摆。

肿瘤患者化疗期间，血象低时使用升法练功，帮助完成化疗。血象正常后应及时改为泻法。癌症病人不宜长期用升法补法。

【验证实例】

学员 C 小姐三次化疗血象都不正常，而第四次血象特别好，30 项生化指标都正常。她的医生很奇怪，问她吃了什么，她说和平常一样吃，唯一不同之处是学了郭林气功，睡得好，吃得多。她的医生也说听说过郭林气功好，说一些病人练了郭林气功后精神和体力都好了。

有几位香港医务人员曾对我说过，穿上白大褂上班，在医院里不便说气功帮助癌症病人，但脱下白大褂走出医院大门，就说我信郭林气功，还推荐郭林气功给病人。不少医务人员参加了郭林气功班。

肿瘤妇科女医生 X，自己患了乳癌，完成手术、化疗、电疗后，三个月又复发，有两个小阴影。她努力练郭林气功三个月，复诊时阴影消失。她告诉我，她的癌症病人中，有些人的康复情况好过她的预期，她问病人吃了什么，病人说没有特别吃什么，就是天天练习郭林气功。现在她亲身试过，郭林气功抗癌确实有效。

八、意 念

各派气功都讲究三调：调心、调息、调身。三调的重点是调心，即意念导引行气。

意念导引是促使大脑进入半抑制状态，诱导体内气机开动，从而产生丰富内气的练功方法。大脑入静是意念导引的关键，是各流派气功的首要问题。

静功以意念导引为主，风呼吸法行功以呼吸导引为主。郭林气功中的行功，是在动中求静，要求练功人丢掉烦恼，排除杂念，心安神静，心平气和，视而不见，听而不闻，全身放松，大脑入静，数呼吸、听呼吸、数步子，或默念对身体有益的词语，以一念代万念进行意念导引，帮助进入半入静状态，风呼吸法半入静的行功，防治癌症效果高于充分入静的静功。

北京师范大学做过测试，练功者入静以后，脑电图的 5 个波段会趋于同步，大脑皮质活动的有序化程度提高了；有序化程度越高，生命力越强。

他们还发现，练功者入静以后，脑电图的枕区高峰向额区转移，这意味着大脑对外的职能降低了，对内的职能提高了，大脑对人体内环境的调节和修复能力提高了。

我们练功时会有犯困的感觉，但是头脑是清醒的，这种现象属于正常。练功促使大脑产生的这种效应，叫做气功功能状态的物理效应。

练功时禁止讲话，禁止开手机听电话，应该耳不想听、眼不想看、脑不想想，大脑充分休息。一面练功一面和他人讲话，练出的气都让你亏光了。

九、三吞津

练功中会产生大量的口水，中医、气功将其称之为“金津玉液”。

口水多了，要松静站立，分三小口慢慢咽下。每次都意想津液经过喉头、胃脘，到达中丹田。舒展眉头，放松上丹田印堂穴做三吞津，才能达到理想的效果。

意到气到，三吞津的作用是玉液还丹，元气归丹。口水只能到胃部，气则会随着意念达到中丹田，加强丹田气。

若口水太多，走几步就要松静站立三吞津。也可以三开合时三吞津，开合一次吞津一次。

练功最怕练不出口水，没有口水是松静不够，练功对内分泌没有起到较大的作用。

十、气感和生物电

（1）在心安神静、肢体柔软的状态下，按特定的功法练功，会产生丰富的内气。郭林老师说，内气一产生，会带着血液循环，这就是气功。“气功”是扩张血管，以气推动血，使血液循环，以气刺激大脑皮质，使它通过反射作用而加强神经的活动。

(2) 练功炼出来的“内气”，用现代生理科学进行解释研究，就是人体的生物电，气感就是生物电能运动的反映。练功产生的生物电能，同活体内组织液的定向渗流有关，可能改变癌细胞的电性失常，使癌细胞恢复正常电性。

①大量吸氧可能改变癌细胞的电性失常。

有资料介绍，生物电失衡导致器官得癌。正常细胞内的无机盐和有机物多以离子状态存在，其中阳离子和阴离子总量相等。癌细胞由于电性的改变，其最外层负电荷增多，呈现负电性，是厌氧细胞。强度风呼吸法在短时间内吸入最大量的氧气，加大体内氧原子的密度；氧原子具有强大的夺取电子的能力，而且强度风呼吸法刺激呼吸神经中枢的反射作用，可以加强氧原子争夺电子的活力和速度，使癌细胞大量丢失外层电子，突然呈现正电性，癌细胞从厌氧状态突然变成亲氧状态，氧乘势攻进癌细胞，改变了不正常的电性，细胞因为得到氧修复自愈而变成良性的正常细胞。

②练习郭林气功产生丰富的生物电。

练功人在身体和大脑充分放松的状态下进行有规律的步行、摆手、转腰、转头运动，促进神经末梢电脉冲有规律地左右移动和往复伸缩运动。地球是个特大的磁场，大气中充满电磁波，人体内血液、淋巴液和组织液中的电偶极分子及离子作为导体在磁场中运动，会产生生物电电流即“内气”，练功产生的生物电在神经系统和经络脉道中流通，形成强大的冲力、钻力、旋转力，提高吞噬细胞的活力，提高患者自身的免疫功能。生物电能加速氧原子夺取电子形成共用电子对的能力，改变癌细胞的电失衡，帮助癌细胞从负电性恢复到正常生物电状态，变成健康细胞。

③气功中的点穴十分了得。

古书中说，穴位是“神气之所游行出入的地方”。郭林气功翘起脚尖步行，每一步都点脚跟的穴位，点步功点脚尖、点劳宫穴等，点穴更丰富，既调动经络又走穴位，调整阴阳平衡，改变电性失调。

④只要按照松、静、自然和圆、软、远的原则练功，一定会产生大量“内气”和口水。“内气”即生物电引起的感觉，叫做气感。每个人的气感或有不同，身体会出现麻酥酥、酸胀胀的感觉，或痛或痒，或凉或热，或有汗流涕，或似虫爬、蚁行，或感肉跳、水流，甚至感觉发光、发电现象。要求不介意，不理会，不追求，不排斥。气感会自生自灭，均属正常。若气感强烈超过 24 小时，全身不舒服，就要找老师解决。

所以，郭林气功为医治各种癌和疑难症开辟了一条新途径，这是一种行之有效的自愈免疫疗法。这种“免疫”不用药物和疫苗，而是运用练功时体内产生的“内气”生物电，培植人体内的正气免疫力，来医治自己的“邪气”疑难痼疾和致命的癌症。练功时产生的“内气”生物电，能提升人体与生俱来的生命力、自愈力和免疫力。练功就是练神经系统，练经络系统，练脏腑体液，使体内产生更多的“内气”生物电。

这种生物电会在体内转变成动能、热能、化学能，所以，练功人会感到血流加快，身体温暖，口水增多，胃口好，睡觉香甜，能吃、能睡、不感冒。因为生物电能疏通经络，补气血之不足，提高吞噬细胞的活力，提高免疫功能，可以达到治病保健的目的。

十一、手脚的配合

(1) 点脚起步以后，睁开眼睛，第一步上脚时，像平时翘起脚尖散步，脚跟先落地，手不动。

(2) 从第二步开始，手脚要交叉而出，保持松静站立的势子行走。

(3) 例如，左脚跟轻着地时，两手开始一起向右摆，右手摆向右胯旁，左手摆向中丹田。

(4) 接着上右脚，右脚跟落地时，两手开始一起向左摆，左手摆向左胯旁，右手摆向中丹田。

(5) 一只脚向前上步时，同侧的手向斜后方摆向环跳。

(6) 自然行功的套路很重要，套路中有辨证施治的道理。

有些人行走时，左手、左脚一起往前走，右手、右脚一起往前出；或者左脚跟落地时，两手一起向左侧摆动，右脚跟落地时，两手一起向右侧摆动。这两种行走方法，都不符合自然行功的套路。

十二、呼吸与行走的配合

(1) 一定要在脚跟着地的同时进行“吸吸”或“呼”，不要在起脚或上脚时吸吸、呼。

(2) 风呼吸吸气一律在正面，呼气可以在正面，也可以在侧面。

(3) 以每四步转一次腰和头为例，自然行功的行走、呼吸、转身的配合方法是：

①第一步左脚跟“吸吸–”，第二步右脚跟“呼”；正面“吸吸–”正面“呼–”。

②第三步左脚跟“吸吸–”，第四步右脚跟“呼–”；正面“吸吸–”侧面（右面）“呼–”。

③左脚跟“吸吸–”右脚跟“呼–”，左脚跟“吸吸–”右脚跟“呼–（右转）”。

④吸吸–呼–，吸吸–呼–（右转），重复走下去，走 15 分钟。

每次转腰时，只转向呼的一只脚，即右脚的方向，每次都是左脚“吸吸–”右脚“呼–”。

十三、换 脚

为了调整阴阳，肝、胆、眼病患者按右、左、右的方法换脚；其他癌症患者按左、右、左的方法换脚；保健养生者阴阳基本平衡，只换脚一次。

每走 15 分钟或 20 分钟后要换脚。具体做法如下：

（1）上后脚停下来，松静平站。

（2）若有口水，做三吞津。

（3）然后做中丹田三开合。

（4）点另一只脚，例如换点右脚，上右脚，则右脚跟着地“吸吸–”，做脚跟着地“呼–”，走 15 分钟或 20 分钟，只向左转腰转头摆手。

（5）若需要，再换一次脚，行走 15 分钟或 20 分钟。

（6）共走约 40 分钟至 1 小时，收功，休息。

十四、郭林气功的原则或特点

“松、静、自然”“圆、软、远”“脚翘、手摸、吸吸呼”“导体令柔，引气令和”。

练功过程中要充分放松入静，避免思虑追忆，视而不见，听而不闻，两眼内平视远方，神视远方，大脑活动减至最低，处于清醒的半抑制状态。

各个关节要自然弯曲，不僵不拘，不起棱角。所有动作路线都呈圆弧形，舒展大方，不要生硬地直来直去。出脚要柔，迈步如猫行，摆手要柔，摆臂如荡秋千，要用松腰的内力。要以腰脊为轴，带动四肢运动，腰和四肢关节节节贯穿，上下相随。

在摆手的方向改变和两脚的虚实变换时，内气的运行仍要似行云流水连绵不断。

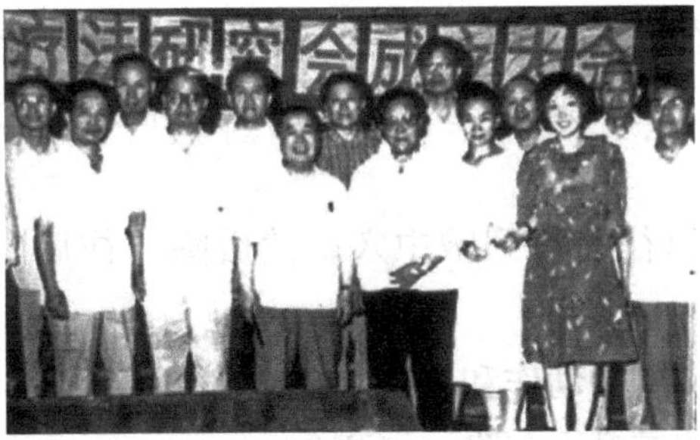

1983 年 7 月 19 日新气功疗法研究会在北京成立
（前排中为名誉会长全国侨联主席连贯和会长郭林）

第四章　升降开合松静功

第一节　提　要

(1) 闭目练功，预备功之后，手在上丹田印堂穴、中丹田气海穴、下丹田会阴穴前各做一次开合，以调理人体“三宝”精、气、神。为完成这三个开合，手要升三次、降三次、开三次、合三次。手在升降的过程中，要在膻中穴变换手势。

(2) 动作顺序。

①手从中丹田升（往前）到上丹田做第一次开（往后）合(往前)。

②降（往后）到中丹田做第二次开（往后）合（往前)。

③升（往前）到膻中穴再下蹲，降（往后）到下丹田做第三次开合。

④再升（往前）到膻中穴，然后降（往后）到中丹田，还原。

(3) 手、脚的动作和身体重心移动的要领。

①两手：三升、三降、三开合。

②两脚：交替地抬起脚跟和放平脚。

③身体重心：升往前，降往后；合往前，开往后。可以简称“合升前，开降后”，下蹲时，重心往后。

一、口　诀

练习此功时，可以默念郭林老师拟写的导引词：
升入云端，手推乌云，采日月之光以补神。
神还大地，手推枯木，采大地之花以补气。
气沉大海，手推礁石，采大海之灵以补精。

二、学功窍门

（1）先练习手的动作。
（2）熟练之后，再配合移动重心。
（3）做好松静，松腰、松脊椎、松肩。
（4）配合呼吸。
（5）做好意念导引。

三、概　述

本功目是郭林老师创编的最成功的功法之一，疗效很好，广受欢迎。实践证明，本功法对心脏病、炎症具有立竿见影的效果。

本功法是以意念导引为主的功法，主功，能够充分调动内气上、下、左、右快速流通，适合所有人练习。

（1）验证实例

①X 先生被确诊为心房颤快速型，病因不明。不定时心跳，越跳越快，跳乱的时候每分钟达到 120 次。病初始，清晨

起床心跳不安，后来中午也跳，有时半夜跳醒了，有一次连续跳了 3 小时。医生给了最好的药也没有效果。他学郭林气功后，心跳时打开窗户做升降开合，只做了四个就不颤了。以后每天中午做升降开合，不再吃药，身体康复了。

②王先生患有风湿性心脏病，严重心房颤，有时每分钟 120 次到 160 次，伴有水肿、气短、腹胀、失眠。开始学功时每天练 13 次升降开合，一星期后练慢步行功，13 天后水肿消失，60 天后心房颤消除，恢复上班。

③F 小姐患有心律不齐。她有一天打电话来，说昨晚妈妈住院了，她两点半才睡觉，现在心脏特别难受。我告诉她放下电话马上做升降开合。她做完后症状立刻消失了。以后她天天练，病全好了。她丈夫是香港名医，觉得很神奇，也来跟我学习郭林气功。

④C 女士心律不齐，中医师朋友把过脉后，说她脉象太弱。她做了八个升降开合，再去把脉，心律正常，中医师朋友非常惊奇。

心房颤的成因是一些不寻常的电波令心跳失去规律，香港多达 7 万人罹患此症。升降开合松静功可以改变心脏跳动的电失常，具有立竿见影的效果，经常坚持，可以痊愈。

⑤C 小姐感冒，鼻子不通气已经一个月了，来到查功班问我怎么办。我说，今天你不要跟大家一起做自然行功，自己去做升降开合 32 个。45 分钟后她走过来，笑着说：“老师，通气了！”

⑥Z 小姐咳嗽、吐黄痰，练了八个升降开合后，痰就变成白色。第二天早上又吐黄痰，她做完升降开合，痰又变成白色。她说，这个功的效果真好。

⑦一位年轻的胰腺炎患者，经常发病，很痛苦。他是一名

飞行员，穿着军装，学功后怕丑，不肯扭来扭去做行功，但每天坚持做最少32个升降开合，获得康复。

(2) 功理和功能

中国古代养生家认为：天有三宝日、月、星，地有三宝水、火、风，人有三宝神、气、精。升降开合松静功的主要功能是调理人体的精、气、神。

①郭林气功的上丹田是指印堂穴，主“神”；“神”的含义包括神经系统、思想、意识、思维、情绪等。中丹田为气海穴，主气，气之大海，气之仓库。下丹田为会阴穴，主精。

②肢体升降，两手上升到脑、心、肺，导引内气到心脏，促进心肾相交，使心脏供血充足，加强脑、心、肺功能，防治脑、心脏和肺部疾病。

③两手把阳气一直导引上来，升其清阳，中间经过脾、胃，调整阴阳，改善脾胃功能，促进消化吸收。

④两手下降到肝肾，降其浊阴，把浊气排出去。手导引内气经过肝，保护肝，肝主血；通过肾，提升免疫力和自愈力。肾主纳入，气功就是把气血调动起来，使肾水充盈，从肾里补气血。气血流通，阴阳平衡，百病不生。

⑤双臂开合，配合呼吸，呼者吐故，吸者纳新，可以促进身体内气和自然环境的外气融合交流，促进气血循环和新陈代谢，加速体内各条经络的内气交流，并实现体液循环系统血液的液体交换。

液体交换是指通过练功，使血液病如红斑狼疮、白血病和各种癌症的有毒的血液，慢慢换成新的健康血液，称之为血液的液体交换。

⑥从现代医学的角度分析，升降开合的动作主要靠腰发力，通过手及身体的势子导引，通过脊椎的前后左右上下蛹动，充分调动中枢神经系统，对生物电的传递产生较强的促进作用。每一次升、降和脊椎旋转时，脊椎逐节下沉或扭动，松腰松肩，副交感神经兴奋，促进气血运行和细胞吸收血氧，使身体处于养尊处优、休养生息的状态；身体上升、下降、下蹲，对各个器官又有很好的按摩作用。

⑦本功法是心脏病和高血压患者的主要功目，也适合于所有人练习。我见过很多心脏病、鼻炎、气管炎患者练完升降开合后症状消失或减轻的个案。

⑧本功法可以在早、午或晚间任何方便的时间练习，可以在室内外任何方便的地点练习。

⑨升降开合松静功，既可以独立练习，也可以作为其他功目的复式预备功，放在其他功法之前练习，做一轮或两轮，三开合，不需要收功和休息，可连续做其他功目。

⑩升降开合松静功可以纠偏。用作纠偏功法时，应睁眼练习。

⑪一般情况下初练本功要用自然呼吸法。在有相当练功基础之后，可以配合呼吸法，手臂开时呼气，手臂合时吸气，但在上升和下降时一定要自然呼吸，否则易出偏差。

建议在教师指导下练习配合呼吸的升降开合功法。

⑫郭林老师强调，练功一定要把腰松好，腰松了才能产生内气，因此，她特意创编了三套松腰功。升降开合松静功是癌症高级松腰功中的一节功法，应该坚持每天至少练习一次。

练升降开合功的时候，应该特别留意松腰、沉肩，“时刻留意在腰间”，做到把腰松好了，没有一个人未产生气感。

四、辨证施功

癌症患者练习本功法时，手要远离病灶的位置。

根据练功者的体检指标，本功目又分为三种：

（1）正常指标调整法。

（2）高指标降法。

（3）低指标升法。

（4）升降开合功法有快有慢，应辨证施功，慢功法每个方向可以做 2~3 分钟，快功法每个方向约做 1 分钟。

心脏病、高血压、糖尿病、一般肝病要慢一点；低血压、神经衰弱、神经官能症要快一点；血沉快，要快上快下才能降下来。便秘要慢降，拉肚子反倒要快降。

第二节　正常指标癌症患者调整法

一、预备功

（1）松静站立 1 分钟，中丹田三个气呼吸，中丹田三开合。

（2）按自然行功的方法出脚，以先出左脚为例。点脚起步。（图 4–1）

（3）上脚。

①肝、胆、眼病先出

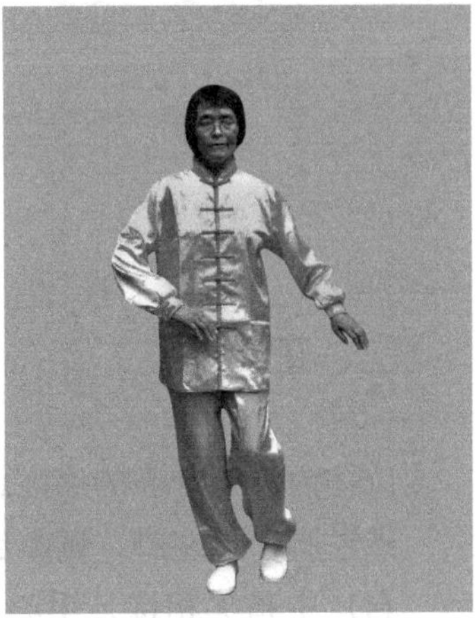

图 4–1

右脚，脚尖先着地。

②其他人按自然行功方法出脚，脚跟先着地。（图 4–2）

（4）调整后脚成斜丁字步，具体做法是：

①放平前脚，后脚跟抬起，重心在前脚，松腰，向后脚方向转约 45°。

②放平后脚。

③重心放在后脚，前脚不动转回前方，手回到身体两侧，两脚成斜丁字步。（图 4–3）

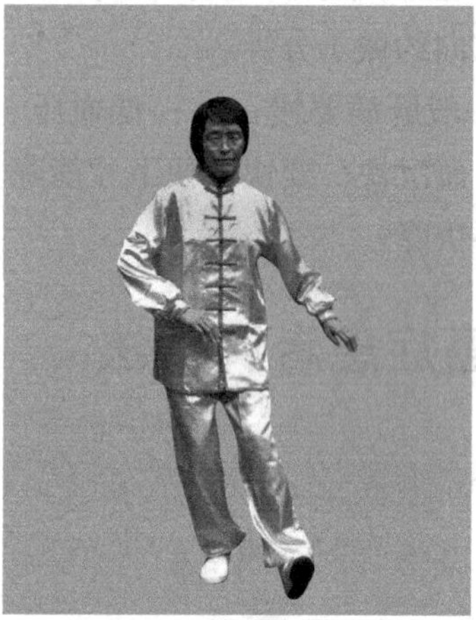

图 4–2

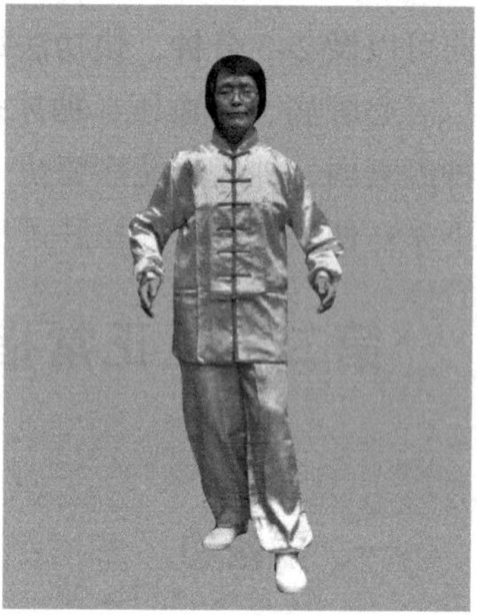

图 4–3

二、正　功

以体内没有肿瘤的癌症患者先出左脚为例。

点左脚，上左脚，调整后脚成斜丁字步。

（1）中指尖相接，手心对身体（图 4–4），提手升到膻中穴，变指尖朝上。（图 4–5）

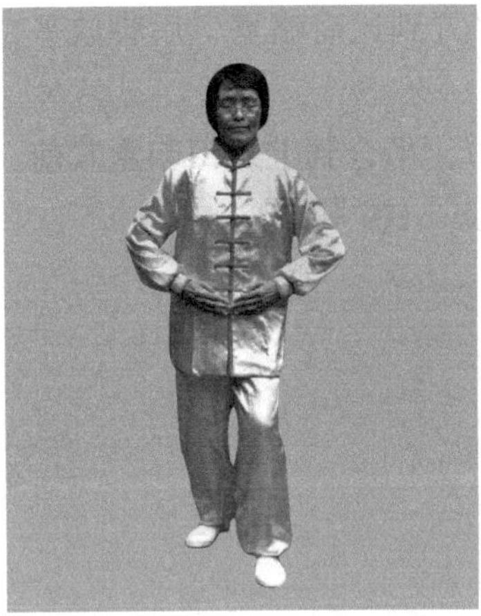

图 4–4

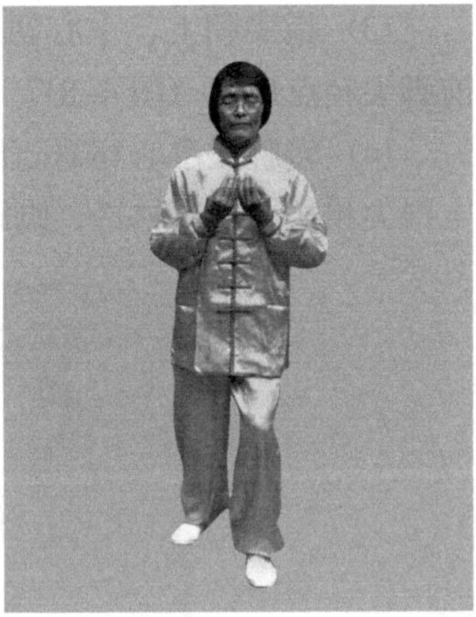

图 4–5

(2) 手心朝身体，继续升到眉心印堂穴前或稍高一点的天庭穴（图 4–6），合虚掌，后脚松透，脚跟抬起。（图 4–7）

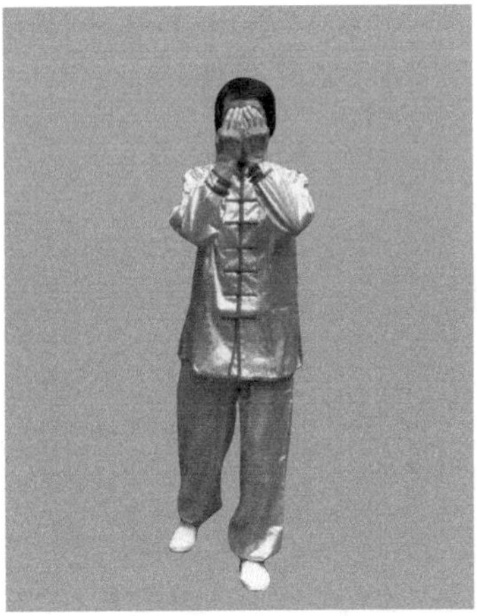

图 4–6

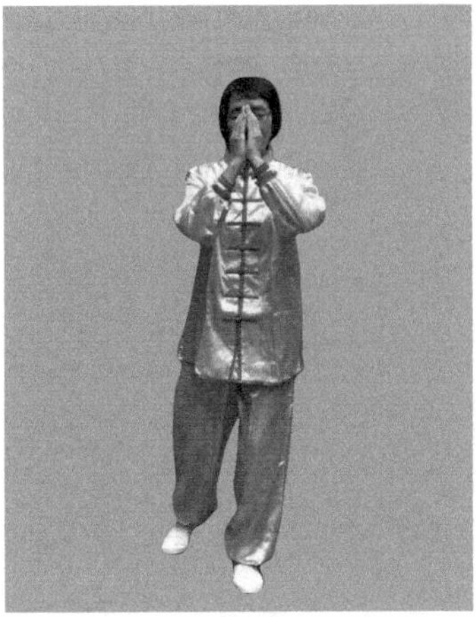

图 4–7

(3) 指尖朝上，手心朝外，平开到比肩略宽，后脚放平，前脚尖轻点地。(图 4–8)

(4) 转腕成手心相对 (图 4–9)，平合到上丹田印堂穴前，十指尖相接，后脚松透，脚跟抬起。(图 4–10)

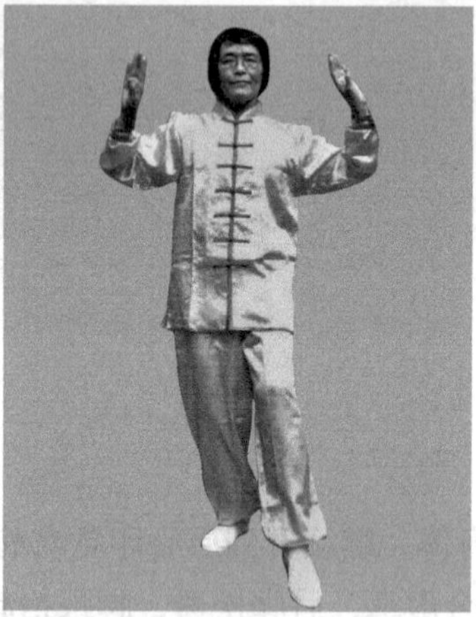

图 4–8

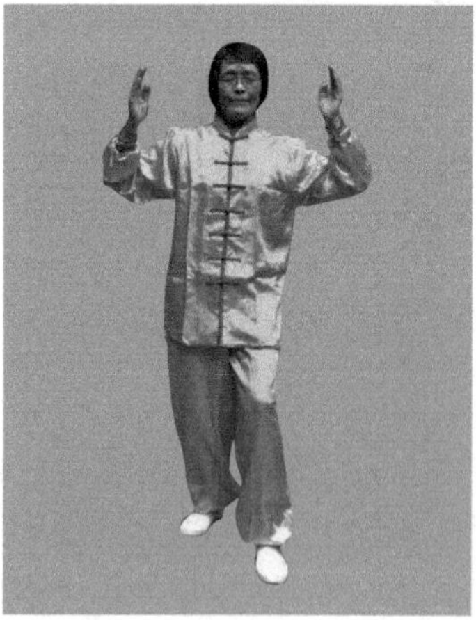

图 4–9

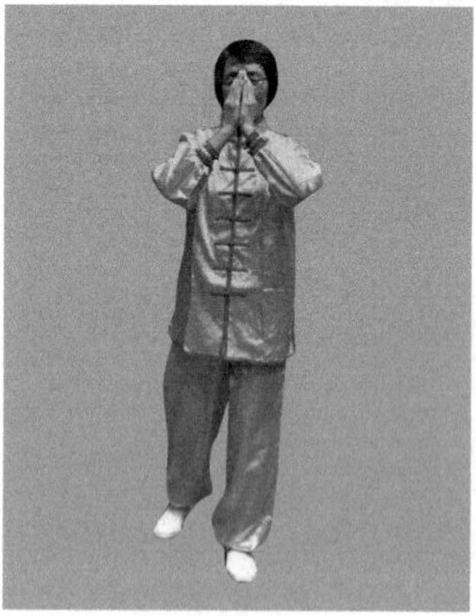

图 4–10

(5) 双手合虚掌降到膻中穴时，后脚放平（图 4–11），双手打开，由掌心向下变虎口向上，中指尖相接，手心向身体（图 4–12），继续下降到中丹田气海穴。

(6) 指尖向前，手心向下（图 4–13），开到比身体略宽，前脚尖轻点地。（图 4–14）

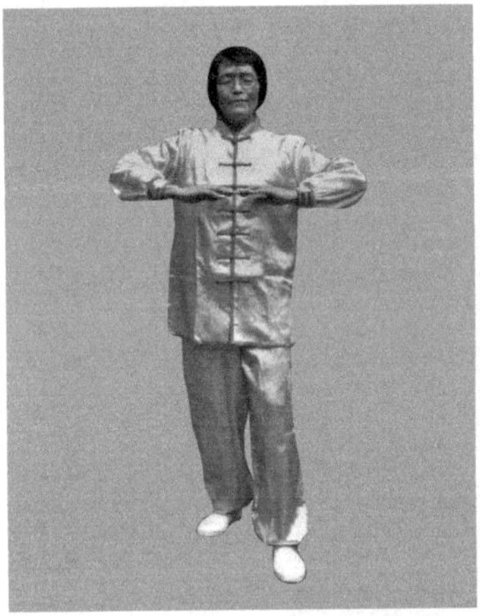

图 4–11

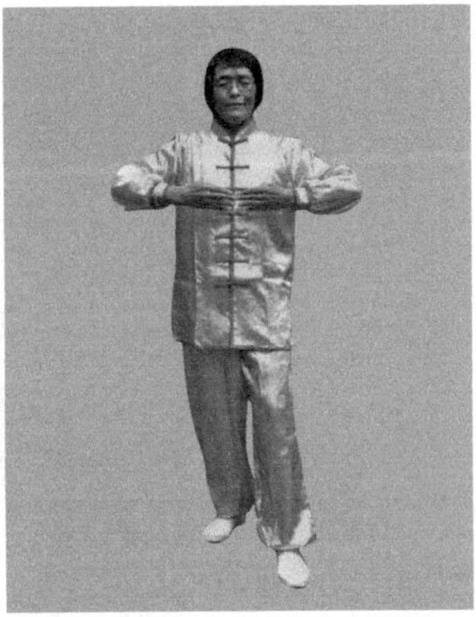

图 4–12

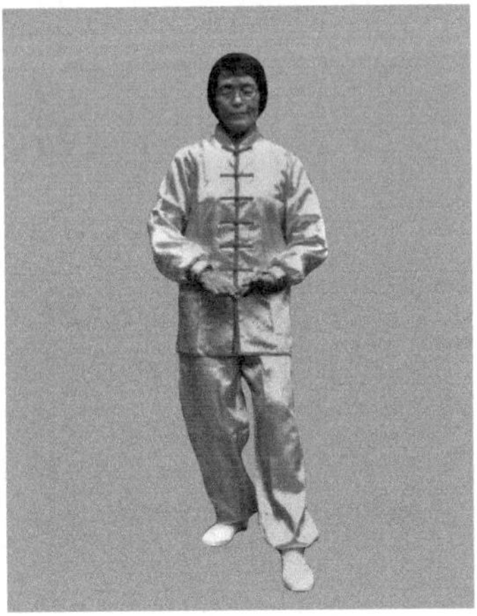

图 4–13

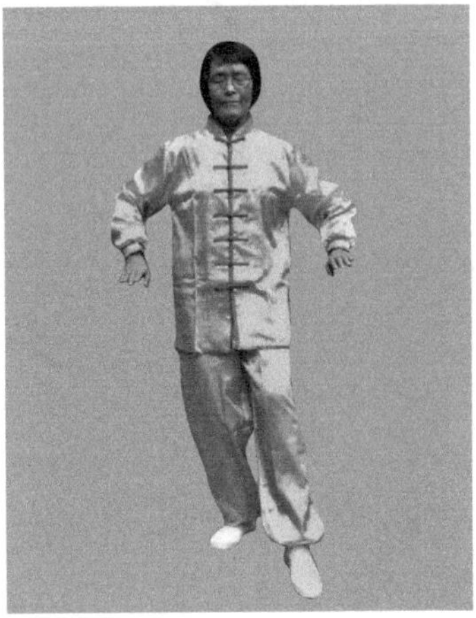

图 4–14

（7）手心相对合到中丹田前，后脚松透，脚跟抬起。（图4-15）

（8）手心向身体升到膻中穴，开始下蹲。（图 4-16）

（9）身体尽量正直，百会朝天，下蹲到前大腿平，双手降到会阴穴前。（图 4-17）

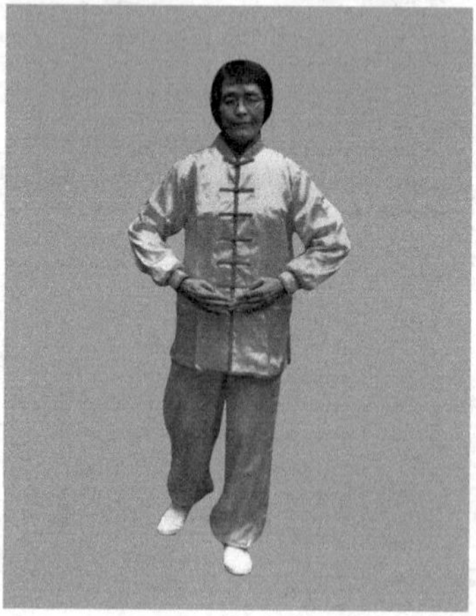

图 4-15

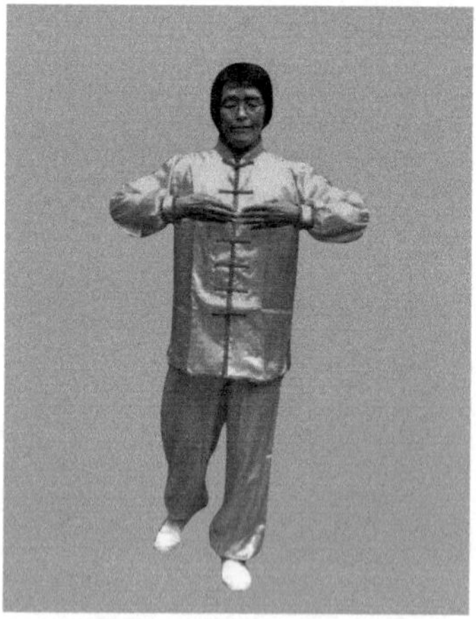

图 4-16

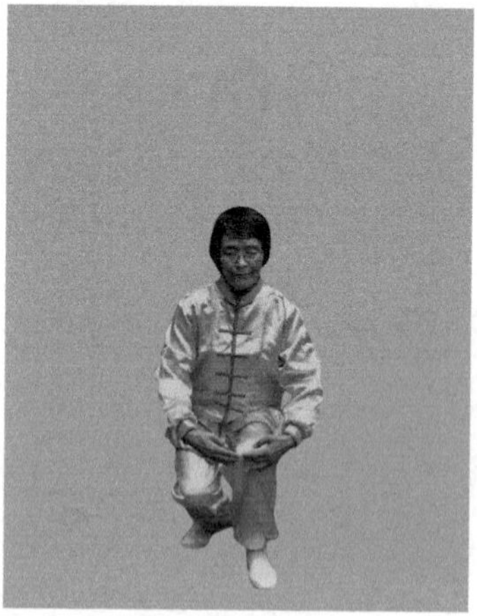

图 4-17

（10）手心向下，开到比身体略宽。（图 4–18）

（11）手心相对，合到会阴穴前。（图 4–19）

（12）用腰带动身体起立，重心移到前脚。（图 4–20）

（13）双手升到膻中穴后，再降回中丹田，前脚尖轻轻点地。（图 4–21）

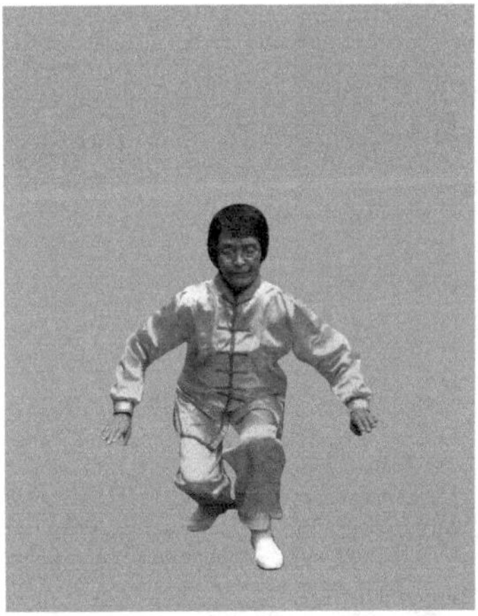

图 4–18

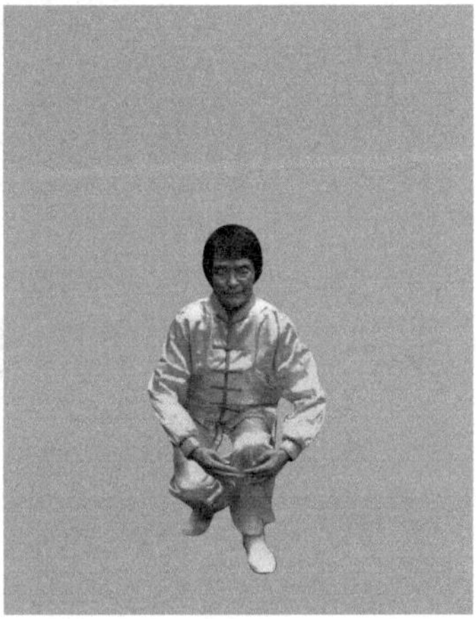

图 4–19

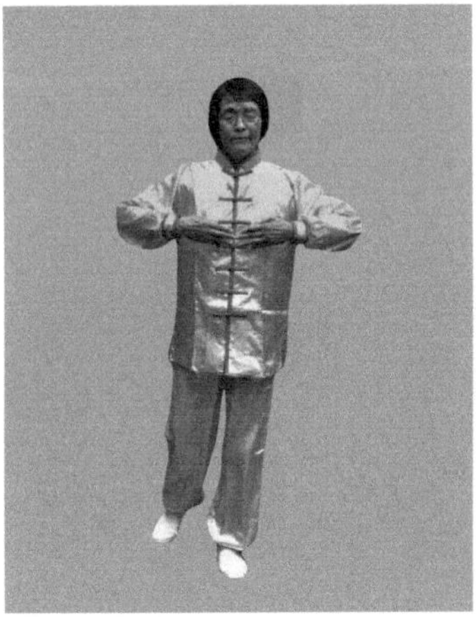

图 4–20

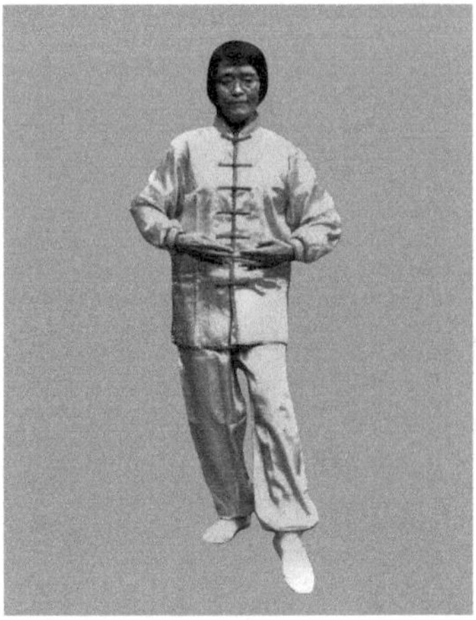

图 4–21

（14）还原。两手分别放在身体两侧，脚放平，做完一个方向的升降开合。（图 4–22）

（15）翘起左脚尖，向左转 90°，放平左脚。（图 4–23）

（16）把右脚放在斜后方，做第二个方向的升降开合。（图 4–24）

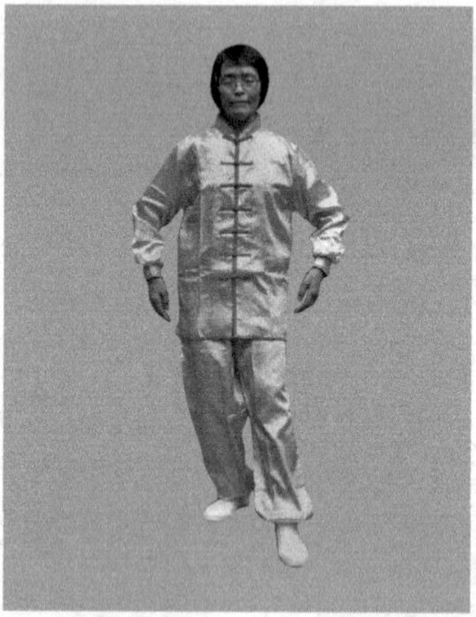

图 4–22

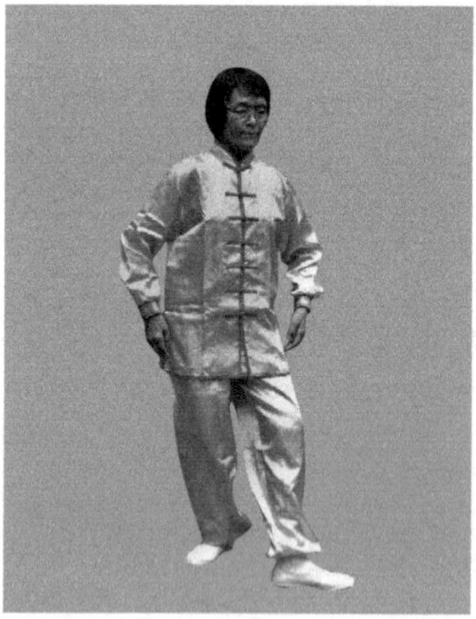

图 4–23

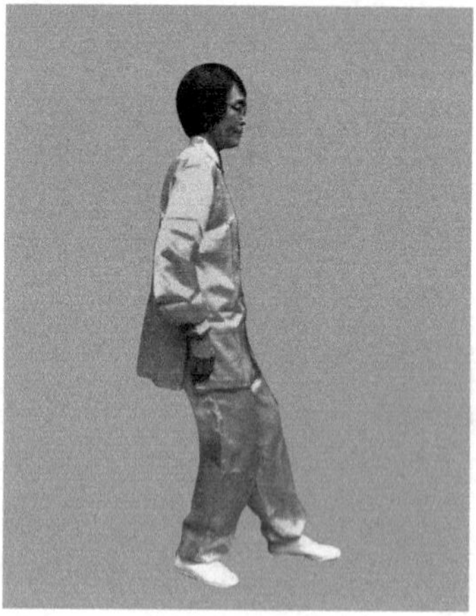

图 4–24

（17）同法，向左转，做第三个和第四个方向的升降开合。

（18）上后脚，松静站立，三开合。

（19）换脚，点右脚，上右脚，调整后脚成斜丁字步。右脚在前，向右转，做四个方向的升降开合，转回开始的方向。

三、收 功

松静站立三吞津，三开合，三个气呼吸，松静站立两分钟。还原，休息。

晚期癌症和体内有肿瘤者，应该手心向下升降开合，用泻法。如果身体虚弱，可以用调整法，手心向身体升降。注意身体要远离病灶，以免刺激癌细胞发展。

第三节 正常指标癌症患者调整法详解

一、做完预备功调整后脚成斜丁字步

以先出左脚、脚跟先着地为例：

（1）移动重心到右脚，松透左脚，用胯提起左脚，脚尖在右脚心旁约 10 厘米处轻点地。左手在左环跳旁约 15 厘米，右手在中丹田前约 10 厘米处，手心向下，用泻法。

（2）上左脚，脚跟轻轻着地，然后涌泉穴着地，慢慢放平左脚，最后脚尖着地，重心移到左脚，右脚跟提起。而肝、胆和眼病患者，要脚尖大脚趾先轻轻着地，以调动肝经，然后慢慢放平前脚。

（3）重心放在前脚，松一下腰，腰一松，气一沉，气血就快速流通了。前脚不动，腰带动手臂和头，以后脚尖为轴，向后脚方向转约45°。

（4）左手摆到中丹田前，右手摆到右环跳旁。

（5）放平右脚，重心在右脚，前脚放松不动，松腰转腰，腰带动身体转回前方，两手分别放在身体左右两旁，导引阳经。

（6）两脚成斜丁字步，重心放在后脚。

二、正　功

动作顺序：

按照“升—开—合—降，开—合—升—降，开—合—升—降—还原”的顺序，操练升降开合松静功的正功。

（1）手第一次升

①指尖向前，手心相对，合到中丹田前约10厘米处，中指尖轻接，虎口向上，虚腋，手心向身体。

②百会朝天，身体稍向前移，不哈腰，不要向前倾斜；沉肩松腰，不要耸肩，缓缓上提双手，手带动腕和肘，从中丹田沿任脉（距身体约10厘米）匀速提到乳头连线的中点膻中穴前。此时重心放在双脚上。

体内有肿瘤的癌症患者，为防止刺激病灶，手心向下提手，若手心向身体，留意升到病灶前面时，手要离开远些。

③在膻中穴前，手掌对着身体转手腕，变指尖向上，继续上升到上丹田印堂穴或稍高一点的天庭穴，保持掌心向脸，一般约相距10厘米远，头、颈部癌症，手应离得远一些。

④中指尖在印堂穴前，两手合虚掌。

⑤重心随着手上升移动到左脚，松腰，要拔起后脚跟，后脚尖轻点地。

⑥重心：升往前。

(2) 手第一次开

①手指尖向上，手心向外转，在开的过程中手背逐渐相对。

②要在印堂穴前约 10 厘米处，沿一条直线平开。

③头、颈部癌症患者，手要离开头部 20 厘米左右。

④一边开，重心一边往后移。

小腹微收，身体微微后倾，松腰松肩，脊椎从腰逐节松沉到肩，调动中枢神经。

要上臂带动前臂开，强调沉肩开，两手开到比肩稍宽，重心随之后移，前脚变虚，脚尖轻点地。

⑤心脏病和肝病患者要开小一些，不要给心脏压力；肺部病患者要开大一些，用一开一合来调整肺功能，开合通过肺俞穴来气化，但不可勉强用力去开。

⑥重心：开时往后。

(3) 第一次合

①松肩、松肘、松手腕，缓缓翻转手腕，变指尖向上，手心相对，边转手腕边放平前脚跟。

②沿一条直线平合到印堂穴前，两手合虚掌。

③一边合，一边把重心慢慢移动到前脚，用腰把右脚跟拔起，后脚变虚，脚尖轻点地。

④重心：合手时重心往前。

以上就完成了一次上丹田开合。

(4) 第一次降

①双手合掌降到膻中穴前，双手打开不分开，变中指尖相接，手心向下。

②重心同时慢慢后移，手降到膻中穴时后脚放平。

③体内没有肿瘤的患者，在膻中穴前，双手转成手心向身体；有肿瘤的及做完手术不久的癌症患者用泻法，保持手心向下降，若手心向身体下降，手经过肿瘤前时，要离开远一些。

注：以下降手相同，不再重复。

④平稳、匀速地降到中丹田前，把气导引到中丹田。

⑤边降边往后移动重心，先移至双脚，再移至后脚。

⑥重心：降往后。

(5) 第二次开

①手在中丹田前，松腕，手心向下，指尖向前。

②沿一条直线平开到比身体略宽，松腰，沉肩，小腹微缩内收。

③前脚变虚，脚尖轻点地。

④重心：开往后。

(6) 第二次合

①松转手腕，变指尖向前，手心相对，同时放平前脚。体内有肿瘤的患者可以手心向下合（以下同，不再重复）。

②沿一条直线平合到中丹田前。

③劳宫穴对中丹田，元气归丹。

④边合边移动重心，先移至双脚，再移到前脚，后脚变虚，脚尖轻点地。

⑤重心：合往前。完成一次中丹田开合。

(7) 第二次升

①中指尖相接，按病情手心向下或向身体，匀速上提到膻中穴前。

②重心在前脚，后脚尖轻点地。

③重心：升在前。

(8) 第二次降

①有肿瘤的病人手心可以向下，无肿瘤者手心向身体，手从膻中穴缓缓匀速下降。

②放平后脚，重心慢慢往后，尽量保持上身正直，百会朝天，不要前俯后仰。重心放在后脚。腰带动身体和肩一起平稳匀速地下沉。

③到前大腿蹲平时，大腿与小腿、小腿与脚各成90°。手降至下丹田会阴穴前。一般练功者可以重心前移，后脚跟抬起，有功力的人最好把后脚放平，不要抬起来。

④重心：降往后。

注意：低指标者、女子经期和孕期、腹部有大肿瘤的肝癌、肾癌、卵巢癌患者、腹水、下蹲困难者，都不下蹲；要把两脚放平，双膝微弯，重心放在后脚，松一松腰。

(9) 第三次开

①指尖向前，手心向下。

②两手在会阴穴前，沿一条直线平开到比身体略宽。

（10）第三次合

①松转手腕，变指尖向前，按身体情况手心向下或者手心相对。

②沿一条直线平合到会阴穴前。

完成一次下丹田开合。

（11）第三次升

①中指尖相接，按身体情况，手心向下或者手心向身体，腰带动身体平稳匀速地起立，双手升到膻中穴前。

②开始起立时，后脚跟可以抬起，也可以放平，随着身体的起立，后脚跟慢慢抬起来。

③重心：升往前。

（12）第三次降

①手心向下或者向身体，匀速降回到中丹田前，劳宫穴对中丹田，归丹。

②坐胯、松腰、沉肩，前脚虚，脚尖轻点地。

③重心：降往后。

最后，双手自然回到身体两侧，脚放平，还原。完成一个方向的升降开合。

④阳虚者，可以双手沿体侧阳经做第三次降。

注意：

（1）体内有肿瘤的或晚期癌症患者，除了双手上升和下降时要远离病灶外，最好手心向下升降和开合，一方面可以减少手上的“气”刺激病灶；另一方面，手心向下属泻法，癌症适用于泻法。

身体太虚弱者，即便有肿瘤，也不能手心向下，否则会脚软无力。

(2) 练习升降开合松静功用自然呼吸最安全。如果配合呼吸，要手开时呼气，合时吸气，升和降时自然呼吸，这和体育运动的扩胸时吸气不同，敬请留意，长时间做错可能出偏差。

(3) 禁止边上升边吸气，否则一定会出偏差，会胸闷、腹胀痛憋气。

(4) 身体下蹲和双手下降的动作，把气通过双腿的阳经导引至双脚的涌泉穴；下蹲的开合和双手还原、身体起立，又把气通过双腿内侧的阴经导引到中丹田。

下蹲不要前俯后仰，注意松腰沉肩，保持身体垂直，就能达到这个要求。

三、脚的动作详解

(1) 做功的整个过程，要保持双膝微弯，松腰沉肩。

(2) 重心往前：重心缓慢前移，前脚站稳，后脚缓慢变虚，后脚跟先提起，再脚掌提起，完全松透，后脚尖轻轻点地。

(3) 重心往后：重心缓慢后移，后脚放平，站稳，坐胯、松腰，小腹微收，前脚缓慢变虚，前脚跟先提起，再脚掌提起，完全松透，前脚尖轻轻点地。

总之，动作一定要虚实分明。因为气总是从松透的那只脚快速流通的。

四、动作顺序和身体重心的移动

升往前—开往后—合往前—降往后—开往后—合往前—升

在前—下蹲时重心往后—开合—升往前—降往后。

五、转换方向

面向一个方向做完升降开合之后，要转换方向重复做功。以左脚在前为例。

(1) 身体重心在右脚，翘起左脚尖，以左脚跟为轴向左转90°，放平左脚，把重心移到左脚。

(2) 右脚提起，放在左脚斜后方，成斜丁字步。做第二个方向的升降开合。

重复前面的动作，做第三个和第四个方向的升降开合，算是一轮。

六、换 脚

以换右脚为例。

左脚在前，做完四个方向的升降开合以后，上右脚，松静站立，三开合。点右脚，上右脚，调整后脚成斜丁字步。

除方向相反以外，其余功法同出左脚。

右脚在前，向右转方向。重复前面的动作，做四个方向的升降开合，为第二轮。

七、可以作为独立功法练习，也可以作为其他功法的复式预备功

若把本功法作为一个独立功目操练，可以练两轮或者更多，最多可以做 8 轮 32 个。最后收功，休息。

若把本功法作为其他功法的复式预备功，可以练一轮或者两轮，即做 4 个或 8 个。然后上后脚，三开合，直接做后续功目，中间不需收功休息。

八、收 功

松静站立三吞津，中丹田三开合，中丹田三个气呼吸，松静站立 2 分钟。

收回第一次出的脚，舌放平，眼睁开，恢复平常状态。休息 15 分钟。

九、意念导引

升降开合松静功和一般的功法不同，不单指动作的升降开合，而是指在充分放松入静的状态下，“内气”的升降开合。“开”是指人在练功时，把自己的思想、意识活动，由内向外引发出去，引发到身体以外的既定目标去，这个目标是在练功前根据自己的身体情况慎重选定的。与此相反，把自己的思想、意识活动从外向里收回到中丹田的功法叫做“合”。有“开”必有“合”，只“开”不“合”就会损伤元气，造成偏差。

开法大体分为升开、降开、平开三种。凡是开出去的意念超过自己印堂穴高度的均叫做升开，可以开到云端、日月、星球上去；若开到地平线以下的目标叫做降开，例如开到海底鱼类活动的地方；开到地面上的目标，不论远近都叫平开。练习升降开合默念郭林老师的导引词，会产生更丰富的内气。

正常指标者做调整法可以做升开、平开和降开。高指标者如高血压，只能用降法，否则血压会越来越高；相反，低血压只能练升法，否则就会出现反效果。

十、呼　吸

(1) 练升降开合要有意识地配合呼吸，能使全身气血调和，打通周身各个关节，加强毛细血管的功能，改善微循环。

(2) 注意：应该开的时候呼，合的时候吸，和预备功的开合相同。

(3) 升和降的时候一定要自然呼吸。不少人不自觉地一边吸气一边升。吸气导引内气向下，上升导引内气向上，结果，呼吸导引和势子导引一下一上撞了气，许多人因此出偏差，胸闷、憋气、腹痛，一做功就不舒服，改正以后就没事了。

第四节　正常指标慢性病患者调整法

正常指标的慢性病患者或亚健康的保健养生者，升降开合调整法和正常指标的癌症患者调整法基本相同，不同之处有以下三点：

(1) 手上升和下降时，虎口朝上，手心向身体。手可以贴近身体上升和下降。

(2) 手在中丹田和下丹田前面开合时，指尖向前，手背相对，手心向外开；指尖向前，手心相对合，合到中指尖似接非接。

(3) 练功速度宜慢些。

其他和癌症患者调整法的功法都相同。

第五节　高指标患者降法（泻法）

一、提　要

闭目练功，若有若无地意想两脚涌泉穴或地下。垂腕，指尖向下，手背相对或手心向身体，快升；手心向下，中指尖相接或指尖向下，平按慢降。其他和正常指标功法相同。

二、动作要点

做完预备功后，调整后脚成斜丁字步。

（1）指尖向下，手背相对（例如高血压）或手心向身体（例如糖尿病）合到中丹田前，保持指尖向下，速度较快地提手上升，但不要猛，避免把气导引上来。（图 4–25）

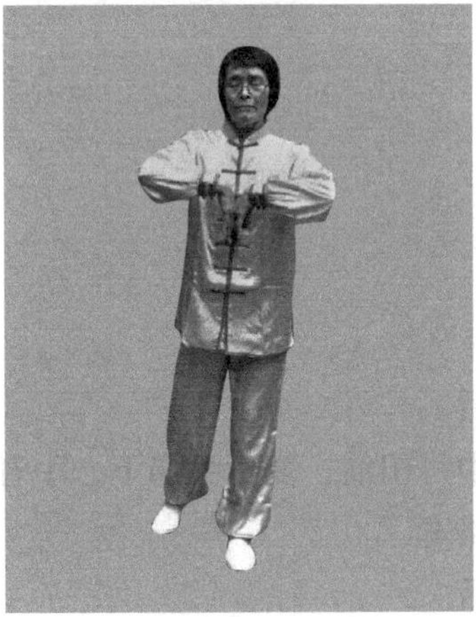

图 4–25

重心：升往前。

(2) 在膻中穴前转手腕，指尖从下向里转，再向上升到印堂穴前，合虚掌，不能高过印堂穴。

(3) 按正常指标者功法，中指尖在印堂穴的水平线上，手心向外开，手心相对合做一次上丹田开合。

重心：开往后，合往前。

(4) 根据身体情况，在印堂穴或膻中穴前中指尖相接，手心向下，指标很高者要指尖向下，双手平按下降，松腰沉肩，速度慢而轻松，越慢越轻松，降低指标的效果越好。(图 4–26)

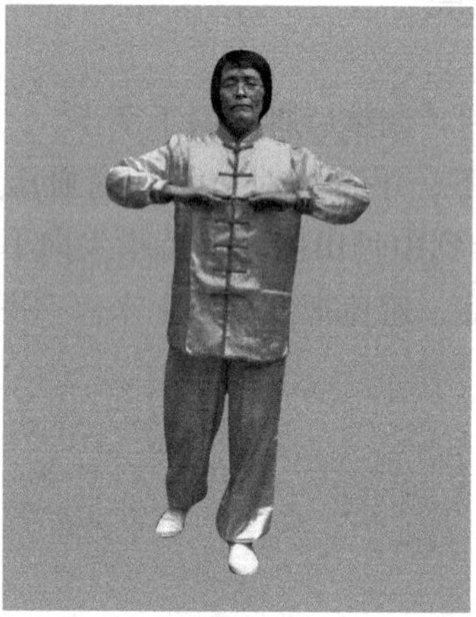

图 4–26

重心：降往后。

(5) 手降到中丹田前，变指尖向下，手背相对或手心向身体，开到比身体略宽。

重心：开往后。

(6) 松转手腕，变指尖向下，手心相对，合到中丹田前。

重心：合往前。完成中丹田开合。

(7) 指尖向下，快速升到膻中穴前。

重心：升在前。

(8) 中指尖相接，手心向下或指尖向下，腰带动身体慢慢下降，越慢越好，下蹲到大腿平。

重心：降往后。

(9) 指尖向下，手背相对或手心向身体开，开到比身体略宽，手心相对合。完成下丹田开合。

(10) 腰带动身体快速起立，指尖向下升到膻中穴前。

重心：升往前。

(11) 中指尖相接，手心向下或指尖向下，平按慢慢降回中丹田，劳宫穴对中丹田，归丹。

重心：降往后。

其他和正常指标癌症患者调整法的功法都相同。

第六节　低指标患者升法（补法）

一、提　要

意念在体外要高于印堂穴。手心向上，平手慢升；手心向上，快速下降，不下蹲。其他和正常指标功法基本相同。

二、动作要点

做完预备功之后，调整后脚成斜丁字步。

(1) 两手指尖向前、手心向上合到中丹田前，中指尖相

接，平手上升，速度要慢，越慢越好，以便把气血导引上升。(图 4–27)

重心：升往前。

(2) 手升到膻中穴，变指尖向上，继续升，使中指尖高过印堂穴，但低于百会穴，按正常指标者功法，指尖向上，手心向外开，手心相对合，做一次上丹田开合。

重心：开往后，合往前。

(3) 双手打开，像干洗脸一样降到下颌，翻手使虎口向前，手心向上。(图 4–28)

(4) 沿体侧阳经快速降下。

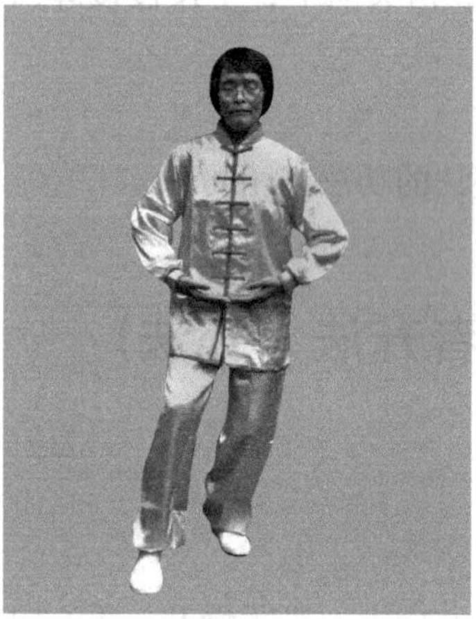

图 4–27

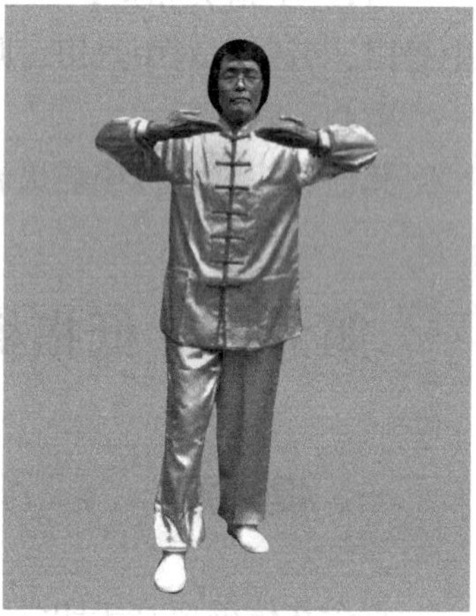

图 4–28

重心：降往后。

(5) 手心向上，直接开到比身体略宽，松腰，沉肩。

重心：开往后。

(6) 癌症患者，手心相对；慢性病人，手心朝上，合到中丹田前。完成一次中丹田开合。

重心：合往前。

(7) 手心向上，中指尖相接升到膻中穴，平手慢慢升。

重心：升在前。

(8) 中指尖相接，手心朝上，沿任脉快速下降到会阴穴前。

重心：降往后。

(9) 不下蹲，两膝微弯，两脚放平。

重心：放在后脚。

(10) 手在会阴穴前，手心朝上开。

重心：开在后。

(11) 癌症低指标者手心相对，慢性病患者手心向上，合到会阴穴前。

重心：合往前。如此完成了一次下丹田开合。

(12) 中指尖相接，手心向上，平手慢升到膻中穴，后脚跟抬起。

重心：升在前。

(13) 两手虎口向前、向两侧分开，然后，沿体侧阳经快降，坐胯、松腰、沉肩，前脚尖轻点地。

重心：降往后。

(14) 前脚放平，身体还原。

其他和正常指标癌症患者调整法的功法相同。

第五章　特快功
（强度风呼吸法特快行功）

一、提　要

预备功之后，按自然行功的要求步行，脚跟着地“吸–”，另一脚脚跟着地“呼–”；正面吸，侧面呼。快速步行10分钟，换脚，再走10分钟，收功。

二、口　诀

脚跟吸，脚跟呼，正面吸，侧面呼；
一步吸，一步呼，体轻柔，行快速。

三、学功窍门

（1）先慢跑，使手脚动作协调。

（2）配合呼吸，一只脚脚跟着地吸气，另一只脚脚跟着地呼气。

（3）把慢跑改成松腰、翘脚尖快步行走，重心放在后脚。

（4）每次呼，都向脚跟落地的一侧转腰转头。

（5）最后配合手的动作。

四、功能和特点

特快功俗称消瘤功，是抢救癌症病人的必练功目，癌症患者主功之中的主功。有些疑难杂症患者，也必须练习此功。

本功法用强度风呼吸法，呼吸强、快、猛、促。脚跟着地时用鼻“吸–”，另一只脚脚跟着地时用鼻“呼–”，用特快速度步行，强肾健肺，调脾开胃，破塞化滞。特快功可以和肠气、开心窍、增食欲、养精神，是辅助治疗癌病、消除肿瘤最有效的行功之意。

【验证实例】

我的师姐张光微，1983 年患直肠癌，1986 年血行双肺转移。1993 年、1998 年两次癌胚抗原 CER 大于 20。她把练功时间加长，每日练两次特快功，40 多天后 CER 降到 6。以后每年复诊前两三个月都一天练一次特快功，再也没有出现 CER 不正常。

五、辨证施功

(1) 一般癌症患者前两三年应该每日练习一次，包括 0 期和 1 期患者。

我教过一位 0 期患者。手术之后，医生说没事了，什么都不用做，结果 4 年后转移到骨盆和脊椎骨，这才找到我学功；另一位 1 期乳癌患者，每天只练一个自然行功，两年后转移到脑部，有几十粒肿瘤。

(2) 病情严重但体力不错的晚期癌症患者，每日清晨和上午宜练习两次，每次 20 分钟。我教过一位体力很好的学员，西医说只有三个月的生命，他每日练 4 次，效果甚好。

特别提示：这样练的时期绝对不能长，否则一定会有反效果。应该在老师指导下练习。

(3) 通常肿瘤消失 5 年后，可以逐渐停止练习，或者根据身体情况适当练习特快功。

(4) 身体特别虚弱的癌病患者，必须先练习其他功，待体质转强时再练习特快功。

(5) 练此功必须因人而异，量力而行。每次练功时间可以少，不许多，可以行走几步停下来三开合，再行走。总时间一般不要超过 20 分钟，过劳会有反效果。

(6) 高血压、心脏病人或妇女经期、无病保健养生者，均不宜做特快功。兼有癌症和高血压的人，服用降血压药后血压正常，可以练特快功。有不少这样练习后的病例，癌症得到控制、血压也降到正常。但是在此还是要特别提醒高血压的癌症患者应该特别小心，慎做此功，血压高不稳定时不要做。

六、功　法

(1) 预备功

松静站立 1 分钟，中丹田三个气呼吸，中丹田三开合。

(2) 正　功

出脚方法同自然行功。
点脚起步，以先出左脚为例。
①移动重心到右脚，松提左脚，点左脚。

②左手在左环跳旁，右手在中丹田前。

③左脚上一小步，左脚跟着地的时候面向前方，用鼻子做一次短促的“吸–”。

④上右脚，右脚跟着地的时候，腰带动手和头转向右面，用鼻子在右面做一次短促的“呼–”。

⑤左手摆到中丹田前，右手摆到右环跳旁。

⑥重复上面的动作：左脚吸，右脚呼；正面吸，右面呼。

⑦快速步行 10 分钟，换脚。

⑧上后脚，松静站立三吞津，三开合。

⑨点右脚，上右脚；右脚吸，左脚呼；正面吸，左面呼。

⑩再快速步行 10 分钟。

(3) 收 功

松静站立三吞津，中丹田三开合，中丹田三个气呼吸，松静站立 2 分钟。还原，休息 20 分钟。

七、功法详解

特快功基本动作同自然行功，不同之处和要点如下：

(1) 速度快，参考速度每分钟步行约 120 步或以上，若体力差可以慢些，以练完以后不感到疲劳、不气喘、很舒服为度。总之，量力而行，并非越快越好。步行虽然快，但是不生硬，刚中有柔，柔中有刚。

(2) 使用强度风呼吸法，比自然行功呼吸更强、更快、更猛、更促，但不要太重。

①强度风呼吸的方法是，第一步脚跟着地时用鼻“吸–”，第二步脚跟着地时用鼻“呼–”,不要用口呼气。

②呼、吸之间有短暂的间歇平气。吸和呼的时间要相等。

③呼吸和步子要配合好，要用脚步跟随呼吸，不要用呼吸去跟步伐。开始学功呼吸频率要慢些，熟练了再加快。

(3) 转腰转头，初学时可以每两步、四步或六步转一次腰和头，同自然行功；熟练以后，要求每两步转一次腰和头，一步转出，一步转入。

①一定要松腰松胯，腰发力，腰转多快，就可以行走多快。

②头、颈随着微微转，不能大，否则容易头晕。

③“吸–呼（转）–”“吸–呼（转）–”哪只脚跟着地呼，就向哪只脚的方向转。

④快速步行10分钟，换脚。换脚方向同自然行功。即松静站立三吞津，中丹田三个开合，点另一只脚，再走10分钟，收功。

⑤练此功时，手势一般只能用泻法。疑难杂症、身体虚弱者，也可以用调整法，手心向下摆出，手心向中丹田摆入。不能用补法。

⑥行走快速，但要注意松腰，用腰胯带动大腿快速步行，松胯、沉腰、虚腋、坠肩，心情放松，不急躁，不紧张，不用力。

⑦身体重心要一直放在后脚，要百会朝天，摆手到位，到丹田、到环跳，这样才能调整阴阳平衡。摆手不要像弹钢琴、打麻将。

⑧收功：按预备功的方向松静站立三吞津，中丹田三开合，中丹田三个气呼吸，再松静站立2分钟，还原，休息。

⑨收功之后，要休息20分钟左右，最少休息15分钟。不休息就不能充分气化，对身体和病情不利，达不到理想的练功效果。

⑩若连续做两次特快功，中间必须休息30分钟，以充分气化。

⑪大风天时练功，逆风要用自然呼吸，否则可能出现打嗝、放屁等不适。背风时要认真地风呼吸。

⑫身体太弱的病人，正气太虚，邪毒太盛，特快功吸入的外气比较刚硬，冲击有病的脏腑，可能引起不适，必须先练其他功法，体力好时再练特快功。

第六章 代特快功

一、提 要

预备功之后，按自然行功的方法出脚，脚跟着地“吸-”，脚掌放平“呼-”，一步完成“吸-呼-”；三步或五步转一次腰和头；一次左转，下次右转。

脚跟吸气在正面。脚掌呼气可以在正面，也可以在侧面。

步行 20~50 分钟，收功，休息。

二、功 能

功能同特快功，适于需要做特快功但又不能做特快功的癌症患者做的主功。

这是郭林老师特别为有心脏病、高血压或者做化疗期间身体虚弱的癌症患者设计的。

根据转腰、转头的方向，可分为两种功法。第一种适合上焦癌症患者，第二种适合中下焦有大肿瘤者。

【验证实例】

心脏病患者高文斌，56 岁时患晚期肺癌，不能做特快功，郭林老师安排他练习第一种代特快功，每次做四五十分钟，配合其他功法，后来完全康复。当时医生判定他只能有半年生命，而他通过西医、中医、气功综合治疗，两年以后却上了班，多活了 22 年。他曾担任全国癌症康复会首任会长，被病友称为“癌司令”。

第一节　第一种代特快功

一、预备功

松静站立 1 分钟，中丹田三个气呼吸，中丹田三开合。

二、正　功

(1) 方法及特点

①向前脚方向转腰、转头、摆手。
②每分钟参考速度为 60~70 步。
③不用换脚，连续行走 20 分钟或更长时间。
④每次吸气都要面向正前方。
⑤特别适合有呼吸系统肿瘤和肺癌患者练习。

(2) 功　法

出脚方法同自然行功。

以先出左脚、三步转一次腰和头为例。

第一步先出左脚，脚跟着地吸气向前，脚掌放平呼气转向左。

第二步、第三步，吸气、呼气都向前。

第四步上右脚，吸气向前，呼气转向右。

第五步、第六步，吸气、呼气都向前。

第七步上左脚，吸气向前，呼气转向左。

也可以五步转一次腰和头。

(3) 功法详解

以先出左脚为例。

①移动重心到右脚，松左脚，点左脚。（图 6–1）

②第一步：上左脚，面向正前方，高翘脚尖，左脚脚跟着地，用鼻做一次短促的“吸–”；左手在左环跳旁，右手在中丹田前。（图 6–2）

③重心前移，左脚掌放平，向左转腰、转头、摆手，面向左，用鼻做一次短促的“呼–”。（图 6–3）

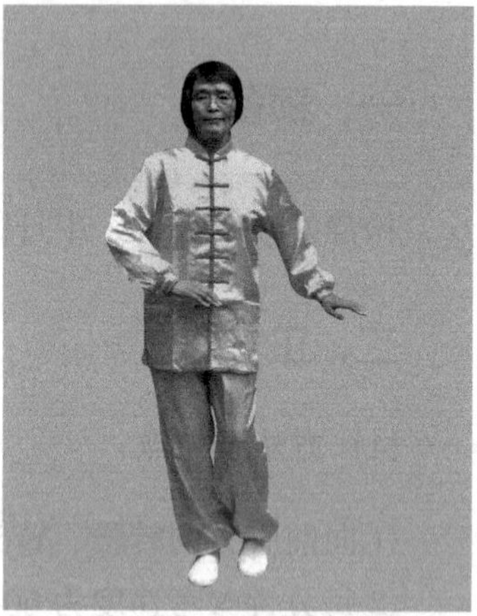

图 6–1

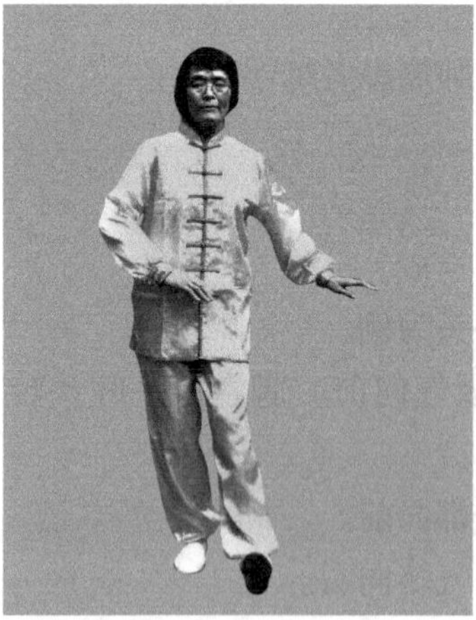

图 6–2

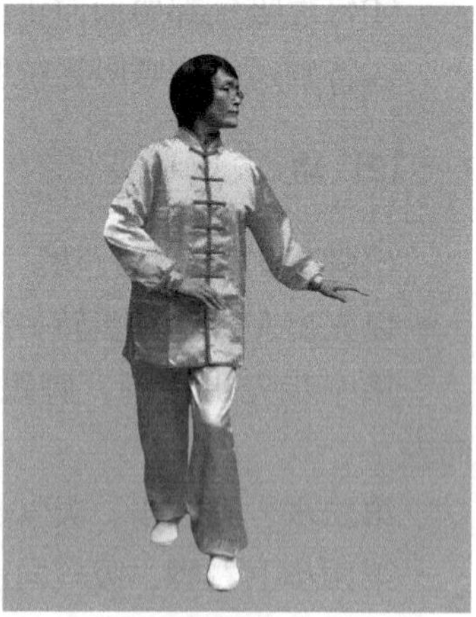

图 6–3

④第二步：上右脚，高翘脚尖，头转回向正前方，右脚脚跟着地，用鼻做一次短促的“吸–”；左手摆向中丹田，右手摆向右环跳穴。

⑤重心前移，右脚掌放平，左手摆到中丹田，右手摆到环跳穴，腰不转，面向正前方，用鼻“呼–”。

⑥第三步：上左脚，左脚跟着地，左手摆向左环跳穴，右手摆向中丹田，高翘脚尖，用鼻正面“吸–”。

⑦重心前移，左脚掌放平，左手摆到左环跳穴，右手摆到中丹田，用鼻正面“呼–”。

⑧第四步：上右脚，高翘脚尖，脚跟着地，左手摆向中丹田，右手摆向右环跳穴，面向正前方，用鼻“吸–”。（图 6–4）

⑨重心前移，右脚掌放平，向右转腰、转头、摆手，面向右，用鼻“呼–”。（图 6–5）

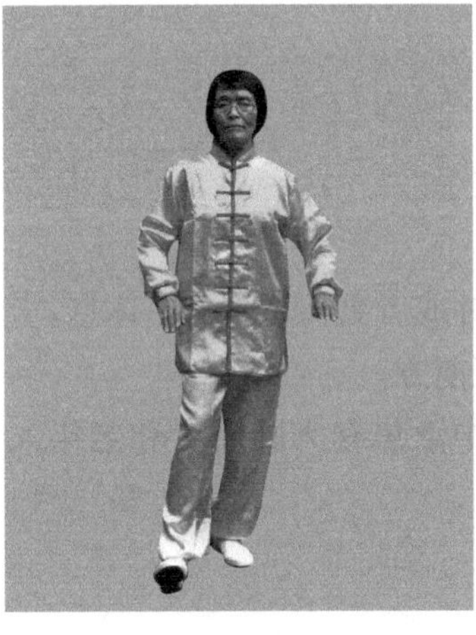

图 6–4

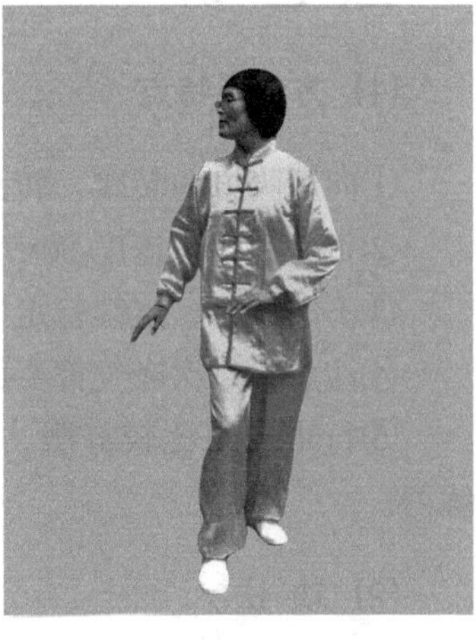

图 6–5

如此循环重复地走下去。也可以五步转一次腰和头。

三、收 功

松静站立三吞津，中丹田三开合，中丹田三个气呼吸，再松静站立 2 分钟，还原，休息 15 分钟。

第二节 第二种代特快功

一、预备功

松静站立 1 分钟，中丹田三个气呼吸，中丹田三开合。

二、正 功

(1) 方法及特点

①向后脚方向转腰、转头、摆手。

②每分钟参考速度 60~70 步。

③不用换脚，连续行走 20 分钟或者更长，收功，休息。

④注意，每次吸气都要面向正前方。

⑤行走起来比较舒服，适合中下焦有大肿瘤者和老年人练习。

(2) 功 法

出脚方法同自然行功。以先出左脚、三步转一次腰和头为例。

第一步、第二步，吸气、呼气都向前。

第三步上左脚，吸气向前，呼气转向右。

第四步、第五步，吸气、呼气都向前。

第六步上右脚，吸气向前，呼气转向左。

也可以五步转一次腰和头。

(3) 功法详解

以先出左脚为例。

①点左脚，上左脚。

②第一步：面向正前方，高翘脚尖，左脚跟着地，左手在左环跳旁，右手在中丹田前，用鼻做一次短促的“吸–”。

③重心前移，左脚掌放平，左手摆向中丹田，右手摆向右环跳穴，面向正前方，用鼻做一次短促的“呼–”。

④第二步：上右脚，右脚跟着地，左手摆到中丹田，右手摆到右环跳穴，高翘脚尖，面向正前方，用鼻“吸–”。

⑤重心前移，右脚掌放平，左手摆向左环跳穴，右手摆向中丹田，面向正前方，用鼻“呼–”。

⑥第三步：上左脚，左脚跟着地，左手摆到左环跳穴，右手摆到中丹田，高翘脚尖，面向正前方，用鼻“吸–”。（图 6–6）

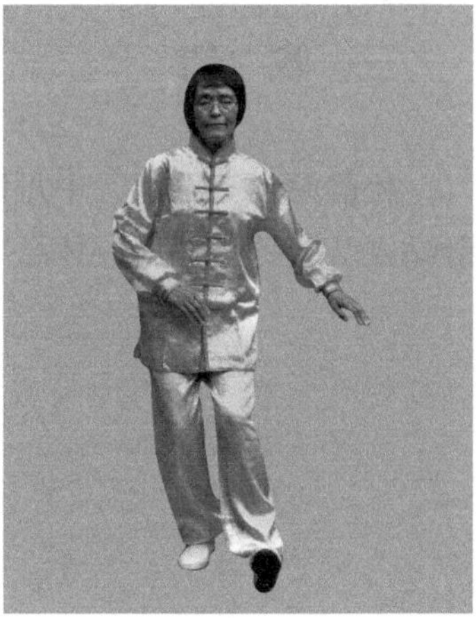

图 6–6

⑦左脚掌放平，腰带动手臂、头和颈向右转，左手摆向中丹田，右手摆向右环

跳穴，用鼻向右“呼-”。(图 6-7)

⑧第四步：上右脚，重复④⑤的动作。

⑨第五步：上左脚，重复②③的动作。

⑩第六步：上右脚，右脚跟着地，右手摆到右环跳穴，左手摆到中丹田，高翘脚尖，面向前方，用鼻“吸-”。

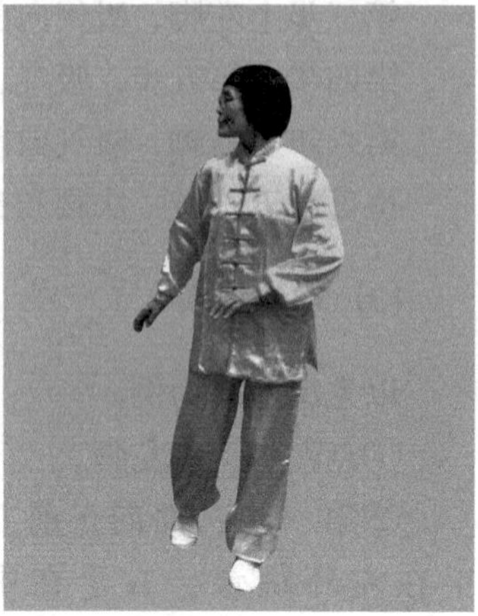

图 6-7

⑪右脚掌放平，腰带动手臂、头和颈向左转，左手摆向左环跳穴，右手摆向中丹田，用鼻向左“呼-”。

循环重复走下去。

三、收 功

松静站立三吞津，中丹田三开合，中丹田三个气呼吸，松静站立 2 分钟，还原，休息 15 分钟。

第七章　中快功

(中度风呼吸法中快行功)

一、提　要

预备功之后，高翘脚尖行走，脚跟着地“吸吸-”、脚掌放平“呼-”、正面“吸吸-”、侧面“呼-”，一步完成“吸吸-，呼-”，走一步转一次腰和头。行走约 20 分钟，收功休息。

二、口　诀

中快行功有两种，转腰方法不相同，
脚跟吸吸脚掌呼，前腿弓步后腿松，
腰脊带动左右转，呼气重心在当中。

三、功能和特点

中快功一步一个吸吸呼，调息功力强，所以又名吸氧功，是癌症患者的主功。

行走时一步转一次腰和头，从左右方向轮流交替刺激督脉、脊髓和中枢神经系统，调动人体奇经八脉的“正气”，提升人体的免疫力和自愈力，提升白细胞和血小板。

本功法可以快速恢复阴阳失调，达到强筋健骨、运转骨髓、补血养脑、调动中枢神经、调节内分泌、防病抗癌健身的功效。

中快功的要点是：自然收小腹，腰胯尽量放松，脚跟要轻着地，转身要腰发力，转腰时胯不转，头转到约 60°。大腿带动小腿走，膝盖微弯，小腿不用力。上臂带动前臂摆，肘微弯，前臂不用力。前脚放平站稳，重心放在两腿当中。后脚跟晚些离地。

四、辨证施功

适合所有癌症患者，特别是中晚期癌症患者。

若心脏病和高血压患者得了癌症做不了特快功，及放化疗后体弱者不宜做特快功，可以练习中快功。

脑癌、肺癌、肝癌必练此功。

头、颈部位疾病或由肾主管的器官疾病，必须练此功。

根据身体情况，可以每次练习 20~30 分钟。

也适于其他各种非癌症，如肺气肿、气管炎、感冒等患者练习。本功目也有两种转向不同的练习方法，因为套路不同，各有千秋，一般人两种功法都可以练习。

第一节　第一种中快功

一、预备功

松静站立 1 分钟，中丹田三个气呼吸，中丹田三开合。

二、正　功

使用中度风呼吸法，向前脚方向转腰、转头、摆手。

特点是对体内脏腑有较好的按摩作用，适合于一般人和腹部肿瘤不太大的癌症患者练习。

(1) 学功窍门

①脚跟“吸吸–”，面向前，两手指尖向前。

②脚掌放平“呼–”，向前脚侧转腰、转头、摆手。

③“呼–”时，后脚跟不抬起来。

(2) 功法

出脚和点脚起步，方法同自然行功。

以先出左脚为例。点左脚，高翘脚尖，上左脚。

左脚脚跟着地“吸吸–”，脚掌放平左转“呼–”；一步完成吸吸呼。

正面“吸吸–”，向前脚方向转“呼–”。呼时后脚跟不要抬起来。

走一步转一次腰和头，向前脚方向转腰、转头、摆手。

上右脚，右脚脚跟着地“吸吸–”，右脚掌放平右转呼。左右交替，轮流转“呼–”。

连续行走 20 分钟，不用换脚。参考速度每分钟 20~40 步。

癌症患者行走快些，保健者或体弱老人行走慢些。

(3) 功法详解

以先出左脚为例。

①松提左脚，点左脚，左手在左环跳穴旁，右手在中丹田前。

②松腰胯，上左脚，重心在后脚，前脚尖高翘起，脚跟轻着地；同时，面向前方，用鼻子做两次短促的“吸吸–”，手不动。（图 7–1）

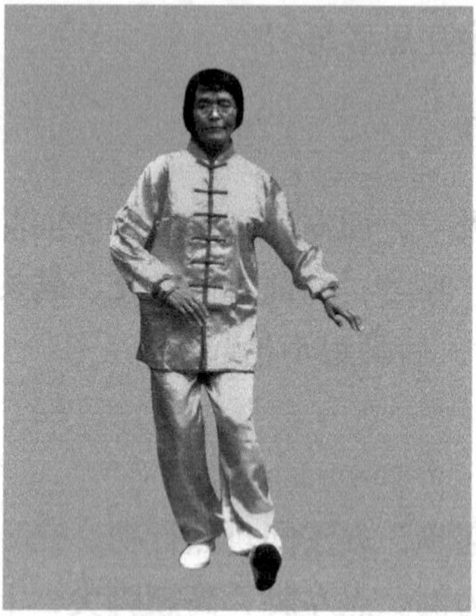

图 7–1

③重心平移，左脚掌放平，前腿弓，后腿松，成弓步，重心放在两腿之间。同时，松腰、转腰，用腰带动头和手臂转向前脚方向，即向左转，注意胯不转，腰转约 45°，头转到 60°左右（图 7–2）。用鼻子在左面做一次短促的“呼–”，后脚跟不要抬起来。

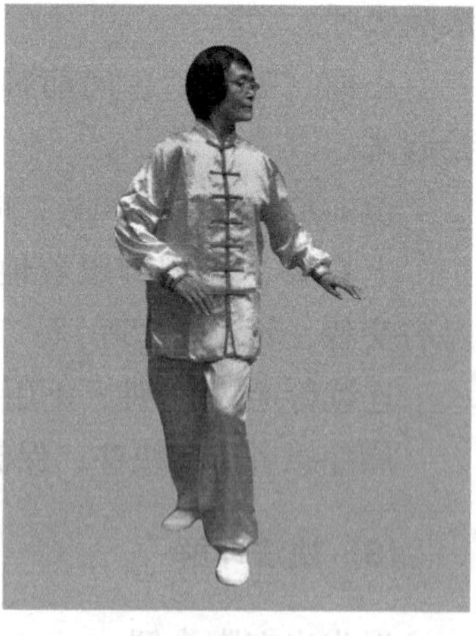

图 7–2

④同样的方法，上右脚，重心在后脚，前脚跟轻着地，右脚尖高翘；同时双手指尖向前，虚腋，沉肩，摆到身体左右两侧（图 7–3）。面向正前方，用鼻子“吸吸–”。

⑤放平右脚掌，重心移到两腿中间，松腰，腰脊带动头和手臂向右转，腰转 45°，头转到约 60°，后脚跟不要抬起来（图 7–4）。用鼻子在右面做短促的“呼–”。

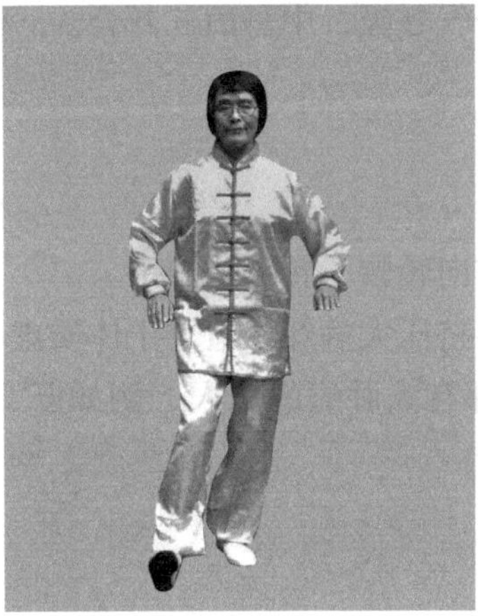

图 7–3

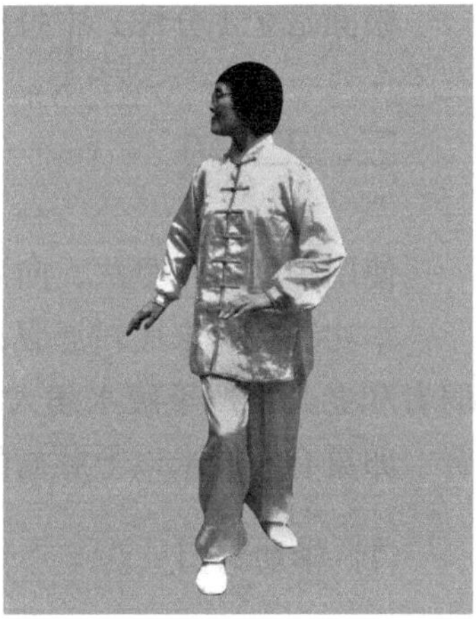

图 7–4

⑥重复走下去。

连续行走 20~30 分钟，不用换脚。参考速度每分钟 20~40 步。

癌症患者行走快一些，保健的老人和体弱者走慢些。

三、收　功

松静站立三吞津，中丹田三开合，中丹田三个气呼吸，松静站立 2 分钟，还原，休息 15 分钟。

第二节　第二种中快功

一、预备功

松静站立 1 分钟，中丹田三个气呼吸，中丹田三开合。

二、正　功

使用中度风呼吸法，向后脚方向转腰、转头、摆手。

本功法练起来比较舒服，不会挤压大病灶，适合于体质虚弱者和老人，严重腹水病人，腹部有大肿瘤的病人，例如肝、肾、卵巢有 8 厘米以上肿瘤的患者。

(1) 学功窍门

①脚跟“吸吸-”面向前，一手丹田，一手环跳。

②脚掌放平“呼-”，向后脚方向转腰、转头、摆手。

③边呼边抬起后脚跟。

(2) 功 法

出脚方法同自然行功。以先出左脚为例。

点左脚，高翘脚尖，上左脚，左脚脚跟着地“吸吸-”，脚掌放平“呼-”，一步完成吸吸呼。

正面“吸吸-”，向后脚方向转“呼-”，走一步转一次腰和头。

向后脚方向转腰转头，后脚跟早些抬起来。

上右脚，方向相反，右脚“吸吸–”左转“呼–”。左右交替，轮流转“呼–”。

连续行走 20~30 分钟，不用换脚。参考速度每分钟 20~40 步，癌症患者走快一些。

(3) 功法详解

出脚方法同自然行功。以先出左脚为例。

①做完预备功之后，点左脚，上左脚。

②高翘脚尖，左脚尖轻轻着地，面向前方，用鼻子做两次短促的“吸吸–”，左手在左环跳旁，右手在中丹田前。(图 7–5)

③重心前移，放平左脚掌，同时用腰和脊柱带动头和手臂转向右方，胯不转，腰转 45°，头转到约 60°。用鼻子在右面做一次短促的“呼–”，左手摆到中丹田前，右手摆到右环跳旁，后脚跟随着轻轻提起来。(图 7–6)

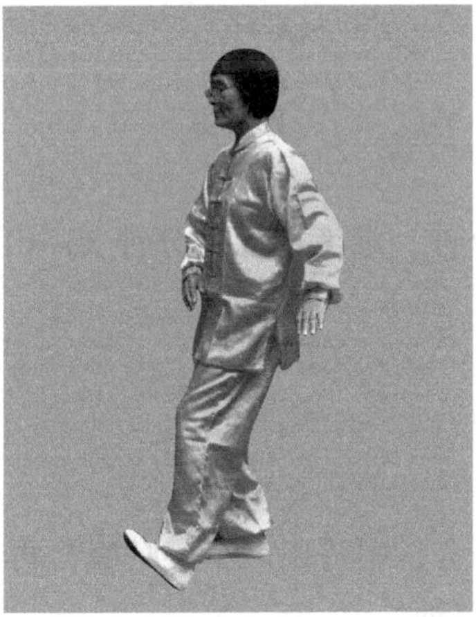

图 7–5

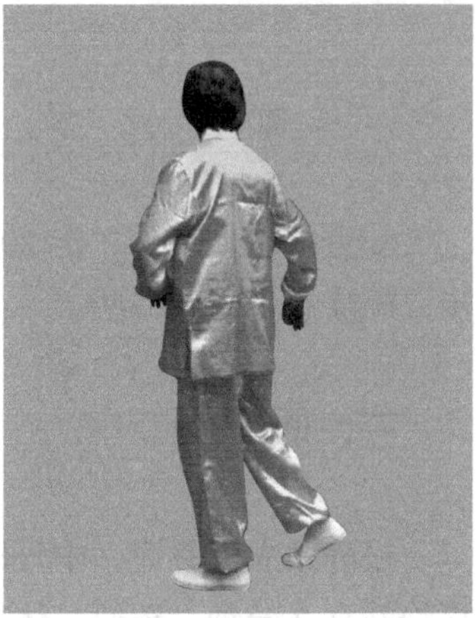

图 7–6

④上右脚，高翘脚尖，右脚跟轻轻着地，面向正前方，用鼻子做两次短促的“吸吸-”，右手在右环跳旁，左手在中丹田前。（图 7–7）

⑤重心前移，放平右脚掌，同时用腰和脊柱带动头和手臂转向左方，胯不转，腰转 45°，头转约 60°。用鼻子在左面做一次短促的“呼-”；右手摆到中丹田前，左手摆到左环跳旁，后脚跟随着轻轻提起来。（图 7–8）

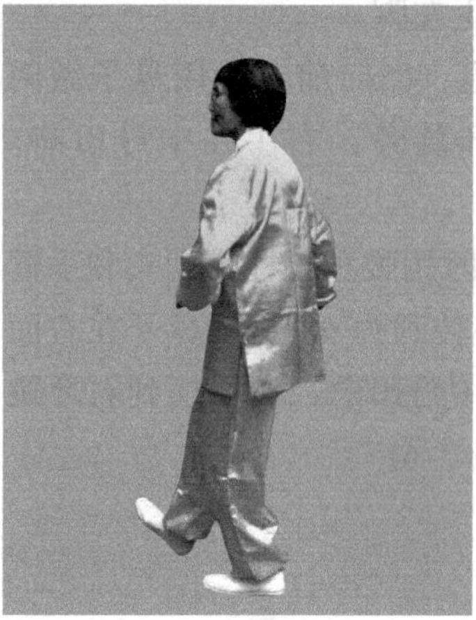

图 7–7

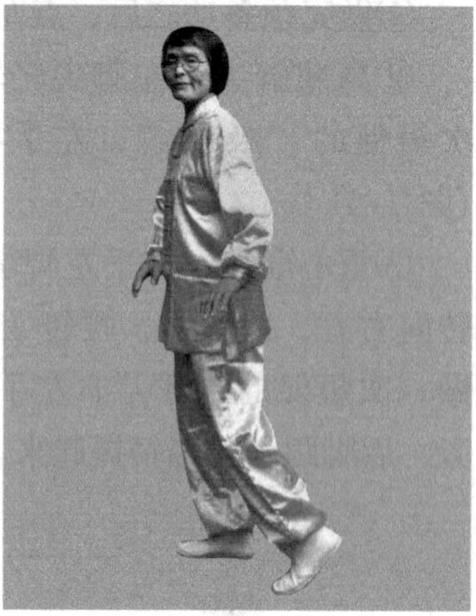

图 7–8

⑥重复以上动作，走 20~30 分钟。参考速度每分钟 20~40 步，癌症患者走快一些。

三、收　功

松静站立三吞津，中丹田三开合，中丹田三个气呼吸，再松静站立 2 分钟，还原，休息 15 分钟。

第八章　稍快功

一、提　要

稍快功与自然行功动作相同，区别在于速度稍快，不准用自然呼吸，脚跟“吸吸–”,另一脚跟“呼–”，每一步都要转腰转头，每只脚行走 10 分钟，一般走 20 分钟，也可以行走 30 分钟。

自然行功强调自然，而稍快功强调“柔中有刚”“刚中有柔”。

二、功　能

本功法适于各种癌症和不能练习特快功和中快功的人，主功，具有导通肾水、调脾土、利肺津、润肝木、平心火的作用。

癌症康复后上班者，若某日偶然时间不够，可以用此功法代替自然行功。

三、功　法

(1) 预备功

松静站立 1 分钟，中丹田三个气呼吸，中丹田三开合。

(2) 正 功

出脚方法同自然行功。

以先出左脚为例。做完预备功后，点左脚，上左脚。

①高翘脚尖，左脚脚跟轻轻着地，面向前方，用鼻子做两次短促的“吸吸-”，左手在左环跳旁，右手在中丹田前。

②上右脚，高翘脚尖，右脚脚跟轻着地，腰带动头和手臂转向右方，用鼻子做一次短促的“呼-”，胯不转，腰转45°，头转到约60°。右手摆到右环跳旁，左手摆到中丹田前。

③上左脚，重复走下去。

左脚“吸吸-”，右脚“呼-”；正面“吸吸-”，右面“呼-”。

左脚跟着地时开始向右转，右脚跟着地时开始转向正面。一步转出，一步转入。

参考速度每分钟大约80步以上。连续行走10分钟，换脚。

松静站立三吞津，三开合。

点右脚，上右脚；右脚“吸吸-”，左脚“呼-”，正面“吸吸-”，左面“呼-”。

再行走10分钟，收功，休息。也可以根据身体情况行走30分钟。

(3) 收 功

松静站立三吞津，中丹田三开合，中丹田三个气呼吸，松静站立2分钟，还原，休息15分钟。

第九章　中度风呼吸法点步功

（一步点功、一步三点功、二步点功、三步点功）

一、概　述

点步功是郭林气功的主功。气功点穴是中国古气功里的精粹，武侠秘传绝技。郭林老师巧用手指、脚趾、脚跟点穴，在郭林气功健身养生抗癌中的作用十分了得。郭林老师说：“我们要走经脉，采用古气功的点穴来获得效果，我们的一二三步点，每一步都是点的穴位，这是全身走经脉的通路。”

①点步功配合用呼吸刺激神经末梢，用风呼吸法导引神经系统的生物电，使之快速通全身。

②用中国古气功在脚底下的点穴刺激经络，五个脚趾点下去，肝、胆、脾三条阴经都能上；阳经如果点得好，膀胱经和胆经也都能通。加上脚跟点穴，调动肾经、阴跷、阳跷、阴维、阳维、奇经八脉，全都起了作用。

③阴经、阳经一起交流，神经系统、经络系统一起发动，配合任脉、督脉、冲脉、带脉，阴阳相通，一上一下，内气通畅五脏六腑、四肢百骸，带动血液和营养输送至每个细胞，防病抗癌、强身健体，效果显著。

④阴阳失调，人就得病，阴阳平衡，百病不生。点步功包括四种步行功：一步点功、一步三点功、二步点功和三步点功。每种功法疏通经络、导引行气和治疗各种疾病的功效各有

特点，都是郭林气功的重要功法，都能促进阴阳交流，帮助人体恢复阴阳失调。

⑤前面的三种点步功，重点导引阴经，而三步点功重点导引阳经。

二、功能和辨证施功

(1) 点步功又叫点脚功或过冬功，可以预防癌症和治疗癌病，是防止癌症复发、转移、扩散的主功，还对伤风感冒、气管炎、肺炎、肝炎、胃炎、关节炎、高血压、妇科病以及长期低烧不退等，有很好效果。

(2) 癌症患者若感冒发烧，练习一二三步点功配合吐音，吐高、中、低或低、中、高哈音，退烧效果很好。

(3) 冬天，心脏病人练习慢步行功有困难，可以在室外练习点步功。身体特别虚弱者做三步点功时，可以用自然呼吸代替风呼吸，心中默念吸、吸、呼，闭目练习。

(4) 如果是冠心病，应该用轻轻的风呼吸法练习。特别严重的心脏病患者，不宜用风呼吸练习本功法。

⑤一般一、二、三步点功连续做，中间可以不休息。

⑥如果时间不够，也可以任选其中一个或两个功法练习。肝病每天练一次一步三点功。

三、口　诀

百会朝天迈小步，正面吸吸侧面呼，
脚跟吸吸脚尖呼，慢提后脚轻点住，
心脑病患点劳宫，转腰转头要适度。

四、学功窍门

(1) 先学行走和点脚方法。

(2) 配合呼吸。

(3) 加转腰转头。

(4) 配合手的动作。

第一节　一步点功

一、提　要

预备功之后，走一步做一次“吸吸-呼-”，脚跟着地“吸吸-”，另一只脚尖点地“呼-”；走一步点一次脚，点在另一只脚脚心旁约 10 厘米处；走一步转一次腰和头，转向点脚侧。

二、简　介

一步点功有助内气左右两脚错综交流，通经络快而稳，调气血无偏差，是调整人体阴阳平衡的最佳行功之一，能加速人体内的“正气”运行。“正气”就是人体自身免疫力、自愈力或生命力，可以提高对“邪气”即致病因素（病毒、病菌、癌细胞等）的进攻能力和防御能力。本功法是“攻强于守”的功法。

三、功 法

(1) 预备功

松静站立 1 分钟，中丹田三个气呼吸，中丹田三开合。

(2) 正 功

出脚方法同自然行功。以先出左脚为例。

①点左脚，上左脚，左脚跟着地时，面向前方，用鼻子做两次短促的“吸吸-”。右手在中丹田前，左手在左环跳旁。

②左脚放平，向右转腰转头，松右脚，稍慢提起，右脚尖轻点在左脚心旁一拳（约 10 厘米）之远。同时用鼻子在右面做一次短促的“呼-”。左手摆到左丹田前，右手摆到右环跳旁。

③上右脚，右脚跟轻着地时，面向前方，用鼻做两次短促的“吸吸-”，左手在中丹田前，右手在右环跳旁。

④右脚放平，向左转腰转头，松左脚，稍慢提起，左脚尖轻点在右脚心旁一拳之远处。同时用鼻子在左面做一次短促的“呼-”。右手摆到中丹田前，左手摆到左环跳旁。(图 9–1)

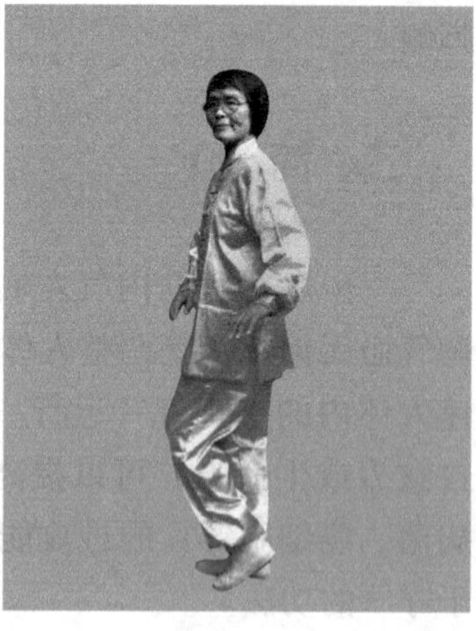
图 9–1

如此重复下去。

左脚跟着地，正面“吸吸-”，右脚尖点地，右面

“呼–”；右脚跟着地，正面“吸吸–”，左脚尖点地，左面“呼–”。

连续行走20分钟，不需换脚。收功，休息。

或者不收功，上后脚，松静站立三吞津，三开合，再做20分钟，最多可以做1小时。

或者三开合后接着开练第二种点步功。

(3) 收功方法

若收功，要松静站立三吞津，中丹田三开合，中丹田三个气呼吸，松静站立2分钟，还原，休息15分钟。

四、功法详解

以先出左脚为例。

(1) 点脚起步，方法同自然行功。移动重心到右脚，松左脚。

(2) 点左脚，松胯、松腰、松左脚，高翘左脚尖，左脚跟略带一点蹬劲，上半步，上在与肩同宽处，左脚跟轻着地时，面向正前方，用鼻子做两次短促的“吸吸–”。

(3) 此时，左手仍停留在左环跳旁，右手仍停留在中丹田前。

(4) 在左脚放平的过程中松腰，腰发力，通过脊柱带动肩、手、头，向后脚方向转，即向右转，但是，胯保持向前，微微向左转，不要向右转。左手摆向中丹田，右手摆向右环跳旁。

(5) 随着左脚放平，重心慢慢前移，左脚站稳，五趾轻轻抓地，右脚变虚，松透，右大腿带动小腿，顺势稍慢提起，再自然落下，右脚尖轻轻点在右脚心旁约一拳（10 厘米）之远处。强调点地要轻。

(6) 左手摆到中丹田前，右手摆到右环跳旁。

(7) 点地的同时用鼻子做一次短促的“呼-”，左手仍在中丹田前，右手仍在右环跳旁。

(8) 腰、头、手一起转向点脚侧，腰向右转约 45°，头转到 90°或以上。

脑瘤、骨癌或腰部、腹部有大肿瘤者，要转小一些。

(9) 右膝微微向对侧靠拢，两脚平行点。

(10) 五个脚趾均点地。

(11) 点脚后要有小小的停顿，就是要点住，不要像蜻蜓点水那样一点即起。

(12) 两个“吸吸-”的时间和一个“呼-”的时间要相等。

(13) 上右脚，高翘脚尖，右脚跟带点蹬力，轻轻着地，“吸吸-”。

(14) 左手仍在中丹田前，右手仍在右环跳旁。

(15) 随着右脚放平，右手摆向中丹田前，左手摆向左环跳旁。

(16) 重心慢慢前移，右脚站稳，五趾轻轻抓地，左脚变虚，松透，左大腿带动小腿，顺势稍慢提起，再自然落下，左脚尖轻轻点在右脚心旁一拳（10 厘米）之远处。

重复以上动作：正面“吸吸-”，侧面“呼-”（点）；脚跟“吸吸-”，脚尖“呼-”（点）。左右交替轮流点。

(17) 癌症患者手心向下，虎口对着中丹田和环跳摆出摆入，用泻法，同自然行功。其他人的手势，也和自然行功相同。

（18）连续行走20分钟，要做一次平气，即做三吞津，三开合，使气沉丹田，点脚，上脚，再做20分钟。如果把一步点功作为一个独立功法练习，可以连续做1小时。

（19）如果和其他点步功连续练，可以做15~20分钟，上后脚，松静站立三吞津，三开合，接着开练第二种点脚功。

（20）若要收功，松静站立三吞津，不休息，中丹田三开合，中丹田三个气呼吸，松静站立2分钟，还原，休息15分钟。

（21）一步点功轮流交替点左右脚五个脚趾，可以调整阴阳。

（22）一只脚尖点地时，一定要点在另一只脚内侧中间旁开一拳处。内气会从点脚侧的阳经下来，通过脚趾“飞经走气”，传导到另一只脚的脚心，再通过脚心的三条阴经(肝、脾、肾）导引上来，使全身阴阳经脉得到调整，疏通经络脉道。

五、辨证施功

⑴ 点步功一定要做好“圆、软、远”，动作柔和。保健者不要摆动太大；癌症病人不能摆动太小。点脚时大腿、小腿、脚都要充分放松，轻轻提，轻轻点，点地时不要大力蹬或踢。

⑵ 癌症患者手心向下，虎口对着中丹田和环跳摆出摆入，用泻法，同自然行功。其他人的手势，也和自然行功相同。

⑶ 脑瘤、骨癌患者或腰部、腹部有较大肿瘤者，转腰转头的角度要小些，防止积压病灶造成伤害。

⑷ 肝病、脾病者，侧重点大脚趾的大敦穴和隐白穴，点脚时有微微向外用力的趋势。膝盖仍要微微向对侧靠拢，但不要挨上，不要成八字脚。

(5) 心脏病患者、心血管病人、脑病人、老年人，每次点脚的同时，中指尖轻点一次内劳宫穴，呼时点，吸吸时离开，让气通过内劳宫穴回到心脏，对防治心脏病和脑疾患有效，各种点步功均可点劳宫穴，不再重复。

我从实践中发现，如果有头痛、脚趾麻木，或走路不稳容易崴脚，或一般腰骨痛，可以用脚掌涌泉穴轻轻点地，随后从小趾到大脚趾依次着地，或用五个脚趾轻抓一下地，慢慢转腰，脚尖轻点住，可以刺激涌泉穴周围的心肺脾肝胆反射区，充分调动足三阴经、足三阳经，治疗头痛，增强脚力，消除疼痛症状。有学员收到了较好的疗效。

第二节　一步三点功

一、提　要

走一步点三次脚，脚跟着地“吸吸-”、脚尖点地“呼-”，自然呼吸的吸点第二次，呼点第三次。其他同一步点功。

二、功能和特点

练功方法和功能与一步点功基本相同，但强化了脚尖点穴的功能。

三、辨证施功

(1) 凡是肝、胆、脾胃病人和脑病人，均应认真练习一步三点功。

(2) 肝癌患者必练此功。

(3) 心脏病人、心血管病人、脑疾病、老年人等，第一次点脚时，中指轻点内劳宫穴一次，不点三次。

四、功　法

若上接一步点功练此一步三点功，就不必再做预备功。单独练此功时，要按常规先做预备功。

(1) 预备功

松静站立1分钟，中丹田三个气呼吸，中丹田三开合。

(2) 正 功

出脚方法同自然行功。以先出左脚为例。

①点左脚，松胯、松腰、松左脚，高翘左脚尖，上左脚，左脚跟轻着地时，面向前方，用鼻子做一次短促的“吸吸-”；左手在左环跳旁，右手在中丹田前。

②重心前移，左脚站稳，五趾轻轻抓地。腰带动手和头向右转，胯不转，腰转45°，头慢慢转到超过90°。

③松右胯，右脚松透，提起，脚尖轻点在左脚心旁一拳(10厘米)之远处，五个脚趾均点地。同时，用鼻子做一次短促的“呼-”。

④要连续点三次脚，后面两次点脚做自然呼吸，自然呼吸的吸时点一次，自然呼吸的呼时再点一次。

⑤此时，右手摆到右环跳旁，左手摆到中丹田前。(图9-2)

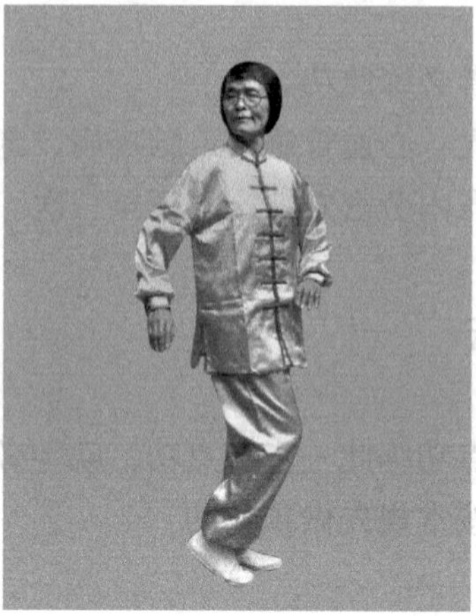

图 9-2

⑥上右脚，高翘脚尖，右脚跟轻着地时，面向前方，用鼻子做一次短促的“吸吸-”；左手在中丹田前，右手在右环跳旁。

⑦按相反的方向，重复前面的动作。

脚跟着地正面“吸吸-”，脚尖点地侧面“呼-”，自然呼吸的吸点一次，呼再点一次。行走约 20 分钟，收功，休息。或者松静站立三吞津，三开合，接着开练另一种点脚功。

第三节　二步点功

一、提　要

走两步做一次“吸-吸-呼--”，走两步点一次脚，走两步转一次腰和头。其他基本和一步点功法相同。

二、功能和特点

二步点功和一步点功比较，呼吸次数和强度有所减少，调息比较缓和，是“攻守均衡”的功法。

三、辨证施功

本功法适合于体质较弱的人练习。肝病患者可以多练习点右脚的二步点功。若身体左侧不适，可以多练习点左脚的二步点功。

四、功 法

(1) 若上接其他点步功练功，就不必再做预备功。单独练此功时，要按常规先做预备功。

(2) 正功

出脚方法同自然行功。以先出左脚为例。

①点左脚，松腰胯、松左脚，高翘左脚尖，左脚跟轻着地时，面向前方，用鼻子做一次短促的“吸–”；左手在左环跳旁，右手在中丹田前。

②上右脚，右脚跟轻着地时，面向前方，用鼻子做一次短促的“吸–”；左手在中丹田前，右手在右环跳旁。

③重心前移，右脚五趾轻轻抓地，站稳。腰带动手和头向左转，胯不转，腰转45°，头缓缓转到超过90°。

④松左胯，左脚松透，提起，左脚尖自然坠落下来，轻点在右脚心旁一拳（10厘米）之远处，五个脚趾均点地。面向

左用鼻子做一次短促的“呼-”。左手在左环跳旁，右手在中丹田前。

两次吸吸的时间和一次呼的时间要相等。

⑤上左脚，重复上面的动作。

左脚跟着地正面“吸-”，右脚跟着地正面“吸-”；左脚尖点地左面“呼-”，只点左脚，不点右脚；只向左转，不向右转。行走10分钟左右，然后换脚。

换脚方法同自然行功，松静站立三吞津，三开合。

⑥点右脚，上右脚，走两步点一次右脚。

右脚跟着地正面“吸-”，左脚跟着地正面“吸-”；右脚尖点地右面“呼-”；只点右脚，不点左脚；只向右转，不向左转。行走10分钟左右。

收功，休息。或松静平站，三吞津，三开合，接着开练另一种点步功。

第四节　三步点功

一、提　要

走三步做一次“吸吸-呼-”，走三步点一次脚，走三步转一次腰和头。第一步，脚跟着地吸。第二步，另一只脚跟着地吸。第三步，脚跟着地呼，放平前脚，向后脚方向转腰、转头、摆手，眼睛余光看得见后面的肩头，上身微微前倾，后脚松透，提起，轻点在原位，同时做一次自然呼吸。行走20分钟，收功，休息。

二、功能和特点

三步点功属于“守强于攻”的功法。

三步点功主要是导引阳经，点脚位置一定要在后脚离地处，即在身体后面原位点。点脚的同时，要做一次自然呼吸，叫做“平”。

“平”的目的是自然呼吸一次，让体内气息平稳地沉一下，这样可以帮助气血平衡，使得内部脏腑运行有序不紊乱，营养补充输送畅通无阻。

每次点脚时，眼睛的余光要看到后面的肩膀，以便导引阳经的气从头走到脚。

前三种点步功主要是导引阴经，点脚位置均在另一只脚脚心内侧旁约一拳（10 厘米）处，只有三步点导引的是阳经。

三、辨证施功

(1) 本功法可以使用风呼吸法防癌治癌。

(2) 适合于气血两亏、阴阳两虚者，例如低血压、贫血、血小板低、白细胞低、慢性肝炎、高血压、心脏病、肠胃病和脑血管病等患者练习。

(3) 特别虚弱者，要轻闭双目练习，以减少外部环境对中枢神经系统的干扰，使内气运行更顺畅。

(4) 本功法可以改用自然呼吸法闭目练习，代替慢步行功。

四、功 法

(1) 若上接其他点步功练功，要松静站立三吞津，三开合，就不必再做预备功。单独练仍要按常规先做预备功。

(2) 正 功

出脚方法同自然行功。以先出左脚为例。

①点左脚，上左脚。

第一步：松腰胯，松左脚，上左脚，高翘脚尖，左脚跟轻着地时，面向前方，用鼻子做一次短促的“吸-”；左手在左环跳旁，右手在中丹田前。

②第二步：上右脚，右脚跟轻着地时，面向前方，用鼻子再做一次“吸-”；右手摆到右环跳旁，左手摆到中丹田前。

③第三步：上左脚，左脚跟轻着地时，左手摆到左环跳旁，右手在中丹田前，用鼻子做一次“呼-”；重心前移到左脚，左脚趾轻轻抓地，站稳，百会朝天，松腰。

④胯不转，向右转腰、转头、摆手，上身微微前倾（仍然保持百会朝天），自然收腹，松腰沉气，后脚松透，眼睛余光看得到后面的肩头。

⑤左手在中丹田前，右手在右环跳旁。

⑥右大腿放松，带动小腿略微向前提起，再自然返回原位，轻点足大趾的侧面，刺激隐白和大敦两穴，点脾经和肝经。

⑦点地的同时做一次自然呼吸，叫做“平”。

⑧上右脚，按相反方向，重复（1）至（7）动作。（图 9–3）

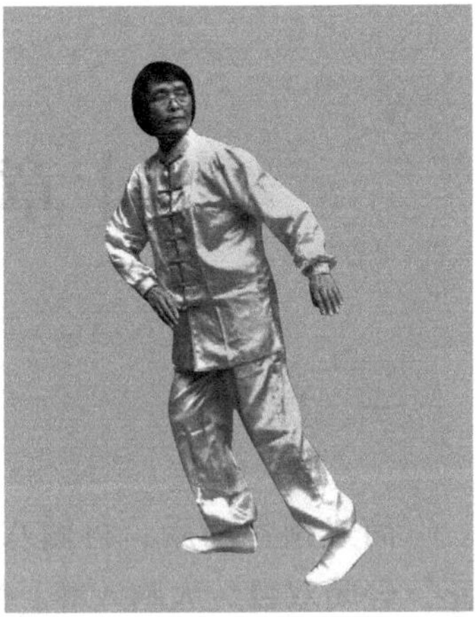

图 9–3

如此重复走下去：

左脚跟“吸–”，右脚跟“吸–”，左脚跟“呼–”，向右转腰转头，右脚大趾点地（平）；

右脚跟“吸–”，左脚跟“吸–”，右脚跟“呼–”，向左转腰转头，左脚大趾点地（平）；

不用换脚，连续行走 20 分钟。收功，休息。

（3）收 功

松静站立三吞津，中丹田三开合，中丹田三个气呼吸，松静站立 2 分钟，还原，休息 15 分钟。

一、二、三步点功，一般连续做 45 分钟或 60 分钟，中间不休息，最后休息 15~30 分钟，以便充分气化。

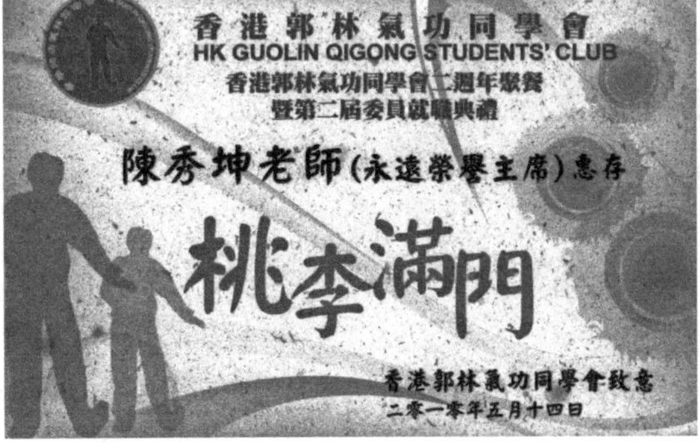
香港郭林氣功同學會
HK GUOLIN QIGONG STUDENTS' CLUB
香港郭林氣功同學會二週年聚餐
暨第二屆委員就職典禮
陳秀坤老師（永遠榮譽主席）惠存
桃李滿門
香港郭林氣功同學會致意
二零一零年五月十四日

第十章　吐音功

一、提　要

简式预备功后，再做八个升降开合。全身放松，头脸平正，轻闭双目，大脑入静。慢性病患者手放病灶，癌症患者手远离病灶，手的位置和三个气呼吸相同。按病情选方向和生理参数，由协制气息支持，“运气发声”吐音。在松静气功状态下，按功法辨证补泻的原则，意念、呼吸、势子三种导引配合，意念导引是重点，针对病情按规定吐特定音，引起内脏谐振和共振，促使内气循经运行，产生充盈内气，调节脏腑功能，提升免疫力、自愈力、生命力。

二、口　诀

王牌功法吐音功，心安神静彻底松，
协制气息来支持，强调气动则声动，
抗癌高哈震山谷，调理脏腑要吟咏。

三、学功窍门

(1) 多练手棍功和升降开合松静功，学会松透身体，大脑入静。

⑵ 跟老师学会用协制气息支持吐音和充分放松的吐音功法。

⑶ 然后再由低到高、由短到长、由少到多，胸腔、横膈膜、腹肌、腹腔共同配合，共同使用，互相协作和制约，产生强大的协制气息，支持声带轻松吐出该吐的音。

第一节 概 述

郭林气功的吐音功法，也叫吐音导引，是郭林老师根据生理、病理、医理创造出来的。《黄帝内经》认为“天人合一”，人体有五脏，对应五声、五方、五数、五味、五色。在西医所讲中枢神经的条件反射下，各脏腑有不同条件的反射功能。这些是人体与生俱来的本能。每一个脏腑都通神经，也通经络，并且还有接收器，这是生理决定的。

吐音是在气功状态下向身体内部发出不同的声音信息和号令，产生不同频率的声波震动，气通过经络达到五脏六腑，电微波通过神经到达五脏六腑同时产生条件反射，脏腑的接收器收到声波信号，内部器官组织产生共振和谐振，形成强大的声、电、热效应，大大增强抗病免疫力。

郭林老师说：“吐音是利用声波的震动频率对付各个脏腑的癌瘤。吐音对癌症患者是重点功法，这是我自已研究的一张王牌。”“要消灭肿瘤，单靠几套行功太慢，加上吐音，瘤子就消得快。”

郭林气功的所有功法，包括吐音功，是中国传统古老文化、传统哲学、中国医学、现代医学、现代生命科学、辩证法和唯物论的结合结晶。郭林吐音功汲取现代科学成果，对古气功“吐故纳新”，改革创新。

明朝宋应星在《论气——气声》中说：“其声震山谷，则修士别有义理，非众人之所知也。”猿啼鸟鸣，狼嚎虎叫，公鸡报晓，母鸡下蛋，樵夫山歌，船工号子。伤痛时哭喊，哀愁时叹息。动物生灵的吐音呼号，正如婴儿落地哭，是与生俱来的天然本能，在现实生活和自然原野都司空见惯。生灵万物发声，既是自发地或下意识地调节机体内在的生理和病理状态，又是生命个体同天地自然风声、雨声、雷声、松涛声、海潮声的咨询应答和能量交流。声和气互相依存，互相影响。真空中无气，也死寂无声，这是物理声学常识。生物声学认为，声由气发，声气联动，气动则声动，声动必气动。

对照传统吐音气功如“六字诀”，郭林气功吐音的功理功法有所不同，既要完全排除杂念和七情干扰，严禁思绪被疾患羁绊，又要针对个体病情，以主动进攻脏腑病灶的积极意念为导引，以意引气，以气带声。

1982 年 6 月 11 日，同济大学声电子学专家魏默庵和倪万琛曾为郭林测试吐音，做声谱图解分析。郭林的吐音频率为高频 12700，低频 15，其高频甚至高过男女高音歌唱家的水平。

1999 年 5 月，北京大学分校查良琦教授等利用计算机语言分析系统，对郭林吐音功 27 名受试者的 44 种吐音模式进行声学分析发现：练功者在放松入静气功态下吐音，主要声学特征如发音能量和共振峰能量提高显著，基频明显提高，发音持续时间增长，气功态和非气功态谱图差异显著。这证明郭林吐音功可动态调节体内生理、心理、物理、神经和免疫等多因素功能参数，形成体内声、电、热效应相互作用机制，这为吐音功抗癌健身的机理提供了新依据。

按辨证补泻宜忌原则，在意念、呼吸、势子三种导引配合下，针对病情吐特定音，产生的音频声波能量强、频率高，兼具“声”和“气”二元特性，对于脏腑和机体的刺激作用，比单纯的气和单纯的声更强，引起的回响应答也更大。

肿瘤病人邪气炽盛，须用强烈祛邪的功法调整。郭林气功吐哈音是泻法，具有强烈的祛邪作用，是新气功中的独特抗癌法。癌症患者在气功态下吐“哈”音，有增强心肺功能、增强与大自然的气体交换、吐故纳新、活跃气血运行的生理效应；也有宣泄、疏导、激励、愉悦的心理效应；有动态改变人体内生物电和生物热效应，显著改善人体经络气血循环和情绪心态的综合效应，对肿瘤和疑难杂病有神奇疗效。

郭林气功汇集了东方哲学（易经数术、道法自然、天人合一、返璞归真、阴阳五行、相生相克）；传统中医（经络气血、辨证施治、阴阳虚实、寒热盈亏）；现代生命科学（生理、医理、病理和心理诸多学科）以及健身运动、中医养生、传统气功的精华，并做出了大胆改革和创新。

第二节　吐音功的功效

吐脏腑音，能产生脏腑谐振或共振，导引内气循经运行，调节阴阳平衡和器官功能，防治多种慢性病。吐音导引功法对气管炎、喉炎、肺炎、心脏病、肝病、胃病、脾病、肾病、皮肤病有效，还可以纠正胸闷、腹胀、呼吸不顺等练功偏差。

吐高哈（ha）音，对防止炎症、实寒实热重病、红斑狼疮、肿瘤有效，对缩小和消灭良性和恶性肿瘤卓有奇效。

【验证实例】

王乃慈（上海科学保健康复协会体能康复指导分会会长兼郭林气功老师）报道了两例练郭林吐音功竟然吐出了脱落的癌细胞的实例。

例1：连云港商业学校校长张海清，患肺癌不能手术，在上海学练郭林气功，返回故里后仍练功不辍。一天练吐音功时，突然剧咳不已，以至呛出血来，喉头梗塞，张大嘴用力再咳，竟吐出两粒花生米大小的块状物，化验后得知是凝聚成团的癌细胞。

例2：立信会计学校一位教师在公园练吐音功，咳出一团花生米状的癌细胞。

经上海华山医院港口分院院长李培耘医生详细分析推敲，得出结论：癌细胞能从口中呛出来，但一定要有三个条件：

(1) 癌细胞属于鳞癌，鳞癌最容易脱落。

(2) 癌细胞要属于“中央型”，凝聚在器官内侧。

(3) 一定要练郭林气功吐音功，长期吐音练功产生共振，对脏腑进行按摩作用，激发了精气，调和了气血，疏通了经络，促使脱落细胞排出。

第三节　吐音功的意念导引

古书中指出：“气动则声动”“音以情”。吐音是靠练功产生内气，让内气运行到全身才产生疗效。没有功底或功底不够，不懂什么是“引气令和”，心不平气不和，大脑紧张，不松不静，全身都硬，急着学吐音，内气产生不出来，以为喊出来就行了，这样吐音，体内的经络、脏腑、气血就会乱，吐音就没有成效，而且容易出偏。

意念导引在吐音功里是重点中的重点。“气动”就要意念导引去动，去发信号，用意念导引是气带着声音向有病的脏腑冲击、进攻。吐音不单是十二经脉的反应和信息的反射，还必须通过中枢神经，使内脏各神经产生应答才有效。有意才有气，气动则声动，声是跟着意识进行的，意、气、声是通过神经到达所需治疗的脏腑，吐音发出的声音是向里攻的，不是发出去就算了。

(1) 要有坚定的信心，相信吐音功能治好病。不能有任何杂念。要心安神静、严肃认真、一丝不苟地练好吐音功。

(2) 必须完全排除七情干扰，否则吐不出好的音。有一点杂念都不成。

(3) 郭林老师说：“用意念导引，气带着声音向病灶那边进攻。”吐音是向脏腑和病灶发信号。没有意念导引，在你的意念当中没有针对哪一个脏腑，这个信号就发不出去。没有意念导引，随便喊，没有目的地喊，等于白喊，不是发信号。

(4) 怎样进行意念导引？

意念导引最难学，导引不好，容易出偏差，所以，吐音功最难学好。

①癌症患者的意念导引。

癌症患者吐音只能“有一个概念”。郭林老师说，你吐三天就有概念了。潜意识中要知道，自己所吐的哈音，是向肿瘤或生过肿瘤的脏腑发信号，是向癌细胞发动攻击的。

癌症患者吐音时只注意松静就行了，千万不要去想癌病灶和那个脏腑。

不许有意识地意守病灶和那个脏腑，不能看和不能听病灶和那个脏腑。

②慢性病人吐脏腑音，把手放在病灶时不能意守，也不能吐音太高、太长，要量力而行，可以听那个脏腑是否收到什么信息。

③肝炎病人，吐音时手放在肝区，但意念活动不在肝，在中丹田。

④意念导引有“三不原则”：“不盯、不抓、不追。”还有“十二字诀”：“一聚一散，似守非守，若有若无。”

⑤收视返听。

慢性病人在吐音有了功底之后，可以尝试收视返听，就是在吐脏腑音时，手放在病灶位置，可以听一听（但不许想，不许意守）从脏腑里面收到了什么资讯？能不能感受震动？若有，那个震动就是音波的气流，这样吐音会收到更大的效果。因为这是声波发出之后在体内引起谐振，大脑皮质中枢神经受到冲击，通过条件反射使内脏各神经也发生了变化。这样的吐音能获得更大的效果。

注意：癌症患者吐音，重点要松和静，不许用收视返听法。

第四节　吐音功注意事项

(1) 吐音应尽量选择空气清新的环境和清晨时间。

(2) 清早吐音之前要先做一个行功，待中丹田内气充盈再吐音。

(3) 吐音时要留意病情、体质和自我感觉，若有不适，立即停止。

(4) 如果需要吐两次音，中间要加做一个行功，让声带得到休息恢复。

(5) 吐音要循序渐进，由低渐高，由短渐长，由少渐多。开始不要吐长、吐高。

(6) 不迎风吐音，不面向他人吐音，不扰人休息。

(7) 雨、雪后适宜吐音，但大雾或雷电时要暂停吐音，等天气好转时再吐音。

(8) 不准吃辛辣、过热、过冷、过咸的食物。

(9) 受七情干扰而情绪激动不能平静时，不吐音。

(10) 出现心慌、腿软、出大汗时，不吐音。

(11) 一般闭目吐音。吐音时受惊扰，切不可睁眼，闭目做中丹田三开合，心情平静后再继续吐音。

(12) 吐音要字音正确，字音不正就无效。

(13) 练习吐音功时间不能过长，每次不超过 15 分钟，以免声带疲劳嘶哑。每次吐音，尽量在这个时段内把规定的声数吐完。

(14) 吐音收功后，注意养神休息 15 分钟。

(15) 要重视吐音，但不要迷信吐音。认真练好行功也能治病。

第五节　吐音补泻宜忌

一、宜　忌

(1) 初学者不能冒失吐音，必须练习行功一段时间，有一定功底后，在导师指导下，学习补、泻、宜、忌和辨证施功后再吐音。

(2) 女子经期和孕期，禁止吐音。

(3) 手术后伤口没有长好不准吐音，要等体内的伤口完全长好才能吐音，以免内出血。内脏大手术后最好待三个月后再吐音。

(4) 出血、失血、咳血、吐血、便血、尿血、气胸、脏腑溃疡、器官穿孔如肺穿孔、胃穿孔、肠穿孔、伤口未合、血象太低、白细胞太低或体质过度虚弱的患者，不准吐音。

(5) 白血病和高血压病患者，禁止吐高哈单音。

(6) 脑病、肾病和子宫疾病，原则上不可泻，一般不吐高哈音。癌症患者还是要在导师指导下吐哈音。

二、补　泻

(1) 吐高音、强音、长音属泻法。

(2) 吐低音、短音为补法。

(3) 吐中音适度为调整法。

(4) 吐音时，如果双手放在肾俞穴，手心向里为补，手心向外为泻，双手重叠放在命门穴为调整。

三、哈　音

吐哈音有高、中、低三种。

(1) 按音阶分高、中、低音：音调越高，泻得越大。

(2) 按吐音方法分高、中、低音：

①高平哈（ha）音，是泻音。高平哈音是平声，从发音到结束始终保持平声，平稳。癌病、实症（邪盛为实）、实热实寒重病、炎症要吐高平哈音。吐高哈音是大泻，是强度祛邪法。身体虚弱者要配合低音调整。

②中哈（ha）音，是下滑音，到末尾有小小下滑。是不补不泻的调整音，用于巩固疗效。

③低哈（ha）音，是去声，并且末尾小小下滑，是轻补音，配合搭配高、中哈音，以便调节补泻。

（3）吐哈音又分高音、下滑音、低音、长音、短音、单音、连音、强音、弱音、收法、放法等吐音法。要在老师的指导下根据身体情况适当搭配练习。

（4）最好多在清晨或上午吐哈音，少安排在下午或晚上吐哈音。

四、喔（wo）音和欧（ou）音

喔音是慢慢的调整音，是半泻音，适用于脑瘤。脑瘤的初始阶段和良性脑瘤要吐喔音，不吐哈音。

郭林老师说，若瘤体较大或病情后期，喔音是不够的，还可以用强烈的哈音。

五、沙（sha）音

沙音比喔音还要低，化疗病人或体质差者，宜吐沙音。

六、豁（huo）音

比哈音稍低，只有长短音，不用低音。用于吐哈音有困难的下焦病患者。

七、西（xi）音

西音是补音，用于需要补又不宜吐羽音的练功者。

八、五脏音

《黄帝内经·经别》：“内有五脏，以定五音。”

① 按照中国传统医学和“天人合一”哲学，五脏六腑和五行等对应如表一。

表一　五脏六腑、五行等对应关系表

人体五脏	心	肝	脾	肺	肾
六腑	小肠	胆	胃	大肠	膀胱
对应五行	火	木	土	金	水
五色	红	绿	黄	白	黑
五方	南	东	中	西	北
五音	徵	角	宫	商	羽

但古音不同于现代音，音分高、中、低，各地方言也不相同。

本书注音，以汉语拼音音标和四声（阴、阳、上、去）音调标注，均以普通话发音为准。

②不同脏腑皆有其各自不同的生理参数。吐音要按照病种、病情及其所属经络，采用相应脏腑的生理参数或其倍数。

五脏音或脏腑音的方位及生理参数如表二。

表二　脏腑音、高低音、本音、生理参数和面向的配方组合

脏腑音	高音	低音	本音	生理参数	面朝方向
脾音	宫（gōng）	巩（gǒng）	宫	5	西南
肺音（大肠鼻）	商（shāng）	晌（shǎng）	商	9	西
肝音（胆眼）	郭（guō）	果（guǒ）	角	8	东
	桌（zhuō）	卓（zhuó）			
心音（小肠）	征（zhēng）	整（zhěng）	徵	7	南
肾音（膀胱）	愚（yū）	雨（yǔ）	羽	6	北
胃音	东（dōng）	懂（dǒng）		5	东北

③吐脏腑音，最好按子午流注的时间（详见附录答疑解惑中26），其他时间也可以吐。

肝音可以安排在清晨或手厥阴心包经19:00~21:00时吐。北方人吐“桌”音，南方人吐“郭”音。

第六节　吐音功法

一、吐音功的前提和基础

练好郭林气功的初级基本功，懂得什么是“内气”，从头到脚都能松下来，神经系统可以放松，经络能把内气传进五脏六腑去，这些是学习吐音功法的前提和基础。

因为要意念导引运气发声，需要先过松静关和意念关，培育充盈内气，进入气功功态之后，再开始吐音，才有好疗效。所以，吐音功以升降开合松静功为预备功。

平时要多练松揉小棍功和升降开合松静功。每天练完一次风呼吸法行功后，要休息 15 分钟再做吐音功。

二、辨证施功

按病情选定站立方向、吐哪种音及吐多少声。

慢性病人吐脏腑音以调理脏腑功能时，或癌症患者吐哈音以抗癌消瘤时，要根据病灶所在脏腑的生理参数，选择吐音的个数或其倍数。如表三。

表三　按病灶部位选择吐音的方向和声数倍数

肝、胆和眼病	向东	吐 8 或 8 的倍数
心脏和小肠疾病	向南	吐 7 或 7 的倍数
肺、鼻咽、大肠病	向西	吐 9 或 9 的倍数
肾和内分泌系统病	向北	吐 6 或 6 的倍数
脑病	向南	吐 7 或 7 的倍数
脾胃病	向东北或西南	吐 5 或 5 的倍数

例如，肺癌患者要面向西方，吐 9 个哈音收功，或者吐完 9 个哈音后，做中丹田三开合，再吐 9 个哈音，三开合，依此类推 9 的倍数，最后收功。

①肺癌脑转移，向西吐哈音，做一个行功，向南吐哦音，吐 9 的倍数。

②脑病从心治，所以向南选用参数 7，癌症脑转移均通过肺，脑为阳经总汇，九数调阳，脑转移癌症选择 9 的倍数。

③如果多脏腑有肿瘤，有条件的话，要分多次，选择不同方向、吐不同生理参数的哈音。

良性肿瘤吐哈音，要一高一低成对吐。

【验证实例】

（1）江西原景德镇市武装部副部长李志民，1982 年患左肾透明细胞癌，术后，1983 年曾两肺广泛转移，到北京治疗，并开始跟郭林老师学习气功，肿瘤有所缩小，病情稳定。

1984 年麻痹大意，减功、误功，饮食不当，癌症复发转移，又到北京找郭林老师。因为早上练功后喝水，呛了气管和肺而大口吐血，被迫停功一个多月，肾癌扩散到肺，形成 8 个肿瘤，都有 2~3 厘米大小，左肝有 6 厘米大小肿瘤 2 个，右肝有 4 厘米大小肿瘤 3 个，左肾手术后的左肾窝有一个 9 厘米大的肿瘤，右肾有一个，大小约 4 厘米，腹部和淋巴有 4 个。共有大小病灶 19 处。因肝癌引起剧痛，不由自主地用手大力按压疼痛处，有时实在忍受不了疼痛而大声喊叫。医生已告诉其家属准备好后事，说他活不了几天了。

郭林老师鼓励他，说肺癌吐血是常有的事，不要怕，病灶多也不要怕，只要坚持练功还是会消掉的。让他暂时不吐音，特快功也不要走得太快，以后逐步把功捡起来，只要练功不动摇就会好的。

他服用了北京广安门医院肿瘤科余桂清主任的中药，其中有“八月扎”，止住了病灶的疼痛，三个月后把郭林老师安排的功法逐步捡起来了。早上练肝功吐肝哈音，上午练肺功吐肺哈音，下午练肾功吐肾哈音。后来，下午吐音时感觉气不足，身体吃不消，考虑肝、肾是主要脏腑，肺空隙大，病灶长大一点没关系，集中力量吐肝、肾的哈音，结果，肺上的肿瘤先消失了，不久肾上的病灶也消掉了，肝上肿瘤最难消，最后也消掉了。练功一年，病灶全部消失。1986~1987 年，因为生气和感冒未及时治疗，先后复发三次，1993 年因为劳累和孙子干扰又复发过一次，每次都是 5 厘米左右的瘤，其后他更认真苦练，没有吃药，通过练功又都消掉了。到今年（2010 年）已经 85 岁高龄，精力充沛，神采奕奕。他说："85 岁的老人，即使没有患过癌，多数人也已老迈多病了，哪有我活得这么有质量。只要练功不动摇就会好！郭林老师这句话，永远是鼓舞我练功不辍的座右铭。"

(2) 我的老师张树云，1971 年患系统性红斑狼疮，侵蚀肾脏。1977 年学练郭林气功，苦练一年，疼痛难忍的关节不痛了，身体状况全面好转。

1979 年，为了控制红斑狼疮细胞，郭林老师让她吐哈音，先吐"单高哈音"，后来改为"高中低，低中高"，最后是入公园吐"高低哈音 12 对"，出公园吐肾音"愚羽"12 对。1981 年她做了一次全面检查，除了血小板偏低、尿蛋白一个+号以外，其他各项化验指标都正常。最令她开心的是，困扰她 10 年的"瘟神"红斑狼疮细胞找不到了。

1983 年，由于拼命教功、学功、做家务，体力透支，加上七情干扰，特别是调整吐音不当，病情出现大反复，出现红斑狼疮尿毒症。她的血小板总是低。一次偶然查功时，一个病人说，一吐"哈"音血小板就下降，一停"哈"音就上来。郭林老师就让她把 12 对高低哈音改为唱歌式"哈—哈—啦—啦"音，结果红斑狼疮细胞控制不住了。当时她的病情十分严重，尿蛋白四个+号，尿素氮 55.5，还有酸变、管型，只好化疗，因白细胞太低，西医没有治疗手段，只好让她"回家休养维持"。看到病房里尿毒症病人接二连三地死去，她陷入深深的绝望之中……

1984年1月15日，郭林老师在单长礼的陪同下去探望她，看到她肿得厉害，不能练功，郭林老师急了，说再不练就没命了。让她从明天起开始捡功，每天就走5分钟，一个星期后加5分钟，过一个星期再加5分钟，搬一个小凳在外面坐一个小时，多吸一些新鲜空气。郭林老师让她每天吐羽音（12对）。第二天，张树云按照郭林老师的要求开始捡功，一点一点，每天走5分钟，室外坐1小时，一星期后加5分钟，下星期再加5分钟……直至捡起全部功法。

功夫不负有心人。1986年冬天，张树云重获健康。后来郭林老师一直让她吐肾音，没再吐哈音。血小板慢慢正常了，再没有降低。

三、双手的放置

癌症患者双手应放在远离病灶处，和预备功三个气呼吸时的手位相同。

⑴ 肺癌、鼻咽癌、乳腺癌、脑癌、喉癌等上焦癌症，双手放在中丹田。

⑵ 下焦癌，手放肾俞或命门穴。

⑶ 肝癌一般手放肾俞。若肿瘤大于8厘米，手就要放在胯旁。

⑷ 肾癌、膀胱癌，手放带脉，指尖向后。

⑸ 若癌细胞全身扩散，手放在胯旁。

⑹ 心脏病、肺病、胃炎、肝炎等慢性病人，两手内劳宫穴重叠，男左女右手在下，放在患病的脏腑处。

⑺ 良性疾患，吐音时手放在病灶处。

⑻ 下焦病人如肾炎、膀胱炎、前列腺炎等，两手外劳宫

穴轻贴肾俞穴。

四、复式预备功

简式预备功（松静站立1分钟，中丹田三个气呼吸，中丹田三开合），再加做八个升降开合。左、右两脚各在前面，各做东、南、西、北四个方向，共八个升降开合。

然后上后脚，做中丹田三开合，如果心情仍不能平静下来，可以多做九个开合，以便心平气和，排除杂念。

一般三个气呼吸用泻法，身体太虚弱的要先呼后吸用补法。

五、正功及要点详解

(1) 双脚的站立

吐音开始前，双脚站立姿势也因人因病情而异：

①一般情况下，可以两脚平站，姿势同松静站立。

②如果吐音时感到有气流往上冲，一般人可以左脚上前半步，脚跟先着地；肝、胆、眼病患者，右脚上前半步，脚跟先着地，这样可使肾气下沉，势子平稳，气息平和，音波频率平稳不乱。不懂调节肾气，气息就会冲击胸门，引起胸闷、肚子胀、心跳。

(2) 站 式

百会朝天，全身放松，头脸平正，两眼平视一下远方，再把视线慢慢拉回眼前约30厘米处，轻轻闭目，心安神静，气沉丹田。

其中最重要的是三松：下肢松腰、松胯、松膝盖；上肢松腕、松肘、松肩膀；轻闭双目，大脑放松。

（3）正面吸气

不准在侧面吸气。向外呼气时才能吐音，发出的音频有力量，引起病灶的谐振和共振才能有好疗效。所以，每吐一个音之前，先要面向正面，做一次细缓匀长的深吸气，不要吸得太满，要留有余地。吸气时头要正，面向前方，方便气流顺畅入肺，并使内气一直到达气海穴。

（4）势子放松

①吐哈音时，全身姿势始终要放松。

②口要张开、张大，上下牙间距约一横指。

③颈部、下颌、喉咙、舌根都不要紧张，舌根放平，舌松软，自然轻贴下牙。肩、颈、胸、背、腰、胯、膝全放松。

④先吐一点气，发出轻微声音，然后用腹肌、膈肌和胸腔协调配合，共同使用，产生“协制气息”，通过胸腔发出。

⑤吐各种脏腑音时，发音要准，势子同样要求放松。

（5）以气带声

开始吐音时，气要很自然地出自丹田。声音要出自五脏、声带、喉头，要平着吐出去。吐哈音时要“出气”，但不要发声用力过猛，要先吐出一点气，发出轻微的声音，再渐渐从小到大，由弱到强，以气带声，大声吐出哈音。不要吐爆破音，以免伤肺伤气。

(6) 用协制气息支持，气息平稳

吐音时一定要保持“气息”平稳。喉头、声带是音源，下面的肺是出气的。在肺呼气的时候吐音。肺下面连带着人体的内部器官，要全面调动这些组织器官充分放松，使气沉丹田，用丹田底气支持来吐音，只有全面调动脏腑组织来吐音，这个吐音才是完整的、有力量的、起作用的。要使胸腔、横膈膜、腹肌、腹腔共同配合，共同作用，共同协调，与喉头、声带互相协作和制约，协制气息来支持吐音。对这些话的含义要好好领会和运用。只有始终保持全身姿势放松的状态，从肺部吐出的“气息”才能得到协制气息的支持，“气息”才能平稳、均匀。没有来自协制气息的支持，用胸吐出的喉咙音是失败的。

(7) 口型在吐音过程中保持不变

除了要气息平稳，口型也要保持不变，到吐音停止才合上口，吐出的声音才平稳。若音未吐完就慢慢闭口，就影响声音平稳。

(8) 声音洪亮，有力量

有协制气息的支持，声音才能平稳。还要对吐音有所节制，使发出的音洪亮有力，有力量的吐音才有效果、有作用。要多练吐音，多查功，循序渐进，慢慢掌握用协制气息来支持吐音。

吐哈音，消肿瘤，要高、强、气足、响亮、圆润，自然，流畅，有气感。

吐脏腑音，要温和、圆润、悦耳，有伸缩性，有节奏，多变化，有气感。

（9）两脚虚实变化

吐音过程中，两脚虚实缓慢变化，腰松并缓缓轻转，头松动但不转。肝、胆、眼病可以两脚平行站，也可以右脚上半步，脚跟先着地，重心放在左脚，每一次都从左向右转腰吐音，帮助肝部放松。其他人可以一次重心放在左脚开始，下一次吐音放在右脚开始。

（10）头要平平稳稳

要百会朝天，脊椎骨轻缓松动。千万不要两边转头，不能摇来摇去，不能划大圈，也不能左右摆头。郭林老师说，不能摇头，也不能左右摆头。“摇不对，不动也不对。两个都不对，脑袋必须是平平稳稳的。”

（11）出音平稳，收音平稳

出音平稳，吐音过程中音调平稳，用真声，不用假声或美声唱法，以气带声，颈根微微转动。

不可突然停止吐音，避免伤气、伤肺。要慢慢停在正面收音。不要吐得太长，要适可而止，留有余地。

（12）吐音时呼吸的配合和调整

①初学者或身体虚弱者，可能换气换不过来，每吐完一个音，可以做一次气呼吸，鼻吸……口呼……，或者做一个中丹田开合，平一平气。然后深吸一口气，再吐下一个音。若有需要，也可以做三个气呼吸。切记要细缓匀慢。吸不要太满，吐不要太尽。吐音呼气都要留有余地。

②学练一段时间之后，吸一口气，吐一个音，再吸一口气，补充刚才吐出的气，接着吐下一个音。这个用“气息”吐出来的音，会吐得更好，信号发得更痛快。郭林老师说，有的人功法掌握得不好，他吸一口气，又呼一口气，那是不对的。吸一口气来补充，再吐音才对。

③中下焦或下肢有癌瘤者，吐强高哈音和长高哈音，是大泻音。预备功和收功的三个气呼吸，要用补法呼吸，先口呼，后鼻吸。

④体弱、气短或吐哈音时出大汗者，三个气呼吸用补法。

⑤重病体弱者，可以分组吐音，每吐一个或三个音，做一个气呼吸或中丹田开合。这样可以调整“气息”，更重要的是可以把内气导引回到中丹田气海穴，培补元气，帮助完成一套吐音功法。吐完一个生理参数要做三开合。

六、收　功

吐音功的收功方法，和郭林气功其他功目的收功方法相同，中丹田三开合，中丹田三个气呼吸，松静站立 2 分钟。还原，闭目养神 10~20 分钟。若不充分休息气化，会大大影响疗效。

第七节　吐音功辨证施治法则

一、辨证施治

吐音既有补泻之分，字音又有强、中、弱；高、中、低；长、短和连、断之别。只有认真习练，才能领悟其中的无穷奥妙。练功者要学会辨证选功吐音，因人而异，要根据患者的病情、病期、体质，选择确定吐哪一种音，依据中医八纲辨证法则，虚则补，实则泻，实症又体虚者调整，还要做到“与时俱进”，随病情和体质的变化及时调整功法及吐音组合。

郭林吐音功可与扶正固本的其他功法相配合，如手棍、脚棍、涌泉穴按摩功等。

二、吐哈音的辨证施功

吐音功的哈音，适于泻实症。强高哈音和长高哈音是大泻音。中音泻的程度低于高音。而低音偏补，属于泻中补。

为了调节补泻程度，可以把不同的音搭配组合。

肿瘤病人邪气炽盛，用吐哈音祛邪气：

(1) 体质好、有肿瘤、病期短、病灶在下焦的病人宜吐高平哈音。

(2) 癌症患者初学郭林吐音功，一般吐短些、低些、声数少些的哈音。

(3) 练习吐音几天后，开始吐高平单哈音。

(4) 若横膈膜以下，即中下焦有癌瘤者，根据自己的音域，音调要尽量高一些。

(5) 肺癌患者，要吐高哈音。

①抢救期，至少三组高平单哈音，每组三个，共九个。

②能接受时可以三组连高音，每组三个高哈音连吐，哈-哈-哈…。也可以两短一长，吐一个哈-，吸一口气再来一个哈-。如果气弱，呼吸导引用补法，先口呼，后鼻吸。

③体质较好者可以按倍数增加。

④如果吐高哈音觉得泻得太厉害，可以改吐两高一低的哈音。

(6) 各种癌症肿瘤较大但尚未转移者，吐音时要用抢救功法，吐两个高哈音，哈–哈……。练过一段时间后，吐一长两短的三个高哈音，哈–哈–哈…。气不够时可以吐三高一低。

(7) 中晚期癌症或为防止手术后转移者，开始吐高而平的哈音单音，哈…。练过一段时间后，也吐两短一长的三个高哈音，哈–哈–哈…。呼吸导引用补法，先口呼，后鼻吸。

(8) 手术1~2年后癌细胞未转移，来学功为防止癌细胞转移扩散者，开始吐两高两低的哈音，两高哈–哈…；两低哈–哈…。练过一段时间后，若身体不虚，改吐两个高哈音，哈–哈…。若很虚弱，吐一高一低的哈音或下滑音。呼吸导引用补法，先口呼，后鼻吸。

(9) 化疗后指标低或身体特别虚弱的癌症患者，先吐沙音，待身体好转后再吐哈音。初吐哈音时，要一高一低成对吐音。过一段时间后，再吐高平单音哈。

(10) 胃癌患者先吐哈音，练一段时间之后，加吐"东"音，东 (dōng) 懂 (dǒng)，一高一低成对吐。病情稳定之后，可以只吐"东"音。

(11) 肾癌患者，吐高平哈音。

①如果嫌泻得太厉害，可以气呼吸用补法。先口呼，后鼻吸。最好加练脚棍功。

②如果已经没有肿瘤，可以加吐肾音"羽"，愚 (yú)、雨 (yǔ) 音。

③一般肾病，不吐哈音，只吐“羽”音，一高一低成对吐。

④肾脏若有良性肿瘤，也要高、低成对吐哈音，但一般不能超过12对。肿瘤消失后吐“羽”音。

（12）血癌（白血病）患者，急性期只吐高哈音，但要吐短音，快收。

①急性期，不吐高而长的高平哈单音。

②可以吐一高一低或一高两低为一组的组合音。

③通常面向北方，吐6个音或6的倍数。从肾治，因为“肾主骨，骨生髓，髓造血”。

④如果效果不好，可以改面向南吐音，吐7个或7的倍数，这就叫“坎离颠倒”。曾有人取得不错的效果。

（13）脑瘤患者，吐“喔”（wō）音，或屙（ē）音、欧（ōu）音。

①注意松好舌根，口型要圆，面向南，吐7声或7的倍数。肺癌脑转移者，吐9声或9的倍数。

②若肿瘤较大或病情后期，喔音是不够的，可以吐强的哈音。

曾有脑瘤病例，二次手术后复发，拒绝第三次手术，练郭林气功、吐哈音得到康复。脑部恶性肿瘤和大肿瘤，必须用哈音，不用哈音消灭它，人就没命了。

③郭林老师说，良性脑瘤先不用高哈音，不能大泻，高哈音对脑神经的刺激太强，会起反作用。

（14）体质特别虚弱的下焦病人，只吐中、低哈音，或吐豁（huō）音。

（15）放疗或化疗期间和体质虚弱者，吐沙（shā）音，待身体好转后再吐哈音。

（16）体弱或手术后时间短的病人宜先吐低音。

（17）若癌细胞转移到重要脏腑，应以转移灶为吐音主攻目标，改按转移灶的方向和数字吐哈音和练各种行功。多脏腑有肿瘤，要按不同脏腑的方向和生理参数分几次吐音。癌瘤消失后加吐脏腑音，以调理脏腑功能。

（18）慢性病或保健养生者不吐哈音，根据病位所在脏腑吐脏腑音。要一高一低成对吐，最好按子午流注时段吐。有一定功底后，可尝试收视返听。

（19）高血压者，禁吐单高哈音。

①高指标和过高指标，不能吐高音，多吐低音。吐多声的低音就可以把气血导引下来。

②高指标者吐低音，或一高一低或一高二低，禁吐单高音。

（20）脑病、肾病和子宫疾病，若不是肿瘤就不吐哈音，原则上不可泻。

（21）月经期不准吐哈音。

但是，女子患闭经一定要吐哈音。

闭经实症要吐高哈音，虚症要按虚弱程度配低哈音。

（22）红斑狼疮等免疫系统疾病，如硬皮症、类风湿和胶原性疾病，低指标者，吐羽音，做特快功，不吐哈音。

正常指标者，根据身体情况吐哈音，做特快功。

（23）若练功后出现气窜痛、胸闷、腹胀等偏差，按脏腑生理参数吐高平哈音单音。

（24）实寒实热症，吐高哈音。高烧不退，吐高哈音，配合一、二、三步点功，会很快退烧。平时身体虚弱者，要高、中、低音配合吐哈音。

（25）保健者，不吐高平单哈音。有炎症或感冒者，可以吐中音、低音或下滑哈音，以调理身体。

总之，好的吐音，吐后会感到舒服、痛快，而且确实有抗癌健身的良效。

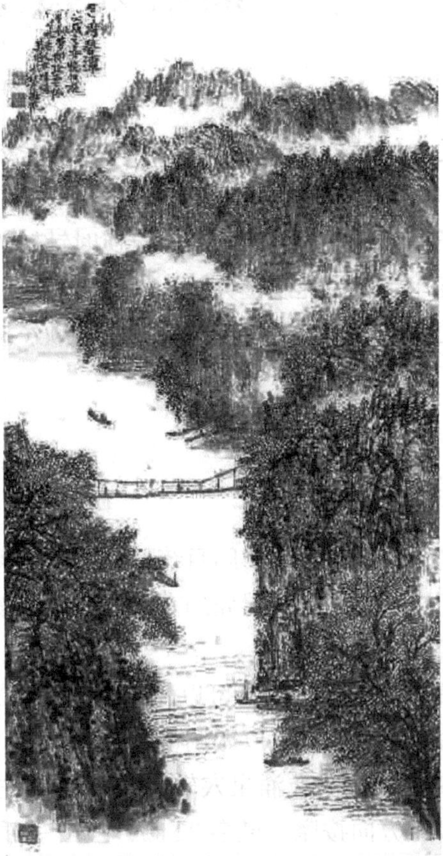

郭林（林妹殊）国画

第十一章　涌泉穴按摩功

郭林气功中的综合按摩导引，内容丰富，疗效显著。主要包括头部穴位按摩、涌泉穴按摩、脏腑按摩、对症按摩等。

一般男子按摩以顺时针转为补，以逆时针转为泻。女子相反。按摩力度小、轻、速度慢为补；按摩力度大、重、速度快为泻。手棍功、脚棍功属于使用器械按摩，顺经按摩为补，逆经按摩为泻。

一、提　要

松静正坐，预备功之后，闭目练习，手脚交叉。按自然行功的出脚顺序按摩，保健者男先用右手内劳宫穴按摩左脚的涌泉穴，然后换脚，女子相反。

涌泉穴按摩有两种功法，可以任选一种练习，都分补法、泻法、调整法，一般人都可以做调整法。

调整法一：手心对准涌泉穴转小圈按摩，先从大脚趾往前，再向小脚趾方向按摩，最多72圈，三按三呼吸，反转72圈，三按三呼吸。

调整法二：手心在涌泉穴前后沿肾经方向，力度均匀地轻轻摩擦按摩72次，三按三呼吸。

做完一只脚，转回正面，三开合，换脚按摩。两只脚做完，收功，睡觉。

禁忌：不可用手指尖接触涌泉穴和脚心。按摩力度宜轻不宜重，速度宜慢不宜快。

二、简　介

涌泉穴按摩功是郭林气功的辅助功法，通常在午休或晚上睡觉之前练习。练功时充分放松和入静，对肾虚引起的失眠特别有效，许多学员说练了涌泉穴按摩入睡快，睡得实。

肾是人之本，心脏病、肝病、肺病都要从肾治。涌泉穴是肾经要穴，用劳宫穴的气按摩涌泉穴，用心气补肾气，可强肾补肾，通畅肾阴肾阳，促进心肾相交，滋补五脏六腑，强肾固本。

【验证实例】

2009 年，一位学员说，自 2003 年“非典”以后多年失眠，练了本功法后，她一觉睡到天亮。

一位肝癌学员 C 先生说，自己曾经三个月晚上睡不着，翻来覆去，又累又困又眼干，见到床都怕了。学了涌泉穴按摩，一觉睡了 5 小时，好舒服。

三、辨证施功

本功法对因肾虚、肾亏所造成的腰酸、腿软、下肢浮肿、失眠多梦、头晕目眩，以及心脏病、低血压都有很好的疗效。对尿频、贫血、白细胞减少、糖尿病等虚损症皆有显效。

妇女经期、孕期，均不宜练此功，高血压者或上阳亢进病人慎练或不练。

第一节　预备功

一、松静正坐一分钟

坐在与大腿同高的床边或凳椅上，两脚平开，与肩同宽，大腿放平，大腿与小腿、小腿与脚掌、大腿与身体均成直角，其他要求同松静站立。

两手平放在大腿上，虚腋，指尖自然斜向前方。

癌症患者手要远离病灶，上焦病和保健者放在大腿根部；中焦病放在大腿中部；下焦病放在膝盖上。

松静端坐1分钟，默念60个数。

二、中丹田三个气呼吸

(1) 手的放置

癌症患者手要远离病灶。除了势子为松静正坐以外，其余均与自然行功松静站立的手位相同。

(2) 呼吸方法

手放好后，癌症患者要先吸后呼，用泻法；保健者先呼后吸，用补法。

三、中丹田三开合

四、手的放法

(1) 做完三开合的第三个合式，正常指标者变手心向上，高指标者手心向下，沿带脉放到背后，外劳宫穴轻放肾俞穴，心脏病患者中指尖和拇指尖相接，其他人拇指放在食指上，成虚握空拳状。

(2) 肾癌、膀胱癌，外劳宫穴轻放在带脉穴，指尖向后。

(3) 如果手不方便，也可以放在肚脐下 3 寸的关元穴；病灶在腹部者，手放大腿或膝盖。

五、出脚顺序

按自然行功的出脚顺序按摩。

第二节　涌泉穴按摩方法

以左脚涌泉穴按摩为例：双手放好以后，缓慢向左侧转身，把左脚放到床沿或凳边，右脚放在地面。左手外劳宫穴仍放在肾俞穴（图 11–1）、带脉穴、关元穴或膝盖上。

涌泉穴按摩有两种不同方法。

第一种方法：右手心内劳宫穴对准左脚涌泉穴转小圈按摩。

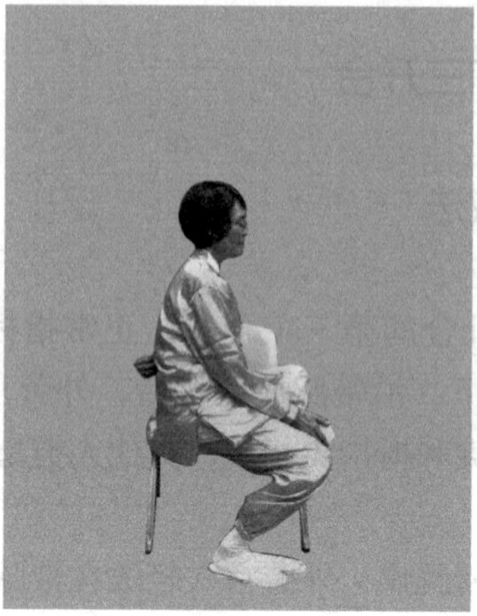

图 11–1

一、按摩要求和特点

(1) 右手平放在左脚掌上，手心内劳宫穴对准左脚涌泉穴，以涌泉穴为圆心转小圈，做环形自转按摩。

(2) 手掌不要用力，轻轻全面接触涌泉穴周围的脚底，要有接触感，不要有压迫感。

(3) 按摩时要轻柔缓慢，参考速度每分钟 20~30 圈。实践中发现，对于失眠的人，按摩越慢，则入静入睡效果越好。

(4) 每个方向旋摩圈数可以是 6 或 9 的倍数。因为 6 属阴，圈数为 6 的倍数时，可以调动阴经；9 属阳，圈数为 9 的倍数时，可以调动阳经。一般选用 36、54 或 72 圈。但每次按摩要选固定圈数，不要混选搭配。

(5) 按摩忌用力，用力按摩可能引起血压上升，或引起失眠。

（6）练功要松静自然，数数不必太认真，数错也无妨，意念太浓会降低效果或引起副作用。

（7）此法比第二种涌泉穴按摩法安全。

二、补、泻、调整和辨证施功

（1）男子做涌泉穴按摩时，不分左右脚，从脚大趾向前、向下、向小脚趾方向按摩为正转、为补，反转为泻。

（2）女子相反，不分左右脚，从小脚趾向前、向上、向脚大趾方向按摩为正转、为补，反转为泻。

（3）虚弱慢性病患者宜用补法：补–泻–补。

（4）病情不稳定的或处在抢救期的有肿瘤的癌症患者，虚火上升和严重炎症等实症病患，用泻法：泻–补–泻。

（5）有肿瘤的或刚刚做完治疗的癌症患者要用泻法，错用补法会促进癌细胞发展，引起复发或转移。

（6）保健养生者、癌症患者或康复者，都可以用调整法：补–泻。

（7）无论男女，均不可单纯只做正转或反转。

（8）同一天内，每次的转数要统一，最多不超过 72 圈。

三、功　法

以男子先做左脚涌泉穴按摩、转小圈按摩 72 圈为例。

（1）右手内劳宫穴对准左脚涌泉穴，以涌泉穴为中心转小圈环形按摩，从脚大趾向前、向下、向小脚趾方向正转按摩 72 圈为一轮，为补法。女子相反。

然后用补法做三按三呼吸，先口呼，手轻轻按，松腰；后鼻吸，手放松但不离开脚底。

肾宜补不宜泻，只能用补法，不准用泻法，重复三次。

（2）再从小脚趾向前、向上、向脚大趾方向反转按摩72圈，完成第二轮，为泻法。用补法做三按三呼吸，先口呼，手轻轻按；后鼻吸，手放松但不离开，重复三次。一补一泻，就是调整法。

（3）如果做三轮，再做一次补法，补–泻–补，为补法。反之，泻–补–泻，为泻法。每轮之后都做三按三呼吸。

做完左脚，先把双手放回肾俞穴或带脉穴，身体转回正面，双脚放在地下，与肩同宽，做中丹田三开合。

四、换脚，做右脚涌泉穴按摩

向右转身，换右脚。用左手内劳宫穴对准右脚涌泉穴，用上述左脚涌泉穴按摩同样方法，做右脚涌泉穴按摩。

最后，转向正面收功。

第二种方法：右手劳宫穴在左脚涌泉穴前后摩擦按摩。

一、按摩要求和特点

（1）必须用右手的劳宫穴在左脚的涌泉穴前后摩擦，千万不要用手指尖去接触涌泉穴或脚心。

（2）摩擦的方向要与足少阴肾经循行路线的方向一致。

二、补、泻、调整

涌泉穴前后摩擦按摩，有向前、向后两个方向，用力有轻虚和重实的区别。

(1) 向前擦，逆经为泻；向后擦，顺经为补。

(2) 向前擦出轻而虚，向后擦出重而实，是补法。

(3) 反之，向前擦出去重而实，向后擦回来轻而虚，是泻法。

(4) 擦出和擦入力度相当，不分轻重虚实，就是调整法。

(5) 指尖（特别是中指尖）划摩涌泉穴或脚心是大忌。男女都要小心避免。

(6) 初学功的癌症患者和有肿瘤的癌症患者，要用泻法。若错用补法，癌细胞可能会发展。

病情稳定后可用调整法。

三、功　法

按前述方法，把右手放在左脚掌上，内劳宫穴沿肾经在涌泉穴前后方向反复摩擦按摩。摩擦速度宜慢不宜快，一前一后为一次，参考速度每分钟约 30 次。一般摩擦按摩 72 次，用补法做三按三呼吸。转回正面，三开合。

四、换　脚

做右脚涌泉穴按摩，向右转身，换右脚，用上述左脚涌泉穴按摩的方法，用左手内劳宫穴摩擦按摩右脚涌泉穴 72 次，用补法做三按三呼吸。

最后，转身向正面收功。

也有人按百数计，摩擦涌泉穴 100 次或 200 次，最多达 500 次，效果甚佳。如果做法正确，此法比第一种涌泉穴按摩法的效果更好。

特别注意：不论男女，都不可用指尖特别是中指尖划摩涌泉穴或脚心，否则对身体不利，会出偏。男子会出现遗精。只要划到脚心，就会滑遗。曾有个案，停止涌泉穴按摩都止不住，所以最好在老师指导下练功。

第三节　收功和休息

做完右脚涌泉穴按摩，身体转回正面，三吞津，中丹田三开合，中丹田三个气呼吸，两手放在大腿上，松静正坐 2 分钟，睡觉。

或者卧床休息 15 分钟，不要马上下床走动。

如果在做涌泉穴按摩功过程中打呵欠，流眼泪，昏沉欲睡，可以不做收功，立刻躺倒睡觉。

做完此功后，若要连做其他功法，至少间隔休息 15 分钟。

本功法与头部穴位按摩功，应至少间隔 1 小时。

肿瘤病人，多是正气虚脱，邪气炽盛。郭林老师采用涌泉穴按摩和脚棍功来扶正，与吐音功、特快行功等祛邪为主的功法形成互补，扶正祛邪，疏通经络，调和气血，安神养心，防病益寿，抗癌康复效果更理想。

附注：涌泉穴号称“长寿穴”，足少阴肾经之“井穴”。位于脚底中间凹陷处，在脚掌的前三分之一处。《灵枢·本枢篇》：“肾出于涌泉，涌泉者足心也。”顾名思义就是水如泉涌，属于心肾两经的相接点。主治：头顶痛、两目昏花、喉痹、失音、小儿惊风、癫疾、昏厥等。经常按摩此穴，有增精益髓、补肾壮阳、强筋壮骨和安眠的效果。苏东坡在《苏沈良方》中即提到按摩两脚心（涌泉穴）及脐下腰脊间，皆令微热，“且试行二十日，精神已不同，觉脐下实热，腰脚轻快，面目有光，久久不已”。宋代《扁鹊心书》指出：“涌泉二穴，在足心宛中，治常年脚气肿痛，或脚心连胫骨痛，或下肢腿肿，沉重少力。”清代《急救广生集》指出：“擦足，每晚上床时，用珠算握趾，一手擦足心，如多至千数，少至百数，觉足心热，将足趾微微转动，二足更番摩擦。盖涌泉穴在两足心内，摩热睡下，最能固精融血，康健延寿，益人之功甚多。”足疗、浴足、足部按摩都基于养生之理。手心之“劳宫穴”为心包经之要穴。劳宫主心主火、涌泉主肾主水，这是人体内部生物能量场同环境自然能量场相互交流最敏感的两个穴位。

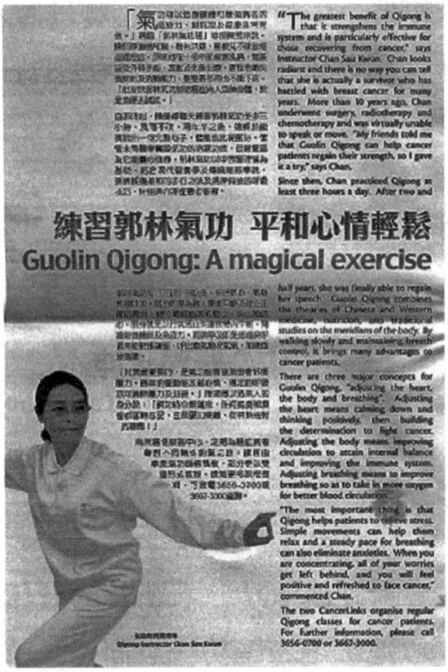

練習郭林氣功 平和心情輕鬆

Guolin Qigong: A magical exercise

"The greatest benefit of Qigong is that it strengthens the immune system and is particularly effective for those recovering from cancer," says Instructor Chan Sau Kwan. Chan looks radiant and there is no way you can tell that she is actually a survivor who has battled with breast cancer for many years. More than 10 years ago, Chan underwent surgery, radiotherapy and chemotherapy and was virtually unable to speak or move. "My friends told me that Guolin Qigong can help cancer patients regain their strength, so I gave it a try," says Chan.

Since then, Chan practiced Qigong at least three hours a day. After two and half years, she was finally able to regain her speech. Guolin Qigong combines the theories of Chinese and Western medicine, nutrition, and traditional studies on the meridians of the body. By walking slowly and maintaining breath control, it brings many advantages to cancer patients.

There are three major concepts for Guolin Qigong, "adjusting the heart, the body and breathing". Adjusting the heart means calming down and thinking positively, then building the determination to fight cancer. Adjusting the body means improving circulation to attain internal balance and improving the immune system. Adjusting breathing means to improve breathing so as to take in more oxygen for better blood circulation.

"The most important thing is that Qigong helps patients to relieve stress. Simple movements can help them relax and a steady pace for breathing can also eliminate anxieties. When you are concentrating, all of your worries get left behind, and you will feel positive and refreshed to face cancer," commented Chan.

The two CancerLinks organise regular Qigong classes for cancer patients. For further information, please call 3656-0700 or 3667-3000.

香港癌症基金会介绍郭林气功班

第十二章　定步功

（风呼吸法定步功）

一、提　要

闭目练习，预备功后，调整两脚成斜丁字步，坐胯松腰，松沉脊柱，屈后腿，轻缓卷缩小腹，重心往后，前脚尖翘起，脚跟轻着地，用鼻“吸吸-”；重心慢慢往前，前脚放平，向后脚方向转身，腰带动头和手一起转，腰转胯不转，后脚跟拔起，脚尖轻点地，用鼻做一次“呼-”。放平后脚，转向前方，做一个自然呼吸。

二、口　诀

脚尖翘起“吸吸-”，另一脚尖点地“呼-”；
正面“吸吸-”，侧面“呼-”。

三、简　介

定步功是郭林气功的主功，本功法的肢体活动范围不大，双目轻闭，可在原地练习，练功地点固定，“卧牛之地”，即可练习。最好选择庭院内外空气清新、环境安静、没有干扰的场地练习，恶劣天气也可以在室内练功。

定步功也是松腰功，可以在简式预备功后单独练，也可在自然行功之前练一轮，不收功，接着做中丹田三开合，连续做自然行功。

定步功的呼吸方法和肢体动作配合有规律，节奏分明，除了可以锻炼呼吸，主要是为了培养生发人体“真气”，促进新陈代谢，增强脏腑功能。

四、辨证施功

本功法培补人体正气，提高免疫力，既适于病人治病，也适于亚健康者防病于未然。定步功分摆手式和肾俞式两种，分别有一般速度、快速和慢速。习练者要依据病情和自身体质，选练不同势子、不同速度的定步功。

第一节　摆手式定步功

本法适于各种癌症和炎症患者，对防治感冒、消炎、退烧及某些慢性病都有效。

一、简式预备功

松静站立 1 分钟，中丹田三个气呼吸，中丹田三开合。

二、定步功的正功

出脚方法同自然行功。以出左脚为例。

（1）松左脚，点左脚。上左脚，肝、胆、眼病脚尖先着地，其他人脚跟先着地，调整后脚成斜丁字步，方法同升降开合松静功。

（2）坐胯松腰，逐渐松沉脊椎骨、沉肩、虚腋、屈后腿，重心往后，小腹轻松用意卷缩，不要用力，上身微微前倾，双膝微屈，重心放在后脚，前脚掌竖起，前脚跟虚，轻着地，面向正前方，用鼻做两个短促“吸吸–”。

（3）此时，右手摆到中丹田前约 10 厘米，左手摆到左环跳穴旁约 20 厘米处，自然放松腰、头、颈、肩、肘、腕和全身。（图 12–1）

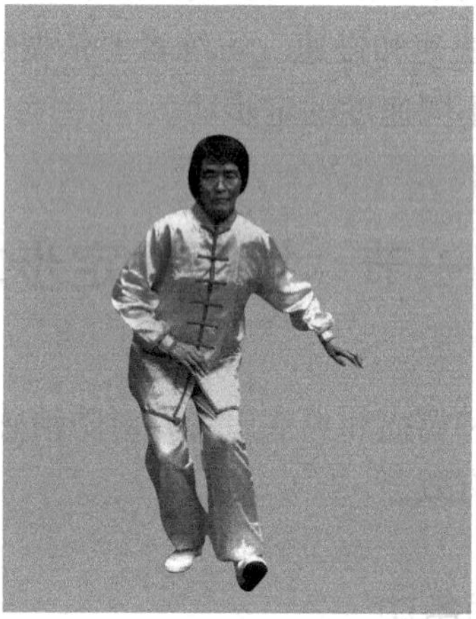

图 12–1

（4）重心往前移，前脚慢慢放平，站稳，向后转腰，腰带动脊柱、头和手臂一起向后转。不要向后转胯。腰转 45°，头转到 60°，后脚跟随之借助腰的力量，自然拔离地面，右脚尖轻点地，用鼻子做一次短促的“呼–”。

(5) 左手摆到中丹田前，右手摆到右环跳旁，后脚松透。(图 12–2)

(6) 放平后脚，做自然呼吸的吸。

(7) 重心放在后脚，腰、脊柱带动头和手臂转回正前方，做自然呼吸的呼，脚尖要晚些翘起来。右手摆到中丹田前，左手摆向左环跳旁。

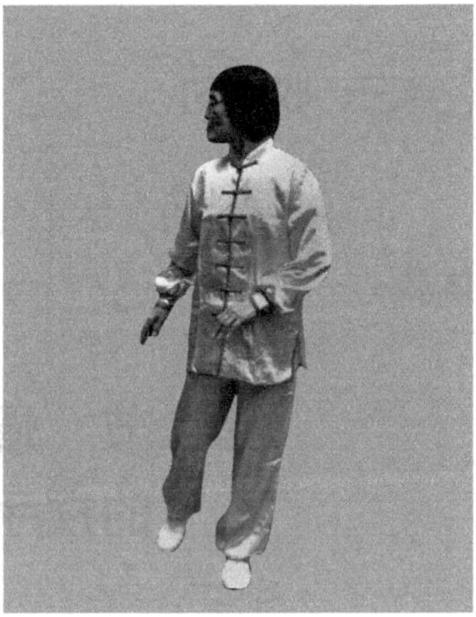

图 12–2

完成以上动作为一次，如此这般，重复以上动作：

①前脚尖翘起，脚跟着地“吸吸–”，后脚尖点地“呼–”；

②面向前方“吸吸–”，向右后方“呼–”；

③重心在后脚“吸吸–”，重心在前脚“呼–”；

④重心从前脚转回后脚自然呼吸，脚尖晚些翘起来。

重复做 9 次。

上后脚，松静站立，中丹田一开合，换脚。

点右脚，上右脚，调整后脚成斜丁字步，用和左脚相同的方法，在相反方向重复做 9 次。

中丹田三开合。完成以上动作为一轮。

一般重复三轮，收功。

也可以做六轮。

(8) 练习定步功意念默数次数，应该尽量做到轻轻飘飘、荡荡漾漾、若沉若浮、逍遥自在，好像在云中走，好像在水中游。

三、收　功

中丹田三开合，三个气呼吸，松静站立2分钟。复原，休息。

第二节　慢性病和保健者的摆手式定步功

本功法适于各种慢性病人、亚健康者、保健养生人士，与前述癌症患者定步功的呼吸法有以下区别：

前脚跟轻轻着地时做一次短“吸-”，前脚掌放平时做第二次短“吸-”，两个吸吸稍慢些，后脚尖点地“呼-”。

其他均与前述功法相同。

第三节　摆手快式定步功

本功法动作灵活快速，吸氧量大，产生丰富内气，适于各种癌症、白血病、血沉快、血压低、血小板低、气管炎和神经衰弱者练习。

但是，若有严重的心脏病、高血压者，不宜练习。

快式定步功和一般定步功方法基本相同，不同之处在于没有自然呼吸、频率快些。

做完预备功，以出左脚为例。

（1）松左脚，点左脚。上左脚，调整后脚成斜丁字步，方法同升降开合松静功。

(2) 坐胯松腰，脚尖翘起，面向正面，脚跟着地“吸吸-”。

(3) 前脚放平，向右转腰转头，面向右后方，右脚跟拔起，右脚尖轻点地“呼-”。

(4) 重心在后脚“吸吸-”；重心在前脚“呼-”。

(5) 正面“吸吸-”，右面“呼-”。

重复做下去。快式定步功，一只脚在前做9次，上后脚，中丹田一开合，换脚，再做9次，三开合，为一轮。

重复做三轮，收功，休息。

视身体情况，也可以做六轮。

或每只脚做18次或27次，换脚时做三开合。

第四节　摆手慢式定步功

一、简　介

本功法的特点是慢转腰，大摆手，轻缓、柔和、自然，在转身向后用鼻“呼-”时，后脚用脚大趾轻轻点一下地。其他做法与第二节慢性病人和保健者的摆手式定步功相同。

二、辨证施功

摆手慢式定步功适于心脏病、高血压、糖尿病、肝炎或体质虚弱、病情严重的癌症患者，根据个人身体情况，可以用自然呼吸法，或者用很轻的风呼吸法，练习这种慢节奏的定步功。

第五节　肾俞式定步功

一、提　要

预备功之后，先把双手外劳宫穴轻轻贴在肾俞穴。但肾癌、膀胱癌患者，手不能放在肾俞穴上，而应将双手外劳宫穴轻贴在带脉穴，手指尖向后。保持手放在肾俞或带脉，其他做法同摆手式定步功。

二、辨证施功

本功法适于妇科病、心脏病、糖尿病、泌尿系统疾病、红斑狼疮、各种肾病，例如肾亏、肾虚、肾炎、肾盂肾炎、肾结石等患者。肾俞式定步功细分为快式、慢式和一般速度三种。除手放肾俞和带脉外，其余和摆手式定步功相同。

三、功　法

(1) 预备功

松静站立1分钟，中丹田三个气呼吸，中丹田三开合。

(2) 做完预备功的第三个开合后，双手翻腕成手心向上。若是有肿瘤的癌病或高指标者，翻腕成手心向下。手沿带脉划向背后，双手外劳宫穴轻贴肾俞穴，手虚握成空拳，心脏病患者中指尖和拇指尖轻轻相接，一般病患者拇指放在食指上，松握空拳，使少商穴和商阳穴相接，中指和无名指轻触鱼际。

但是，肾癌、膀胱癌患者，双手外劳宫穴要贴在带脉穴，手指尖向后。

其他做法同摆手式定步功。

(3) 以先出右脚一般肾俞式定步功为例。

移动身体重心到左脚，松右脚，提右脚，点右脚，右脚尖轻点在左脚心旁约 10 厘米处。

(4) 上右脚，肝、胆、眼病患者，脚尖先着地，其他人脚跟先着地。调整后脚成斜丁字步。方法同升降开合松静功。

(5) 坐胯松腰，屈后腿，重心在后脚，前脚跟轻着地，前脚尖翘起，用鼻做两个短促的“吸吸–”。

(6) 重心前移，前脚放平，腰转带动身体向左转，腰转 45°，胯不转，头转约 60°，后脚跟拔起离地，后脚尖轻点地，用鼻做一次短促的“呼–”，重心放在前脚。

(7) 放平后脚，腰带动身体转回正面，用鼻做一次自然呼吸。此时，右脚尖晚些翘起来。

重复以上动作 9 次。上左脚，松静站立，做中丹田一开合。

换左脚，和前述动作相同，左脚在前，向右转腰转头操练 9 次，三开合，为一轮，连做三轮。收功，休息。

第十三章　松揉小棍功
（手棍功）

一、提　要

两掌心轻抵小棍两端，肩、肘、腕、手指都不用力，轻松灵活地快速揉棍，按摩内劳宫穴，手指不助力。自然呼吸，闭目练习。除单手持棍时外，两手要不停地揉棍。

揉棍功法顺序：预备功之后，①前后揉；②下蹲揉；③左右揉；④百会、哑门揉。每个动作做 4 次。⑤划环、点穴回气；收功，休息。

二、功效及功理简介

松揉小棍功又名手棍功，是郭林老师的家传功法，是郭林气功的重要辅助功法之一。郭林的母亲每天练习手棍功、脚棍功、吐东音，享年 102 岁。

（1）手棍功适于所有人练习，可舒筋活血，调理阴阳，疏通经络，消除气滞血淤，消除或减轻疼痛，可以保健心脏。此功是心脏病人必练的功目，是心脏病患者的主功。

（2）对肩周炎、关节炎、腰腿痛、胃痛、牙痛、高血压症、冠心病有效，对各种消化道疾病也有较好疗效。

（3）感冒初起低烧，练小棍功至背部出微汗，可见立愈之效。

(4) 小棍的两个半球端能按摩双手的内劳宫穴，使心包经始终有较高的生物电位和电流，通过三焦经流通各经脉。同时，能够激发心包经的经气，疏通心包经的经络，调和心包经的气血，改善心包经的循环，从而调节和改善心脏功能活动。

心包经主血，三焦经主气，气纳三焦，血归包络，气为血之帅，血为气之母，心包经和三焦经与任督二脉互相推动，促进周身气血循环。

(5) 松揉小棍功也是初级松腰功，操练这一功法能促使全身放松、大脑放松，特别有助于腰放松。多练小棍功，全身放松好，能帮助练好其他功法，起到相辅相成的作用。

(6) 此功可以帮助纠正练功偏差。

三、小　棍

小圆棍最好用花椒木制作。花椒木有舒筋活血的作用。如无花椒木，可用硬木代替。小棍长度一般为 27~30 厘米，胸宽者小棍也可略长一些。棍的两端制成半球形。棍的直径为 3.3~3.4 厘米，最合适的直径是用手持棍时，大拇指能略微压住中指 1 厘米。

四、补泻辨证

手厥阴心包经的走向是从胸到手，顺经按摩是补法，逆经按摩是泻法。所以小棍从上向外再往下向里转是补法，从上向内再往下向外转是泻法。癌症和其他实症患者、高指标者用泻法，小棍向里转。病情稳定或康复后用调整法。平补平泻是调整法，每四次动作中，两次补法向外转，两次泻法向里转。一般慢性病和保健养生者用补法。

因特殊情况需补泻调整者，可请老师指导。

五、注意事项

(1) 练习手棍功的最佳时间是晚上 19~21 点，其他时间也可以练习。每次练 30 分钟左右，心血管病人每次练 45 分钟。一般清晨、上午练行功，下午练手功。

(2) 意念放松，不能想棍，可用默数揉棍圈数，以一念代万年，排除杂念。

(3) 手上长癌者不能练此功。

(4) 本功法要眼睛轻闭，内平视前方。除预备功和收功的中丹田三个气呼吸外，均自然呼吸。

(5) 揉棍要靠手腕的抖动，用双手内劳宫穴松揉小棍两端，切忌五指帮忙用力，揉棍时棍要保持水平。除单手持棍时外，小棍应不停地揉转。两脚重心移动一定要做到虚实分明。

(6) 凡不能、不宜下蹲的，例如女子经期或孕期，子宫下垂或胃下垂、脱肛、体内有肿瘤的子宫癌、卵巢癌、肾癌患者等，练“下蹲揉棍”一节时不下蹲，只松松腰。

(7) 头颈部肿瘤、高血压 180 毫米汞柱以上，小棍最高到印堂。

第一节　预备功

一、松静站立1分钟

与自然行功相同。男右手、女左手握在小棍中部，大拇指与中指轻轻相接。站好后默念60个数。（图13-1）

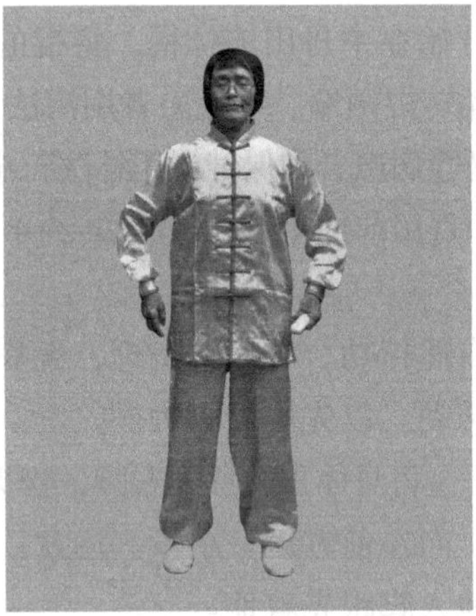

图13-1

二、中丹田三个气呼吸

做法和要求与自然行功相同。若双手放在中丹田，拿棍的手在上面；下焦病患者，双手背外劳宫放在肾俞穴上。

三、中丹田三开合

同自然行功。

第二节　小棍功正功

一、中丹田前原位揉棍（前后揉）

预备功后，开始在中丹田前揉棍，将棍的两端放在双手内劳宫穴，用手心揉转棍两端。癌症患者用泻法，小棍从上向里、向下、往外转；慢性病患者和保健者用补法，小棍从上向外、向下、往里转。在中丹田前约 10 厘米处揉转约 1 分钟。

(1) 出脚

出脚方法同自然行功。有病按病理，无病按生理，手中的小棍保持不停地转动。以先出左脚为例。

一边揉棍，一边将身体重心移到右脚，松提左脚，点左脚。

(2) 出左脚，向左前方迈一小步。注意：肝、胆、眼病人脚尖先着地，其他人脚跟先着地。

(3) 放平前脚，重心移到前脚，后脚跟抬起，腰带动身体和后脚向右转约 45°，放平后脚，重心放在后脚转回前方，两脚成斜丁字步。

(4) 重心慢慢移到左脚，前脚实，后脚虚，后脚跟提起，揉棍片刻。意念不要在棍上，默念揉转圈数，1，2，3……(图 13–2)

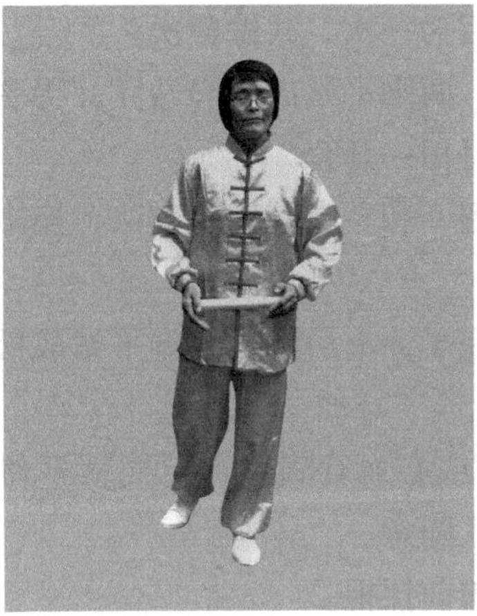

图 13–2

一般揉几圈或十几圈，心脏病人要在主穴前转 30 圈。以下各节均相同，不再重述。

(5) 放平后脚，重心慢慢移到后脚，后脚实，前脚虚，坐胯松腰，前脚尖轻轻点地，揉棍片刻，默念圈数 1，2，3……（图 13–3）

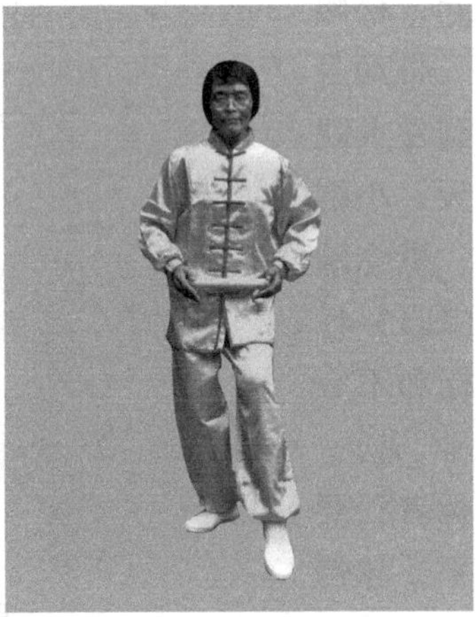

图 13–3

（6）一前一后为一次，共做四次。

（7）上后脚，两脚平站成松静站立，男右手、女左手握小棍中央部，做中丹田一开合。

（8）继续揉棍，和左脚同样的方法，换出右脚，再重复做四次。

（9）四次做完了，上后脚，两脚平站成松静站立，做中丹田三开合。

（10）心脏病或心血管病患者、气息不和者，可以加做三个气呼吸。一般人随意。

继续在中丹田前揉棍。

二、下蹲揉棍

（1）接上式。松提左脚，点左脚，出左脚，放平左脚。调整后脚，成斜丁字步。

（2）重心慢慢移动到左脚，右脚跟抬起，松腰松胯，腰往下沉，带动身体慢慢下蹲，蹲到左大腿平，保持百会朝天，小棍在膝前揉转片刻，默念圈数 1，2，3……（图 13–4）

注意：低指标和不宜下蹲者，两脚放平，松一松腰揉棍。高指标者，要缓慢下蹲至大腿平，越慢越好。

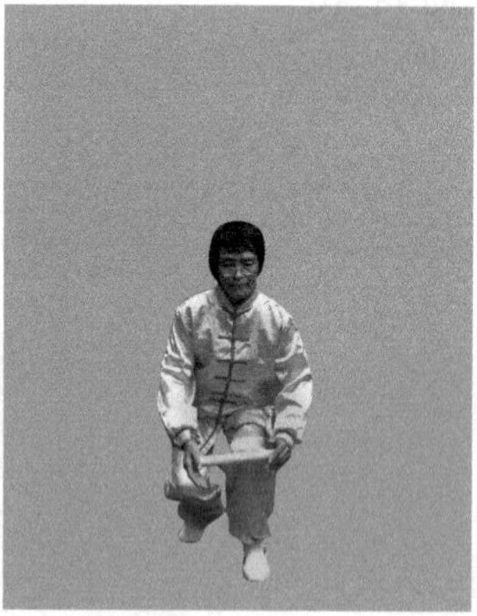

图 13–4

（3）用腰带动身体慢慢站起，重心在前脚，后脚跟提起，身体还原上升，完全站起来后，在中丹田前揉棍片刻，默数圈数 1，2，3……（图 13–5）

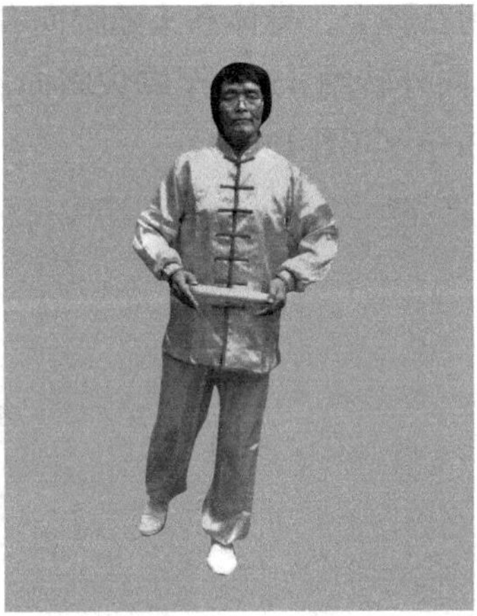

图 13–5

（4）重心往后移，放平后脚，坐胯松腰，前脚尖轻点地。

（5）重复共做四次。

（6）上后脚，两脚平站，中丹田一开合。

（7）继续揉棍，换出右脚，右脚在前做四次，方法与左脚相同。

（8）四次做完，上后脚，两脚平站。

（9）中丹田三开合，也可以加做中丹田三个气呼吸。继续在中丹田前揉棍。

三、左右侧身揉棍

（1）接上式。松提左脚，点左脚，出左脚，放平左脚，调整后脚，成斜丁字步。

(2) 重心慢慢往前移到左脚，右脚跟提起离地，以脚尖为轴转 45°，与左脚跟成 90°角，放平。（图 13–6）

(3) 重心移到右脚上，身体和头随腰向右转（腰转不是胯转），左脚跟提起向外转约 45°，至脚尖斜向右方，揉棍片刻，默数圈数 1，2，3……（图 13–7）

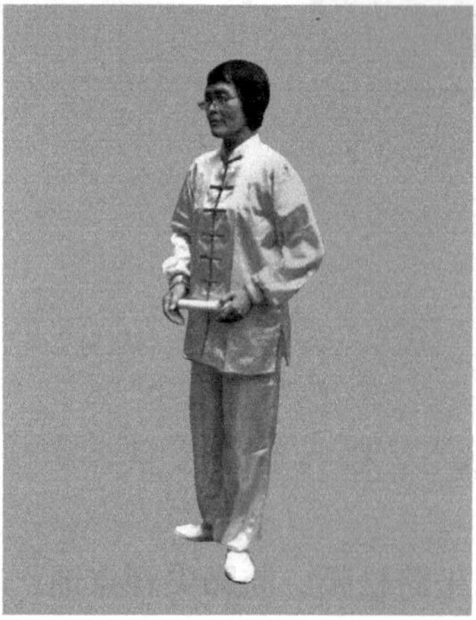

图 13–6

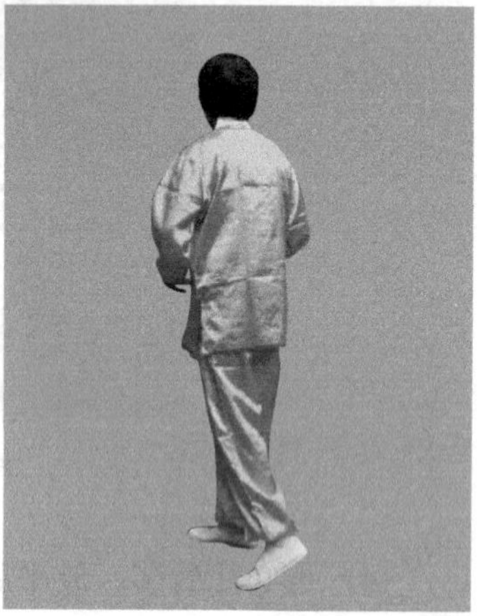

图 13–7

(4) 左脚转回，与右脚成 90°角，放平。身体转回右前方。

(5) 重心慢慢移到左脚，右脚虚，脚跟提起离地，转成斜丁字步，揉棍片刻，默念圈数 1，2，3……

(6) 放平右脚，后脚实，前脚虚，坐胯松腰，前脚尖轻点地。

(7) 放平左脚，还原，重心回到两脚中间，为一次。

(8) 重复共做四次。

(9) 上后脚，松静平站，中丹田一开合。

(10) 继续揉棍，换出右脚，做四次，方向相反，方法与左脚相同。

(11) 四次做完，上后脚，松静平站。中丹田三开合，也可以加做中丹田三个气呼吸。继续在中丹田前揉棍。

四、百会、哑门揉棍

(1) 接上式。松提左脚，点左脚，出左脚，放平左脚，调整后脚，成斜丁字步。

(2) 两腿成小弓步，后脚跟不提起来，在中丹田前揉转小棍几圈。

(3) 一边揉棍一边从中丹田沿任脉往上升，重心慢慢往后移。棍上升经膻中穴时，前脚虚，脚跟提起，脚尖轻点地，揉棍几圈。

注意：头颈部有肿瘤者、高血压 180 毫米汞柱及以上者，揉棍一般到膻中穴，最高不过印堂穴。

(4) 揉棍继续提升，经印堂穴到头顶百会穴上方。前脚放平，重心在后脚上，在百会穴上方揉棍片刻，默念圈数 1，2，3……（图 13-8）

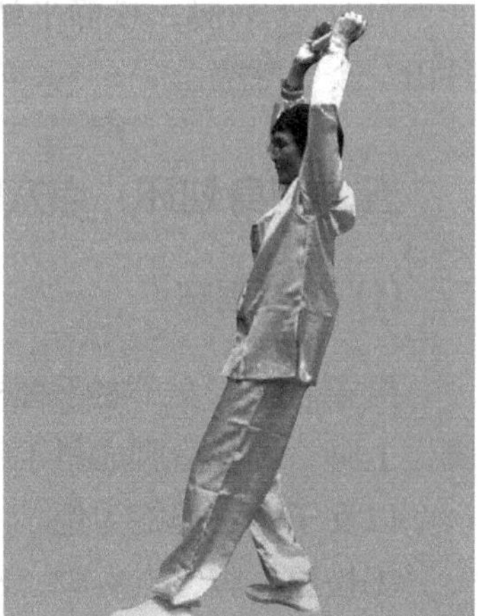

图 13-8

(5) 揉棍下降到哑门穴，保持重心在后脚，呈后坐状。揉棍片刻，默念圈数 1，2，3……（图 13-9）

（6）双手继续揉棍，按原来路线从哑门穴回到百会穴，前脚慢慢变实。

高血压患者，从哑门返回时揉棍方向相反。

（7）揉棍从百会穴经过印堂穴，降到膻中穴，后脚虚，脚跟离地。

（8）揉棍从膻中穴回到中丹田前，放平后脚，沉腰，成小弓步。

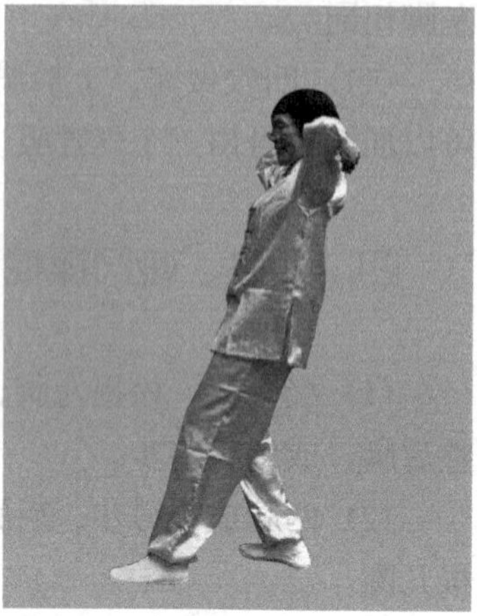

图 13–9

（9）以上为一次，重复做四次。

（10）上后脚，两脚平站成松静站立，中丹田一开合。

（11）继续揉棍，换出右脚，做法与左脚相同，做四次。

（12）上后脚，松静平站，中丹田三开合，也可以加做中丹田三个气呼吸。

五、侧身划环，点穴回气

（1）侧身划环

男子右手、女子左手握棍中央。男提左脚，女提右脚，点脚，上脚，调整后脚成斜丁字步。

以女子左手握棍为例。

①松提右脚，点右脚，出右脚，调整后脚成斜丁字步，再前移重心成右弓步。

②持棍左手放到中丹田前，空手在体侧，持棍手手心向

里，沿着腹前任脉慢慢往上提到膻中穴，同时重心慢慢往前移，前脚实，后脚虚，脚跟慢慢提起。（图 13–10）

③棍经过膻中、印堂到百会穴时（头颈部有肿瘤者、高血压在 180 毫米汞柱及以上者，棍不可超过印堂穴），松腰，后脚慢慢放平，但弓步不变，空手到中丹田前。（图 13–11）

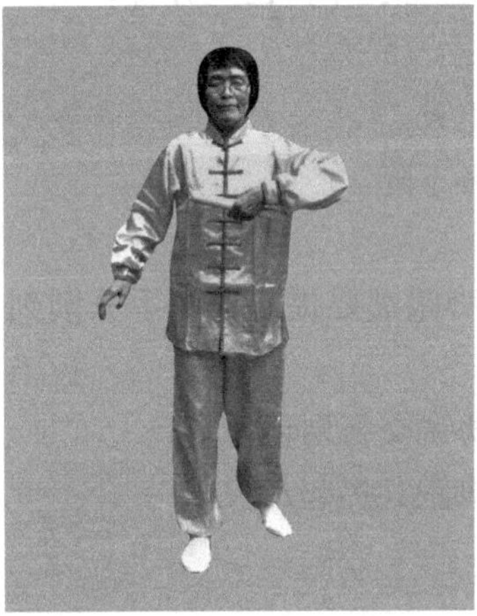

图 13–10

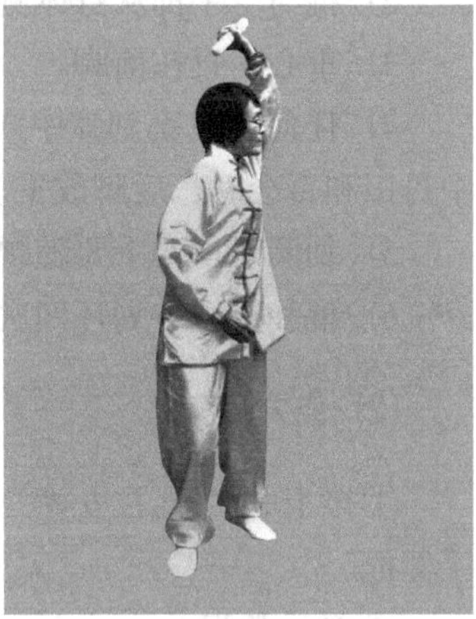

图 13–11

④持棍手翻腕变手心向上，小棍慢慢向后、向左、向下、再向前划弧，绕过百会穴在身体侧面划圆。

⑤同时，不握棍的空手沿任脉升到膻中穴，后脚跟离地。

⑥空手升到百会穴，持棍手到中丹田，后脚放平。空手手心向外翻，向后、向下做划圈动作，做法和握棍手相同，左右两手上下交错进行，腰带动身体随之左右旋转。

⑦左右手各划一圈为一次。重复做四次。

⑧上后脚，松静平站，中丹田一开合。

⑨换右手握棍，点左脚，上左脚，调整后脚成斜丁字步，前移重心成左弓步。

⑩方向相反，但做法与上述相同。重复四次。

⑪上后脚，松静平站，换左手握棍，中丹田三开合。

要做好这节侧身划环，请注意：

1）棍与空手都从中间沿任脉上升。

2）棍与空手都从身体侧面划环下降。

3）重心一直在前脚。

4）任何一只手到膻中穴，后脚跟都要提起；两手分别到中丹田和百会时，后脚放平。

5）划圈时，两手要随腰转，协调交替划环。

6）棍和空手各划环四次，后脚跟共提起八次。

(2) 点穴回气

①接上式。男右女左手握棍。

②空手掌根放在中丹田前不动，正常指标者指尖向前，高指标者指尖向下。

③用手棍一端轻轻点另一只手的内劳宫穴四次，一点，停；二点，停……共点穴四次。（图 13–12）

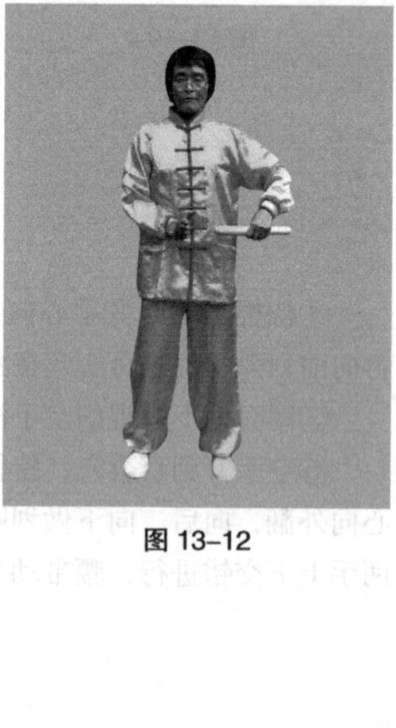

图 13–12

④中丹田一开合。

⑤换手握棍，用同样方法点内劳宫穴四次。

第三节　收　功

男子右手、女子左手握棍中央。中丹田三开合，中丹田三个气呼吸，松静站立 2~3 分钟，三吞津。慢慢睁开眼睛，恢复自然状态，休息 10~15 分钟。

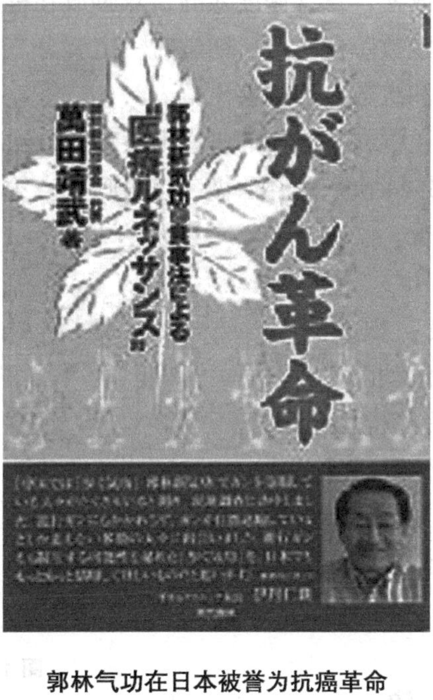

郭林气功在日本被誉为抗癌革命

第十四章　脚棍功

一、提　要

预备功后，松静正坐，自然呼吸，闭目练习，眼睛内视前方。全身充分放松，意念深度入静，双脚放在棍上，一起向前或向后蹬棍，默数蹬棍次数。初学时一定要分三个阶段，慢慢增加蹬棍范围和次数，否则会出偏。

第一阶段：棍在脚心前的脚掌上滚动 120 次；然后做肾俞穴按摩 12 次或 24 次。用补法做三按三呼吸。第二次蹬棍，重复前面蹬棍次数。

收功。

第二阶段：棍在脚跟前的脚掌上滚动。

第三阶段：棍滚动到脚跟，但不到尽头。(图 14–1)

其余和第一阶段相同。

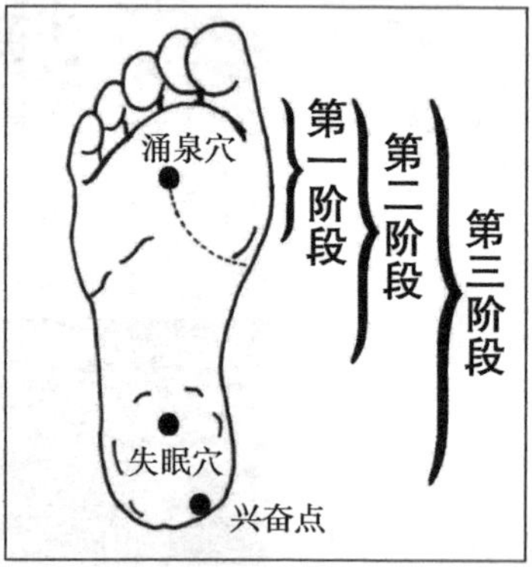

图 14–1

二、功　效

脚棍功是郭林老师

的家传功法，是强肾固本的重要功法，主功。

(1) 脚棍对脚底涌泉穴滚动按摩，能激发肾经的经气，调整肾阴肾阳，壮补肾气，加强肾功能。

(2) 刺激脚底的脾经和肝经，调整肺、肝、肾、脾、胃全身经络，延年益寿，抗病健身。

(3) 对消化系统、呼吸系统、内分泌系统、心脏病等病患有效。特别对下焦的癌瘤、下肢浮肿、肺积水和腹水，以及一切因肾虚引起的疾病、肾炎、肾盂肾炎、妇科疾病、肝炎、贫血、耳鸣、神经衰弱、失眠多梦、两膝无力、肾虚腰痛、尿频、白血球减少、糖尿病等，一切虚损症候皆有效。

三、补泻辨证

(1) 脚向前蹬，棍向后滚，顺肾、肝、脾经方向为补法。脚向后蹬，棍向前滚，逆肾、肝、脾经方向为泻法。一前一后蹬棍，一补一泻，为调整法。

(2) 肾俞穴按摩和三按三呼吸，只做补法，不做泻法。

(3) 预备功和收功，按体质和病情选择补泻。

(4) 最好选用花椒木制成的脚棍，如无花椒木可用硬木代替。圆柱体棍长约 45 厘米，直径 6 厘米左右。

(5) 练脚棍功最好的时间是 17：00~19：00，根据中医子午流注，此时段流注到肾经。

(6) 脚棍功的功力大过涌泉穴按摩功。

四、注意事项

(1) 练功时光着脚最好，天太冷时可穿纯棉线袜，不要穿化学纤维袜。

⑵ 蹬棍力度要适宜，在操练中自己摸索，不能大力、重力，也不可太轻。调整坐在椅子上位置的前后，可以改变蹬棍力度。

⑶ 蹬棍速度要适当，一般慢性病人蹬速慢一些，每分钟约18次。癌症患者要快些，每分钟30次左右。

⑷ 脚棍功要分阶段蹬棍，不应自作主张，初学就蹬第三阶段。应在辅导教师指点下进行，以免出偏。

⑸ 脚底长癌者不练此功。

⑹ 若蹬棍后不舒服，可暂时停练或不练。

⑺ 高血压病人需在血压稳定正常后才练此功，从60次开始，最多蹬棍不超过120次。

⑻ 妇女经期、孕期要停练。

⑼ 练手棍功和脚棍功，至少间隔1小时。脚棍功和头部按摩功，也要间隔1小时以上。

五、功　理

中医气功和养生学对于肾的认识，和西医大相径庭。中医认为，肾为先天之本，藏储人的真气，生发原动力。它的盛衰决定人的生命功能态。

肾在“五行”中属水，水为自然界生命之源。肾经起于足小趾，“涌泉”是肾经的第一穴，在脚掌的前三分之一处。肾水足，水如泉涌，人的生命力就旺盛；泉水枯竭，人的生命也就结束了。由此可见肾经与涌泉在传统养生学的重要位置。

调肾与其他脏腑疾病的关系：

⑴ 脚棍功法以调整肾经为主，同时可以调整肝经、脾

经。肾为人体生命之源泉，肾经有病，就影响到其他经脉，例如肾阴虚，造成肝肾两虚的病症，人会因而感到头晕、头痛，并且会出现盗汗现象，对这种病症，在治疗时不仅要补肝，而且要补肾，否则很难奏效。肝肾两虚的病人，必须要练脚棍功。

(2) 治疗肺癌、肺结核等，也要与肾脏结合，肺是宣发的，主呼吸，而肾管纳气，这两脏一宣一纳，做脚棍功时，中间加上肾俞穴按摩，对两脏都能产生良好的作用。

(3) 心脏病的治疗也是如此，肾水不足、心肾不交，就会出现心跳、心慌等症状，肝、肺、心脏病都可以从肾治。

(4) 癌瘤患者的肾经和膀胱经全都不正常，需要脚棍功调理，此功是癌瘤患者的主要辅助功法。

第一节　预备功

一、松静正坐1分钟

坐在高低合适的床沿或椅凳上，要领同涌泉穴按摩。两脚分开，与肩同宽，把涌泉穴放在棍上，大腿放平，使身躯与椅凳成90°角。

上身要求与松静站立一样，含胸、拔背、沉肩、松腰、虚腋、松腕。两手平放在大腿上，癌症患者手要远离病灶。上焦肿瘤与慢性病患者，双手放在大腿根；中焦肿瘤患者放在大腿中部，下焦肿瘤患者放在两膝上。

百会朝天，下颌微收，舌舔上腭，双目轻闭，内平视前方。全身充分放松，排除杂念，默念60个数。

二、中丹田三个气呼吸

手的位置同涌泉穴按摩，按身体情况，分别放在中丹田、肾俞、带脉，或仍放在大腿上。

慢性病患者与保健者用补法，癌症和疑难实症用泻法，口呼气时，松一松腰。

三、中丹田三开合

指尖向前，两手放在中丹田前约 10 厘米处，做法同一般简式预备功三开合，不同之处是坐着做三开合。一般慢性病人与保健者，手心向外开，手心相对合。癌症和高指标患者，手心或指尖向下开，手心相对合。

四、手放回原处

松静正坐默数 60 个数，三吞津，目的是充分松静下来。如不能松静，思想紧张，只学个势子，反而可能促使兴奋，疗效就不好。

五、脚棍功的意念导引

意念导引是脚棍功的重点，如果没有经络知识，只要充分放松入静，就可以按前面的功法 1~4 做预备功，不做以下的功法，直接练习正功。

若要提高疗效，最好按以下所述，先进行意念导引再做正功。意念导引方法有如下三种：

(1) 循经导气

做完预备功1~4小节的三吞津后，根据病灶所在脏腑，按十二经络图，预先想好“内气”应该走的那条经脉，用意念循行这条经脉一次。只要事先熟悉这条经脉路线，脚棍滚动时，“内气”会自然地循经而行，达到疏通病经、治病防病的效果。若没有经络学的知识，不能做此循经导气功法。

(2) 点穴按摩

①点按印堂穴。

男左、女右手，成剑指，中指尖的中冲穴点按眉心的印堂穴，可以点按九次或九的倍数。另一只手的内劳宫穴放在中丹田。脑中枢神经通达印堂穴，点按印堂可以帮助入静，协助接通任督二脉。

②点按鼻梁。

对上焦病，适于点按印堂穴或鼻梁穴位，路线近，收效快。

鼻梁上有穴位通达五脏，眉心穴位通肺，两眼角之间通心，逐次往下一指，分别通肝、脾、肾，鼻尖通会阴。男左、女右手，成剑指，根据病情用中指尖点按对应的穴位九次或者九的倍数，一秒钟点一次。

例如肺病点按眉心，心脏病点按两眼中间。点按某一个穴位时，意念若有若无地想一下对应的脏腑，生物电流就和下面的脏腑接通了。

根据中医的经络学说，把任、督二脉接通，全身阴阳经脉就都接通了。督脉的气很难从头顶百会下行到人中，需要借助上述两种方法点穴，再加意念导引，接通经脉。

③点按章门穴。

身体直正，屈肘，上臂紧贴胸侧，肘尖所指即章门穴。中下焦疾病，适于点按章门穴。男左、女右手，中指尖点按章门穴，另一只手内劳宫穴放在中丹田，然后做脚棍功，脚棍滚动时，可以使内气从脚下阴经导引上来，直通五脏。

注意：癌症患者，手要远离病灶，肿瘤部位和其附近都不能点按。

第二节　脚棍功正功

以第一阶段功法为例。

第一阶段（棍在脚心前的脚掌上滚动）

一、第一次蹬棍

两手放在大腿上，双眼轻闭，全身放松，腰、胯、脚踝都要放松，两脚放在棍上一起蹬棍，棍在涌泉穴前后滚动，前到大脚趾根，后过涌泉穴，但不过脚心。用放松的脚腕轻柔均匀地把棍向前蹬出，再向后滚回。一前一后为一次，滚动 120 次。做完停下后，两脚仍踏在脚棍上，中丹田三开合。（图 14–2）

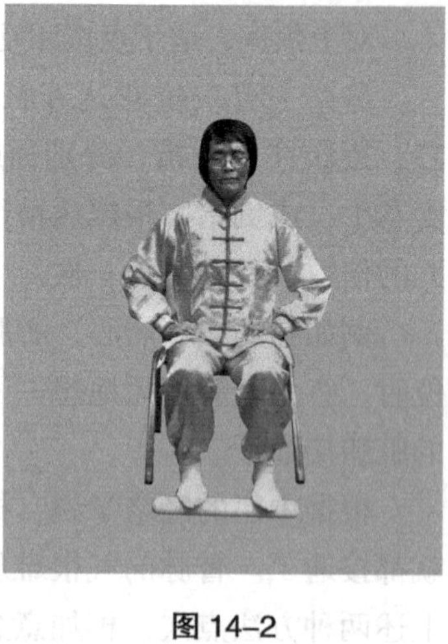

图 14–2

蹬棍时要特别注意松腰、松脚腕。

接下来做肾俞按摩。

二、肾俞按摩

注意：肾宜补不宜泻，以下全部用补法。

(1) 癌症患者把双手放到背后，内劳宫穴贴在肾俞穴，双手上下搓擦按摩，往上时轻，往下时重，这是补法。(图 14-3)

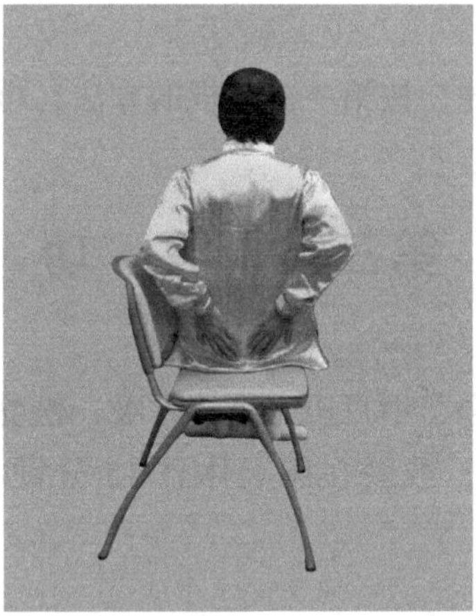

图 14-3

一上一下为一次，共按摩 12 次或 24 次，然后内劳宫穴对准肾俞穴，一律用补法做三按三呼吸。先口呼，轻轻按；后鼻吸，松开不离开，共做 3 次。

(2) 肾癌、膀胱癌不做肾俞按摩，可以做中丹田三开合，再用补法做三个气呼吸，先口呼，后鼻吸，再做三开合。

(3) 非癌症患者做肾俞按摩用补法。方法是：先用两手心从上向下轻轻擦肾俞穴，至自感温热为止，不限次数。然后，用两手心内劳宫穴贴在肾俞穴按摩。若不方便，可以两手成剑指，拇指放在带脉，中指放在肾俞穴按摩。从上向下、向外、再向上转圈，按摩 12 圈，即内转 12 圈，一按一呼吸，先口呼，轻轻按，后鼻吸，放松不离开；再反方向外转 12 圈，一按一呼吸；第三次再内转 12 圈，三按三呼吸。

中丹田三开合。

三、第二次蹬棍

两手放回大腿，按第一次蹬棍的方法，再蹬棍 120 次。

第三节　收　功

中丹田三开合，中丹田三个气呼吸，松静正坐 2 分钟。

收功后睡觉，或躺在床上休息 15 分钟，不要马上下地活动。

第四节　增加蹬棍的范围和次数

一、第二阶段（棍在脚跟之前的脚掌上滚动）

第一阶段练功一周之后，如无不妥，即可开始第二阶段。滚棍范围是，前到大脚趾根，后过脚心，但不到脚跟。其余均同第一阶段功法。

二、第三阶段（棍在全脚掌滚动但不到脚跟尽头）

第二阶段练功一周后，如无不适，即可开始第三阶段。滚棍范围是，前到大脚趾根，后到脚跟，但不到脚跟尽头。

脚跟有一个治疗失眠的穴位，蹬棍刺激此失眠穴，可以帮助睡眠。脚跟尽头有一个兴奋点，若脚棍刺激到兴奋点，会造成失眠。

其余均同第二段功法。

三、增加每次蹬棍或肾俞穴按摩次数

每次滚棍 120 次，经过一段时日后，如果没有不舒服的感觉，可以按 60 的倍数增加至 180 次。若有需要，还可在老师的指导下增加到 240 次，最多至 300 次。肾俞穴按摩的次数，随之增加到 24 次，最多至 36 次。

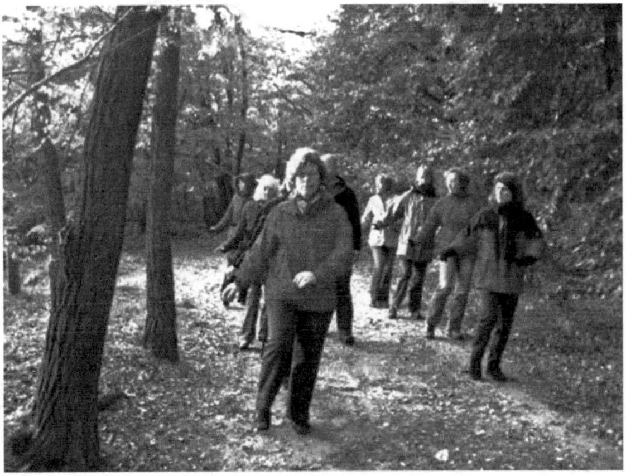

郭林气功在欧洲

第十五章　头部穴位按摩功

一、提　要

预备功后，用指尖在头顶穴位上做轻柔缓慢的按摩，手指与穴位有接触感即可，按和摩都不要用力，不要有压迫感。这种按摩是用“气”按摩，切忌重和快。

本功法共有 10 节，依次按摩顺序为：印堂、太阳、眉耳、眼睛、鼻壁、哑门、天柱、风池、二翳、回气。

参见头部穴位（图 15–1）和眼睛重要穴位。（图 15–2）

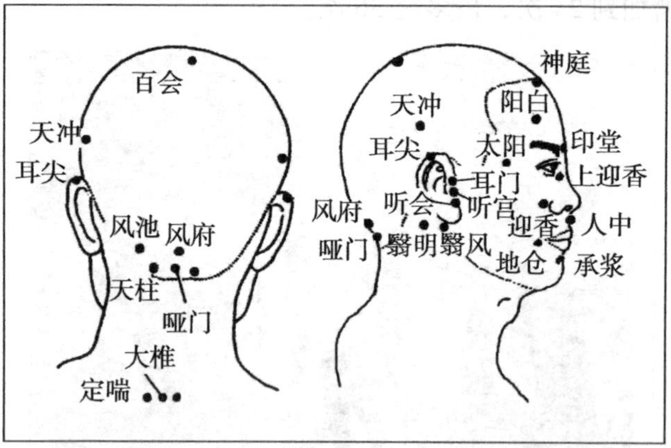

图 15–1

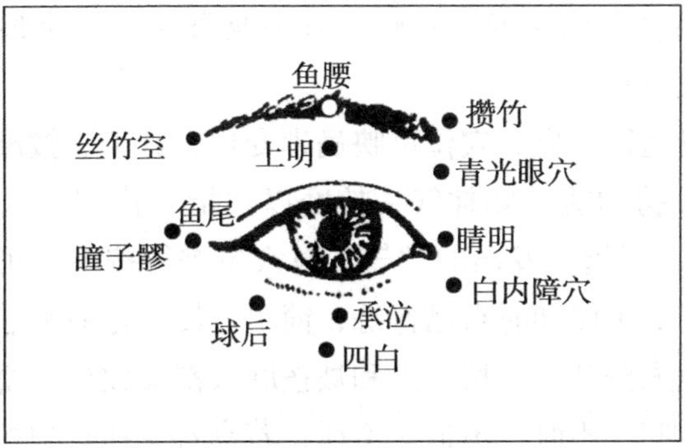

图 15–2

二、简　介

头部按摩是郭林气功中一个重点的辅助功法，郭林老师教功时，要求学功一个月后增加头部按摩。本功法可以调动大脑的内在潜能，改善大脑的生理功能，加强对人体的整体调理效果。头部按摩安神醒脑、调整阴阳，可以保护大脑，促进大脑皮质处于保护性抑制状态，使大脑得到更好的休息和调整。脑的健康直接关系到人体各系统的健康。

习练本功法可防治脑血管硬化，帮助消除头痛、失眠、脑鸣、眼耳鼻疾病，青光眼、肺癌、骨癌患者应该多练。

三、功　理

头是诸阳经汇总之所，脑是号令人体各器官的司令部，是神经系统的指挥中心，千亿以上的神经元，忙碌地整理着传入的资讯，指导人体对内对外的各种活动。“内气”是体内的生物电和资讯流，可以通过神经系统或体液循环系统传递，和经络系统结合，到达五脏六腑、骨髓及身体每一个最微小的地方，遍及全身。

经络运行气血，穴位反映病理变化，针灸、按摩可以镇痛和调理脏腑功能。郭林气功按摩以“指”代“针”，以“气”代“药”，用指尖发出的“气”对穴位进行按摩。可以请其他人按摩，更可以随时自己操练，简单方便，疗效显著。

请他人按摩时，按摩人和被按摩人都要放松，都应该按照“三不原则”，不盯、不追、不抓，若有若无地意想按摩人的指尖；自己做按摩时，初始学功要意念放松默数数，有一定功力后，一般人可以若有若无地意守病灶或中丹田。

注意：癌症患者禁止意守病灶。

每一个脏腑都有神经，每一个脏腑都有经络，每一个脏腑都有体液。郭林气功通过这三条通道，导引行气，抗癌健身，调动神经系统特别是大脑的功能，对练功成败起决定性作用。

四、宜忌

(1) 此功的最佳练功时间是中午 11：00~13：00,其他时间也可练习。

(2) 头颈部癌肿瘤患者，不宜练此功。

(3) 女子经期、孕期不练此功。

第一节　头部按摩的主要指法

1. 剑指：食指和中指并拢伸出，其他三指成环，大拇指轻压无名指甲边。

2. 环指：拇指和小指成环，其余三指虚拢弯曲伸出。
3. 小指：小指伸出，拇指压在三个指甲上。
4. 食指：食指伸出，拇指压在其余三个指甲上。

第二节　补泻原则

一、各穴位的按摩方向和补泻

(1) 印堂穴：从上往左向下顺时针转，左转（正转）为补；从上往右向下逆时针转，右转（反转）为泻。男女都一样。

(2) 在头前后，即面部和后脑勺，从中分线平面对称的各个穴位：从上向内、向下转（内转），为补；从上向外、向下转(外转)，为泻。

(3) 在头左右两侧互相对称的各穴位：从上往前向下转（前转）为补，从上往后向下转（后转）为泻。

(4) 哑门穴：男子从上往左向下转为补，从上往右向下转为泻。女子相反。

二、按摩次数

每个方向按摩都做九转。头为一身诸阳总汇，“九”数补阳。

三、补泻及调整法

练功者应根据自身情况，慎选补、泻和调整法。

一般情况用调整法：补–泻。

有肿瘤的癌症患者、高指标者，可以用泻法：泻–补–泻。

体虚患者用补法：补–泻–补。

第三节　预备功

本功法练习时，可以松静站立或松静正坐。松静站立或松静正坐1分钟，中丹田三个气呼吸，中丹田三开合。

第四节　正　功

以一般情况调整法（即补–泻）为例。

一、印堂穴按摩

（一）提、降手的方法

提手和降手时，都要松腰、沉肩、虚腋。但不同练功者，提、降时手势和速度要有所不同。

①正常指标者：中指尖相接，手心向身体，匀速提升或下降，沉肩提手带动肘臂自然升降。

②高指标者：两手心向下，或指尖下垂、手背相对，比较快速地上提；中指尖相接，手心向下，缓慢地下降。

③低指标者：中指尖相接，手心向上，缓慢地上提；手心向上，较快速地下降。

以下各节均同，不再重复。

（二）印堂穴按摩法

双手升至膻中穴，变指尖自然向上，到印堂穴高度（两眉心中间）变指法（以下各节相同，不再重复），成剑指，中指取穴，两指尖轻放在印堂穴，一起顺时针正转 9 次，再逆时针反转 9 次。动作要轻，手和穴位有接触感即可，不要有压迫感。（图 15–3）

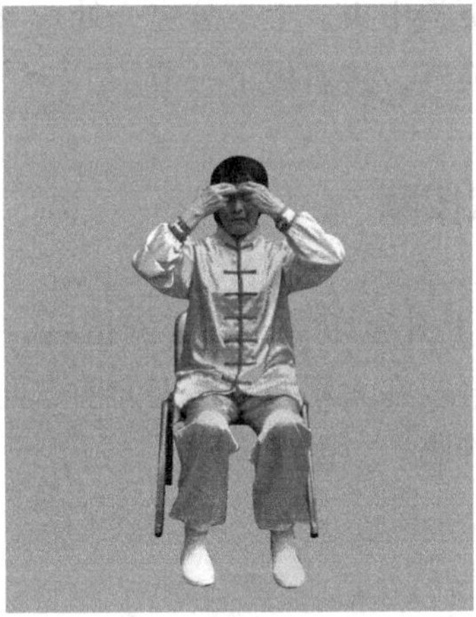

图 15–3

（三）三按三呼吸法

旋转按摩后，做三按三呼吸。癌症患者用泻法，先鼻吸，手指轻轻放在印堂穴不动；后口呼，手指轻轻按印堂穴，不要用力，重复三次。保健者先口呼，轻轻按；后鼻吸，手松开不离开。

注意：本功法是用气按摩，按和摩都不要用力，手指和穴位之间略有气感或接触感，如果用力效果不理想，甚至还会有不舒服的感觉。强调心安神静，舒适轻松。以下各节均相同，不再重复。

(四) 点 跳

然后，两手中指一起向上轻轻点跳到神庭穴（头部正中线，前发际边缘 5 分处）。稍停，再沿原路点回，经鼻梁点跳至人中穴（鼻柱下沟中央，上三分之一处），稍停，松开双手，降下至中丹田，换气，接着做下一节。

二、太阳穴按摩

1. 两手慢慢上升至印堂穴，变剑指后，两中指从印堂穴沿两眉毛分开，轻放在太阳穴，从上向前、向下，前九转，再后九转。三按三呼吸。（图 15-4）

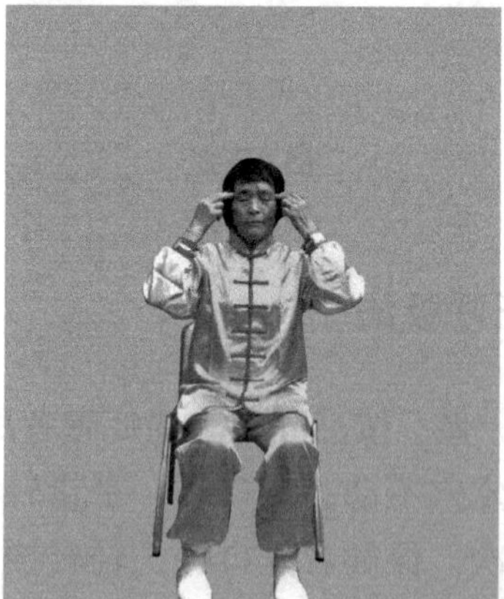

图 15-4

2. 松开十指，用指尖轻轻地慢慢地点按面部至下巴尖。点跳时以手指和皮肤刚刚接触为好，按摩脸部的毛细血管。肺主皮毛，轻点皮肤可以直通到肺和骨。然后，双手降至中丹田，换气，接着做下一节。

三、眉和耳部穴位按摩

1. 接上式。两手慢慢上升至印堂穴前，变剑指，拇指放在太阳穴，两手中指从眉头攒竹穴轻轻抹摩至太阳穴三次，这叫三画眉。

2. 双手翻腕，手心向前，顺势摩至耳部成环指，中指放在听宫穴，无名指和食指分别放在耳门和听会穴。三指一起前九转，再后九转。三按三呼吸。（图 15–5）

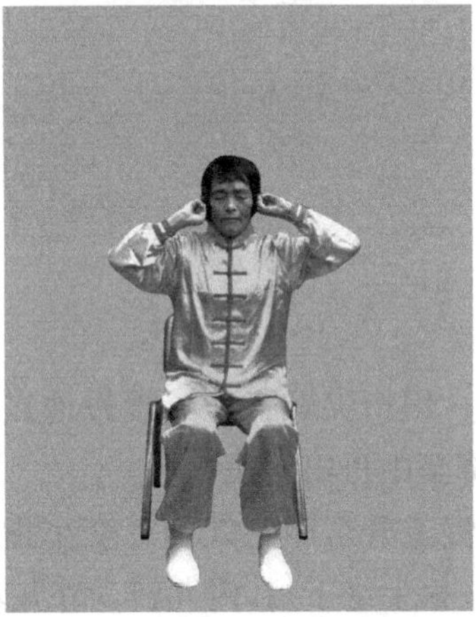

图 15–5

3. 十指松开，用指尖轻轻地慢慢地点按面部，点至下巴尖按摩毛细血管，然后，双手降至中丹田，换气，接着做下一节。

四、眼部穴位按摩

1. 两手慢慢上升至印堂穴，变小指分别放在两眼的睛明穴（内眼角上 1 分处），先内九转，再外九转。三按三呼吸。

2. 之后，小指沿眼缝轻轻滑摩至瞳子髎穴（眼外眦角外侧约 5 分处），内九转，外九转。三按三呼吸。（图 15–6）

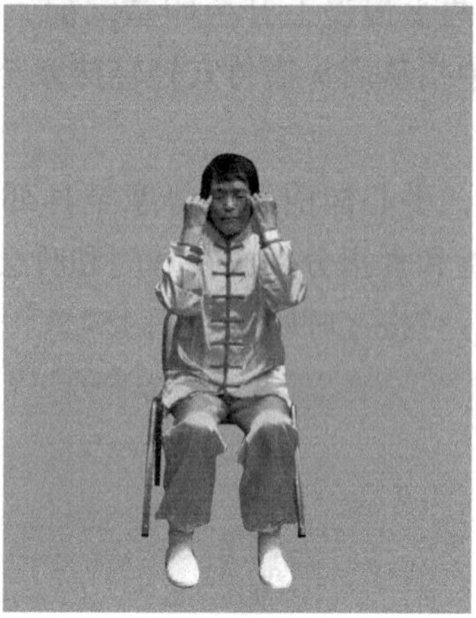

图 15–6

3. 五指松开，用指尖轻轻地、慢慢地点按面部毛细血管至下巴尖。双手降至中丹田，换气。

4. 两手再慢慢上升至印堂穴前，变小指，两小指放在上明穴（眉弓中点，框上缘下），内九转，外九转。三按三呼吸。

5. 小指经眼球直下至承泣穴，内九转，外九转，三按三呼吸。

6. 五指松开，轻轻地、慢慢地点按面部毛细血管至下巴尖。双手降至中丹田，换气，接着做下一节。

五、鼻壁按摩

1. 两手慢慢上升至印堂穴前，变剑指，从两眉之间沿鼻壁向下滑摩，经过上迎香、迎香、地仓再到承浆，重复做三次。感冒或慢性鼻炎，可以加做 9 次或 9 的倍数。（图 15–7）

2. 双手降至中丹田，换气，接着做下一节。

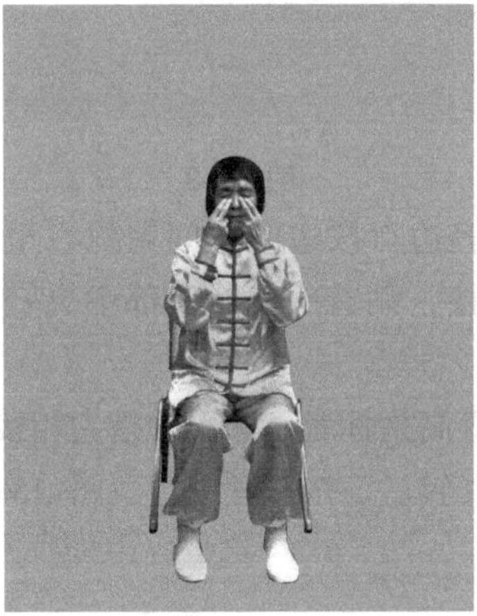

图 15–7

六、哑门等各穴位按摩

1. 先做阳白穴按摩。

（1）两手慢慢上升至印堂穴变环指，两中指轻放在阳白穴（眼眉上 1 寸，直对瞳孔处）。食指和无名指自然放好，一起内九转，外九转。三按三呼吸。（图 15–8）

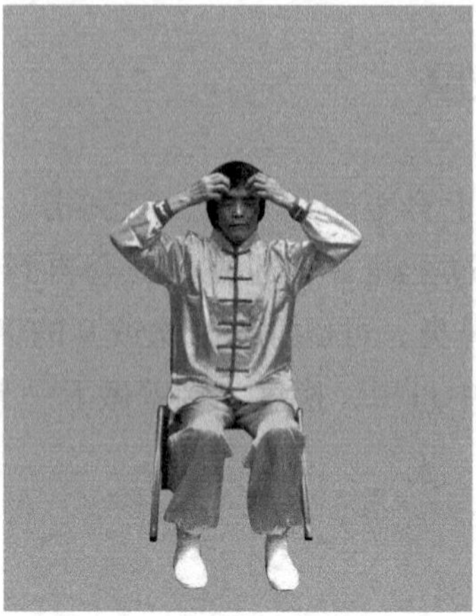

图 15–8

（2）两手轻轻边点按边向中间聚拢，至印堂穴上方，十指松开，双手相接，贴着头皮从头部中央轻轻划摩，到头顶百会穴。

（3）高血压等高指标者，两手中指尖相接，在百会穴顺时针正九转，再反九转。三按三呼吸。（图 15–9）

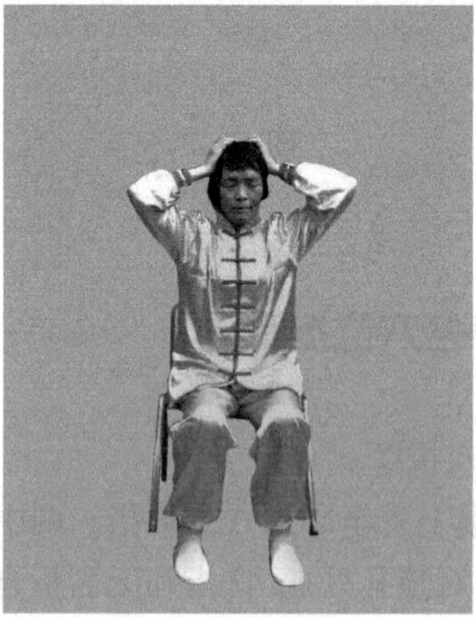

图 15–9

(4) 其他人中指不相接，不做百会穴按摩，而改做天冲穴(耳根后缘，直上发际 2 寸）按摩（图 15-10)。双手内劳宫穴捂住天冲穴，向前九转，向后九转。三按三呼吸。以下第七、第八两节的阳白穴按摩，方法与此相同，不再重复。

2. 松开十指，向下滑摩到哑门穴（后发际凹陷处直上 5 分)，变剑指，中指取穴（图 15-11)。男子双手一起左九转，再右九转，女子相反。三按三呼吸。

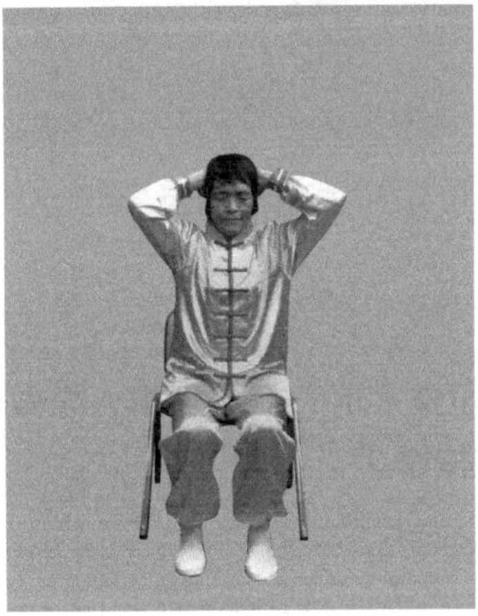

图 15-10

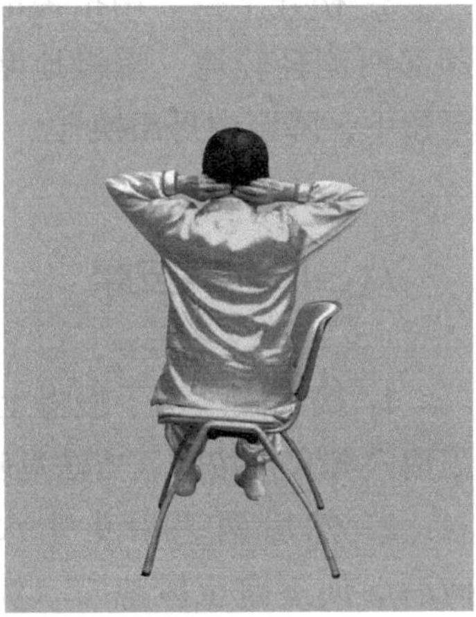

图 15-11

3. 然后，两手五指都松开，用指尖沿颈部两侧轻轻地、慢慢地摩至颈下，降至中丹田，换气。

七、天柱穴按摩

1. 接上式。两手慢慢上升至印堂穴前，变成环指，先做阳白穴等穴位按摩，方法见哑门穴按摩一节。

2. 然后两手沿头中央向后、向下轻摩至风府穴（颈后入发际一寸），变换指法，用大拇指和其他四指往下捏拿天柱穴（哑门穴旁二横指）两条大筋，捏至脖根大椎穴，共捏三遍。注意，只能从上向下捏拿。然后再轻轻捋三次。（图 15–12）

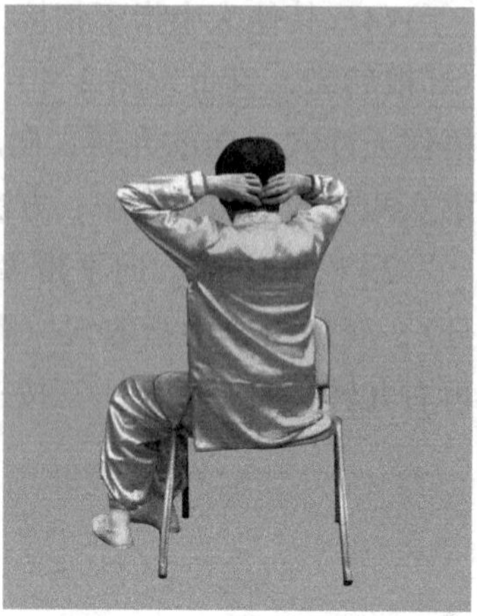

图 15–12

3. 松开十指，用指尖沿颈部两侧轻轻地、慢慢地摩至颈下，降至中丹田换气。

八、风池穴按摩

1. 接上式。两手慢慢上升至印堂穴前，变成环指，先做阳白穴等穴位按摩，方法见哑门穴按摩。

2. 然后两手沿头中央向后、向下摩至风池穴（枕骨粗隆直下凹陷处与耳后乳突之间），变换成剑指，中指取穴（图 15–13）。在风池穴内九转，外九转。三按三呼吸。

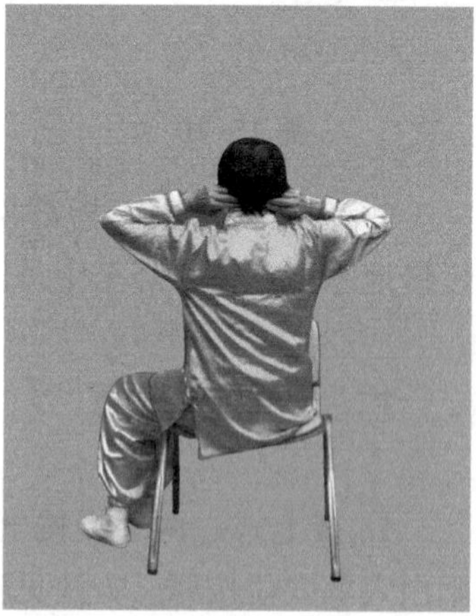

图 15–13

3. 按照哑门穴按摩法，两手五指都松开，用指尖沿颈部两侧轻轻地、慢慢地摩至颈下。双手降至中丹田，换气。

九、翳风和翳明穴按摩

1. 两手慢慢上升至印堂穴前，轻贴头皮，从前发际向后、向下轻轻抹摩至后发际，变剑指，中指取穴，在翳风穴（耳垂边缘，耳后乳突前下方的凹窝处）前九转，后九转。三按三呼吸。

2. 两手食指移到耳垂下凹陷处翳明穴（图 15–14），前九转，后九转。三按三呼吸。

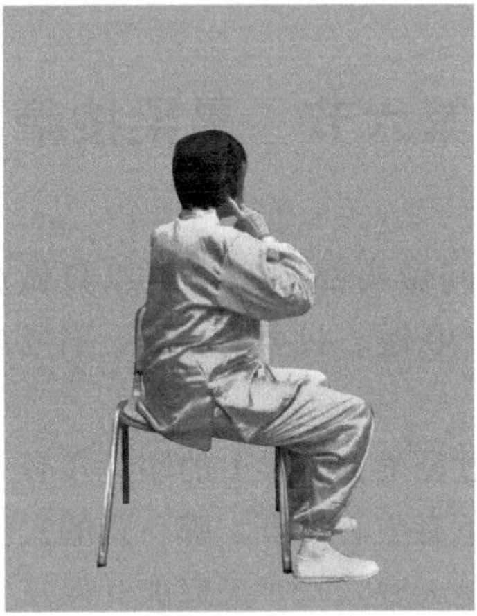

图 15–14

3. 然后松开十指，指尖沿颈部两侧轻摩至颈下，下降到中丹田换气。

十、导引回气

1. 接上式。两手慢慢升至印堂穴，不接触头皮，虚着沿印堂穴至百会穴。

2. 从百会穴开始轻贴头皮，再沿着颈部两侧的天柱穴，沿着颈部迷走神经轻轻抹摩，经胸部膻中穴把练功所产生的内气导引回到中丹田。重复做三次。

第五节　收　功

中丹田三开合，中丹田三个气呼吸，松静站立或松静正坐片刻。舌放下，眼睛睁开，恢复常态，休息。

第六节　鼻梁按摩

如果没有时间做头部按摩，可以只做鼻梁按摩。最好在中午 11:30~13:30 做。只要有空闲，什么时间什么地点都能做。

任督二脉通过鼻梁，鼻梁上的印堂穴有一条神经通脑底，印堂穴通肺，底下有主心、肝、脾、肾的穴位，鼻尖通会阴；比印堂穴高一点是天庭穴，“天庭能开保长生”，鼻壁两侧通腮腺，这里的穴位经络可以通达全身。

最好每天起床之前做一次印堂穴按摩。坐在床上，涌泉穴对住另一小腿后面正中的承山，一只手中指对印堂，另一只手劳宫穴对中丹田，可以旋摩，也可以用中指轻点，约一秒钟点一次。气有通透性，立刻就和对应的器官接通了。

哪一个脏腑有病，就按摩哪个对应的穴位，位置要准。例如妇科病按摩鼻尖，心脏病按摩两眼中间，糖尿病按摩肾点，轻轻旋摩或轻点 36 次，三按三呼吸，口呼轻轻按，鼻吸松开不离开；其他点做 18 次，直接调理神经系统和经络系统，两个系统的生物电合并起来，会收到意想不到的效果。

表四　头部按摩各穴位的所属经脉、位置和主治

序号	穴位	所属经脉	位置	主治
1	印堂	督脉	两眉毛中间的凹陷处，正对鼻尖	头痛、眩晕、鼻病
2	神庭	督脉	额正中入发际半寸	头痛、眉棱骨痛、癫症
3	人中	督脉	鼻柱下水沟中	牙关紧闭、中风虚脱、昏迷
4	太阳	经外奇穴	眉梢与外眼角中间，向后约一寸，凹陷处	偏正头痛、喉痛、牙痛、面瘫、眼病
5	攒竹	足太阳膀胱经	眉毛内侧端，目内眦角直上	头痛、眼病、目眩
6	耳门	手少阳三焦经	耳屏上切迹，张口凹陷处	耳聋、耳鸣、牙痛、中耳炎
7	听宫	足太阳膀胱经	耳屏中部前方，与下颌关节相平，张口凹陷，压迫时耳内作响处	耳聋、耳鸣、牙痛、中耳炎
8	听会	足少阳胆经	耳屏下切迹，下颌骨后缘，张口凹陷处	耳聋、耳鸣、牙痛、中耳炎
9	睛明	足太阳膀胱经	闭目，目内眦角上方一分处	眼痛、迎风流泪、近视、夜盲及各种眼病
10	瞳子髎	足少阳胆经	眼眦角外侧约半寸	头痛、眉棱骨痛、目赤痛、屈光不整、角膜白斑、角膜炎、视神经萎缩
11	上明穴	经外奇穴	眉弓中点，眶上缘下	屈光不正

（续表）

序号	穴位	所属经脉	位置	主治
12	承泣	足阳明胃经	眶下缘上方正中	近视、视神经萎缩、角膜炎
13	迎香	手阳明大肠经	鼻翼外缘中部与鼻唇沟之间	鼻炎、鼻窦炎、面瘫
14	地仓	足阳明胃经	口角旁约一横指	面瘫、流涎、三叉神经痛
15	阳白	足少阳胆经	眉弓与前发际之间下三分之一，正对目正中	面瘫、额痛、夜盲、青光眼
16	天冲	足少阳胆经	耳后入发际二寸	头痛、癫痫、牙龈肿痛
17	哑门	督脉	项后发际上半寸，第一颈椎和第二颈椎棘突之间	声哑、后头痛、项强痛、精神分裂症、癔症、神经官能症
18	百会	督脉	头顶正中线与两耳尖连线的交点	头痛、眩晕、脱肛、癫痫、高血压
19	天柱	足太阳膀胱经	哑门穴旁约二横指，斜方肌外缘	后头痛、项肌痛
20	风府	督脉	项上部，项后正中线上，入发际一寸，坐位微仰头取穴	头痛、眩晕、鼻衄、鼻塞、咽喉肿痛、项强痛不得回顾、中风
21	风池	足少阳胆经	枕骨粗隆直下凹陷与乳突之间	感冒、头晕、项强痛、高血压、耳鸣
22	翳风	足少阳胆经	耳垂后，下颌骨与乳突之间，张口凹陷处	耳聋、耳鸣、中耳炎、面瘫、腮腺炎
23	翳明	经外奇穴	翳风穴后一寸，乳突下缘	视神经萎缩、近视、白内障、耳鸣、失眠、腮腺炎
24	新翳明	经外奇穴	耳垂下，张口凹陷处	同上

第十六章　抗癌松腰功

一、提　要

闭目，预备功之后，①单手侧身划环松腰；②弓步转腰默念数；③意念腰际后仰身；④八个升降开合，收功。

二、概　述

腰为一身之主宰。松腰松胯，自然会气贯脏腑和四肢。腰不松，气不沉丹田。腰松得好，可以强肾，疗效才会高。郭林老师对松腰十分重视，创编了三套气功松腰功法。这里介绍中级抗癌松腰功，又名“气功松腰三段锦”。习练本功法能松腰胯，舒筋骨，通经络，活气血，升发周身元气，有防病、健身、抗癌的功效，是重要的辅助功法。

第一节　预备功

松静站立 1 分钟，中丹田三个气呼吸，中丹田三开合。

第二节　抗癌松腰功正功

一、单手侧身划环松腰

（一）起 势

预备功之后，两脚平行站立，按自然行功出脚顺序先出手划环。以左手先划环为例。

⑴ 右手的放置

高指标者手心向下，低指标者和正常指标者手心向上，沿带脉把右手外劳宫穴轻轻放在肾俞穴，手成握空拳状。心脏病人中指尖和拇指相接，其他人少商穴和商阳穴相接。

⑵ 肾癌和膀胱癌患者，右手放在带脉，指尖向后。

⑶ 全身扩散者，右手放胯旁。

⑷ 左手的手势：高指标者，指尖向下，低指标者，掌心向上，正常指标者，掌心向身体，自然地放在中丹田。

（二）左手侧身划环松腰

⑴ 左手按指标高低用不同手势由中丹田前沿任脉徐徐上升，到头顶的百会穴上方（注意：头颈部肿瘤和高血压等高指标者，不可高过印堂），翻腕、沉肩，变掌心向上。（图 16–1）

⑵ 同时松腰，右腿微弯，徐徐向左后方转身，左臂和手随之向左、向后、向下划环。

⑶ 当左手降至身后左侧时，双目微张视左肩，直至手指。

⑷ 坐胯松腰，继续向下环形划降（图 16–2），绕过左膝

下沿（图 16–3），回到中丹田前，身体还原到起势。如此重复三次，中丹田三开合。

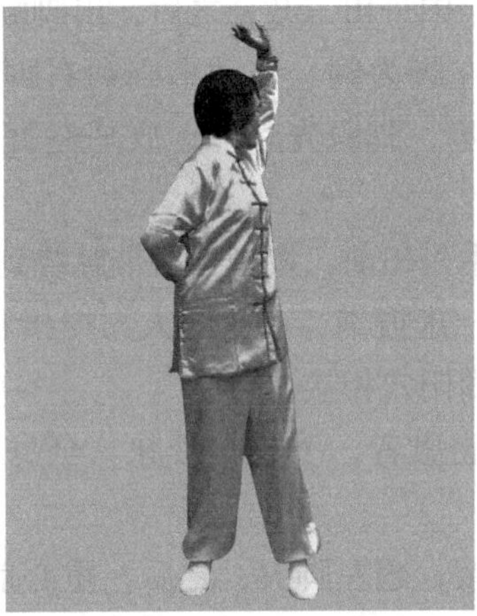

图 16–1

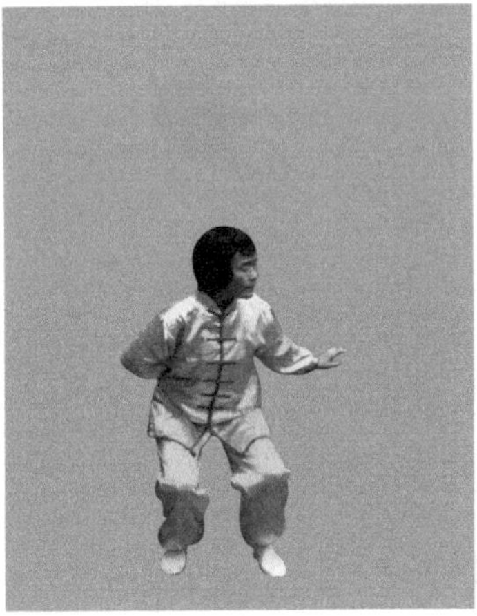

图 16–2

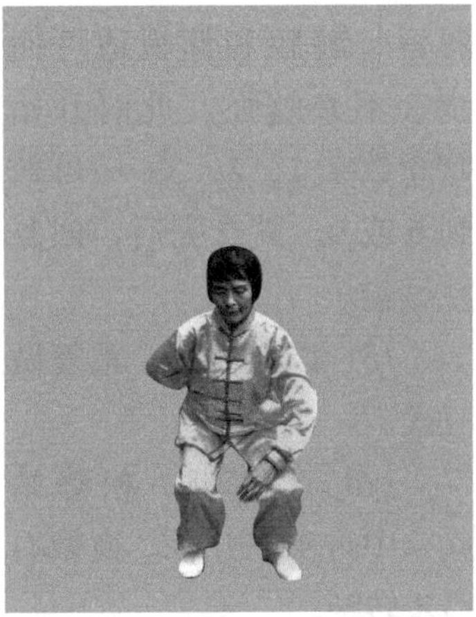

图 16–3

（三）右手侧身划环松腰

⑴ 接上式。中丹田三开合之后，出脚顺序同自然行功。

⑵ 以先出左脚为例。移动重心到右脚，点左脚，左脚向左前方迈一小步，脚跟先着地，放平左脚，调整左脚成左弓步。

⑶ 双手由中丹田前，按指标沿带脉绕到背后，两手外劳宫穴轻放肾俞穴，虚握拳，心脏病人大拇指和中指指尖相接，其他人少商穴和商阳穴相接。

肾癌和膀胱癌患者，手放在带脉。全身扩散者，手放在胯旁。

⑷ 坐胯松腰，翘左脚尖，之后，重心前移，成左弓步，重心放在左脚，松腰沉肩，上身略向前倾，腰带动身体向右后方缓缓转动，慢慢抬起后脚跟，面转向右后上方，双目微张远眺（图 16–4）。病重体弱者，转腰和仰视适可而止，不必勉强。此时开始默念数字 1，2，3……可数到 6 或 9。默念完后，回复左弓步。

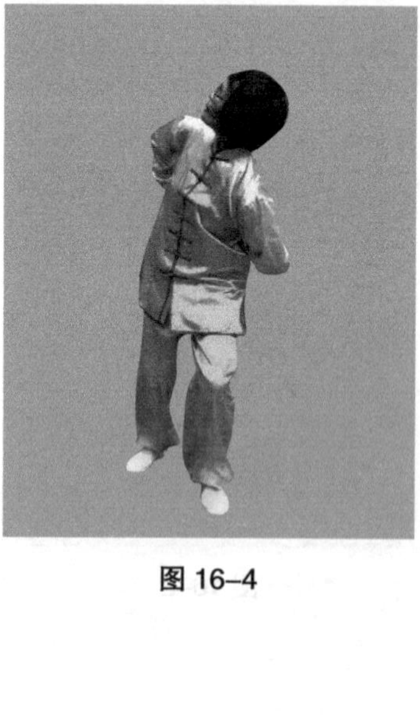

图 16–4

⑸ 以上功法，重复做三次。

⑹ 上右脚，松静站立，中丹田三开合。换做右弓步转腰。

二、右弓步转腰默念数

接上式。和上述弓步转腰功法相同，只是换成右弓步，向左后方转腰仰视。

左右弓步转腰默念数，各做三次为一轮，可以做一轮或三轮。

三、意念腰际后仰身

（一）预备势

(1) 先做三个不下蹲的升降开合

按自然行功的方法出脚。以先出左脚为例。

点左脚，上左脚，调整后脚成斜丁字步。

做三个不下蹲、不转方向的升降开合。

(2) 双手的放置

做完第三个中丹田开合，两手按指标沿带脉绕到背后，双手外劳宫穴放在肾俞穴，两手虚握拳，中指和大拇指的指尖相接，或少商穴和商阳穴相接。

肾癌或膀胱癌患者，手放在带脉。全身扩散者，手放在胯旁。

腰腹部肿瘤大于 8 厘米或腰胯骨癌者，不宜做或须慎做此功。

（二）左弓步后仰身

(1) 由上式变左弓步，重心放在两腿之间，松腰、松胯、松肩。意念在腰部，从腰开始，脊骨逐节缓缓向后仰身，仰面向上。（图 16–5）

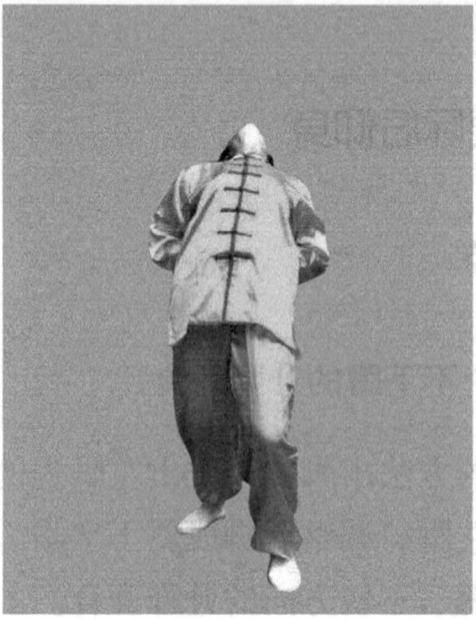

图 16–5

(2) 然后，保持意念在腰部，从腰开始脊骨逐节往前松腰、收腹，身体回到正中时，松腰、沉肩、低头，再还原。

以上功法重复三次，中丹田三开合，转做下式。

（三）右弓步后仰身

接上式。方法同上，变成右弓步，后仰身三次。

左右两脚的弓步后仰身各做三次为一轮，可以做一轮或三轮。

四、升降开合松静功

再做四个方向八个升降开合。参见第四章。

做完以上松腰功，可以收功休息，也可以接着做吐音功，然后再收功休息。

第三节　收　功

中丹田三开合，中丹田三个气呼吸，松静站立 2 分钟，还原，休息。

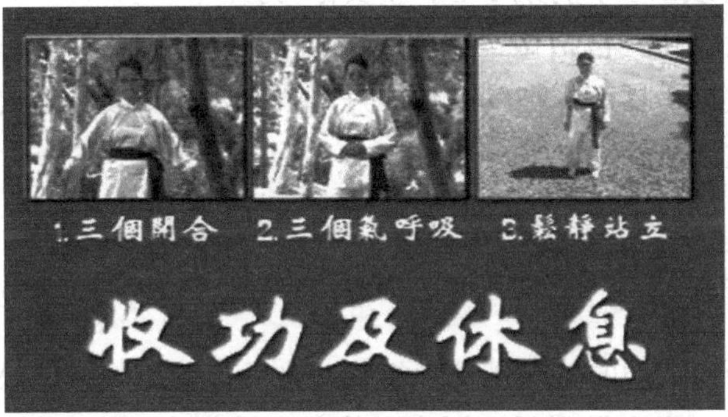
1.三個開合
2.三個氣呼吸
3.鬆静站立
收功及休息

郭林气功 DVD（玛丽医院版–粤语配音繁体字）

第十七章 慢步行功

（自然呼吸法慢步行功）

一、提 要

选好安全场地，闭目练习，预备功之后，做八个升降开合，按自然行功的方法，放松入静，松软稳慢地步行。

以意念导引为主，用定题、选题或守题排除杂念，步行约30分钟或以上。特别小心，不要惊功。

大收功：包括做三个不下蹲的升降开合放题，抱球，揉球，放球，揉腹，把气稳在中丹田。三个气呼吸，点穴回气，松静站立几分钟。

二、特点和功效

慢步行功的特点是动静相兼。势子导引充分体现松、静、慢、稳，意念导引强调深度入静，疗效取决于意念导引。即使势子优美，若入静不好，疗效也不会好。反之，势子差些，若大脑入静好，疗效也会好。当然，入静和势子都好，疗效就更好。

慢步行功是慢性病人的主功，也是防病保健的主功。此功适宜于高血压、心脏病、脑血管意外、肠胃病、糖尿病、神经衰弱、青光眼、肝炎及各种慢性病患者练习。

注意：

练习郭林气功自然行功一段时间之后，才适合练习此功。恶劣天气、女子经期、孕期不宜练习。

癌症病人不宜过早加练此功，病灶基本消失或得到稳固控制至少两年之后，加练此功大有裨益。

第一节　复式预备功

简式预备功，再加八个升降开合，即为复式预备功。

即松静站立 1 分钟，中丹田三个气呼吸，中丹田三开合，加做四个方向共八个升降开合。

从松静站立开始，就要按下文第二节的“守题三要”和“三不原则”意守中丹田。

第二节　慢步行功正功

一、势子导引

要轻闭双目，自然呼吸，心安神静，全身放松，松而不懈，稳而不僵，慢而不停，每分钟 2~6 步，步行 30 分钟以上。出脚方法同自然行功。以先出左脚为例。

（1）松左脚，点左脚，上左脚，高翘脚尖，脚跟先着地。手指虚拢，手势一般用补法，手心向身体，根据身体情况，也可以用其他手势。右手在中丹田前约 10 厘米处，左手在左环跳穴旁 15~20 厘米处。

（2）重心慢慢移向前脚，左脚放平，腰带动身体和头向右慢慢转动，转腰幅度要大，要尽量松、软、慢、沉稳。

（3）随着腰转，左手摆到中丹田前，右手向下、向外、向后划弧，摆到右环跳穴旁，右脚脚跟渐渐离地。（图 17–1）

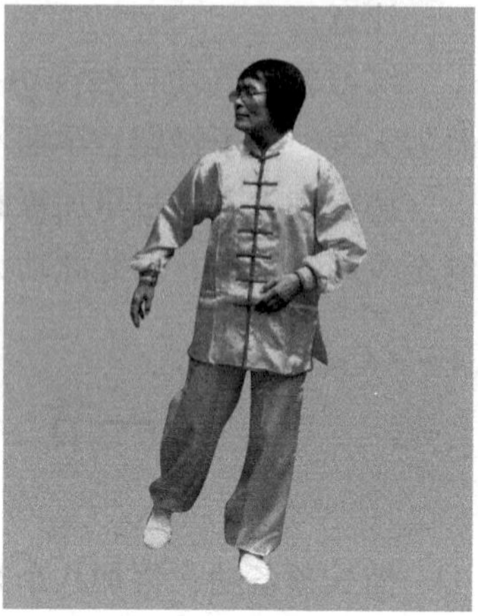

图 17–1

（4）上右脚，右脚跟先着地，脚尖翘起。此时左手在中丹田前，右手在右环跳旁。

（5）用和左脚相同的方法，重心慢慢移向前脚，右脚放平，腰带动身体和头向左慢慢转动。如此重复，步行 30~45 分钟。

二、意念导引

慢步行功的关键是松静和意念集中。势子导引和意念导引的配合至关重要。只有势子松透，才能大脑入静深。只有大脑入静好，才能真正放松。

开始学功要记动作，意念容易集中。动作熟悉之后，就容易杂念丛生。练功时为了排除杂念，需要把意念活动集中到某一点（题）上，“以一念代万念”。这个“题”要能使大脑皮质逐渐进入既不兴奋又不抑制的入静状态，并且在练功期内保持这种“以一念代万念”的状态（定题），要让大脑得到比较充分的休息和调整，减少或切断病理惰性灶的恶性循环。好的题，例如含有积极正面向上意义的词语，是好的念力或意志力，可以提升自愈力和免疫力，提供正能量。

注意：要在大脑入静而觉醒的状态下练功。昏睡中练功，不能产生内气，没有疗效。

（1）定题

定题就是把意念集中到这个题上。初学功者，动作刚熟悉，可用“健康”或“愉快”等简单而积极正面向上的词语，来导引和控制大脑入静。

（2）选题

动作熟练以后，“定题”已不能排除杂念，可以依下列原则来选择一个自己喜爱又能使大脑入静的景物或画面做题。要在练功前一两天就选好。在练功的整个过程中，不能再随意更换。数天之后，这个题可能不再使思想集中，不能“以一念代万念”了，这时才需要另选换一个新题。

（3）选题原则

①选近不选远，选太远会出现幻觉，甚至会出偏。

②选静不选动，静止不动的景物稳定而且帮助入静。

③选圆不选尖，尖利使人紧张，圆形使人平静。

④选体外不选体内，“悟外导引”是郭林气功的特点。只有到病情好转后，功力加深，松静很好时，才能意守中丹田。

(4) 选题颜色

①心脏病、小肠病，选粉红色或绛红色，如荷花。

②肝、胆、眼病，选绿色，如绿松树。

③脾、胃病，选黄色，如黄土、黄菊花。

④肺、鼻、大肠、皮肤病，选白色，如白玉兰。

⑤肾、耳、膀胱病，选灰黑色或深紫色，如黑牡丹、紫葡萄。

(5) 选题位置

①高指标者，要选择低于中丹田，如地面的花草。

②低指标或内脏下垂者，要选择高于印堂，如树梢。

③正常指标者，选择的位置要平于膻中穴。

(6) 守题三要

①一要“一聚一散”，即要一想一放。

②二要“似守非守”，即想时不能太紧，放时不能放空。

③三要“若有若无”，即又像有题，又像没题。

(7) 三不原则

①“不抓”，即不要怕题跑掉而紧抓不放，否则会头晕头痛。

②“不盯”，即思想上有题但不看题，不能把题放在眼前，眼看就是盯。

③“不追”，即题跑了，思想松一松，不要紧追，题还会自然返回来。

第三节　复式收功法

（大收功）

慢步行功产生的内气特别丰富，必须用复式收功法大收功。否则，周身元气回不到丹田，会造成元气亏损或气血淤阻。通常，做大收功至少要 10 分钟以上。

一、放　题

按病理或生理规定出脚，做三个不下蹲、不转方向的升降开合，目的是把所选的“题”放掉，把意念活动转到中丹田。

注意：不要把“题”带去中丹田，只是把“气”返回到中丹田去。然后，手在中丹田前成抱球状，上后脚，松静平站。

二、揉　球

（1）目的：使意念稳守中丹田。揉球时不要想球，更不要看球。（图 17–2）

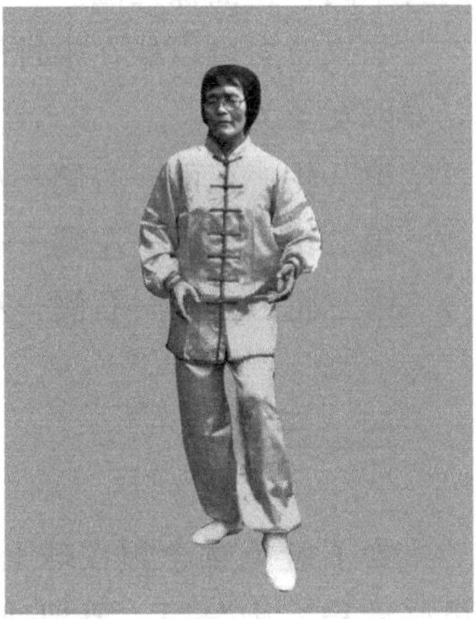

图 17–2

（2）揉球方法

换点另一只脚，上脚（例如肝、胆、眼病，出左脚）。两掌心相距25

厘米。肩、肘、腕“三松”，双手做上提、下放的“揉球”动作；腰、胯、膝“三松”，前后移动重心。

调整后脚成斜丁字步，方法同升降开合松静功。

两掌心相对，相距25厘米左右。肩、肘、腕“三松”，腰、胯、膝“三松”，前后移动重心。双手做上提、下放的“揉球”动作。

癌症患者从上往里、再向下往外揉。慢性病患者方向相反揉。保健者可以两个方向交替揉。

(3) 揉球方位

①正面揉：面向正前方，重心放在两脚中间，正面揉几圈。

②男左（女右）侧面揉：重心缓慢前移，后脚跟抬起，男向左（女向右）缓慢转腰约45°，揉球几圈。

③男右（女左）侧面揉：缓慢转腰还原到正前方，男向右（女向左）反方向慢转腰45°后脚跟抬起，揉球几圈。

④正面揉：缓慢转腰还原到正前方，两脚放平，重心放在两脚中间，正面揉几圈。

如果意念可以稳在中丹田，可以只做一轮。一般做三轮。

以女子为例。

第一轮：正面—右侧—左侧—正面。

第二轮：正面—左侧—右侧—正面。

第三轮：正面—右侧—左侧—正面。

三、三放球

为了避免意念想在球上，也为了“内气”不疏散，意念更好地稳守中丹田，要把球放掉。变双手手心向上成托球的样子，徐徐在中丹田、膻中穴、印堂穴前向上轻轻托一下，

像放气球的样子。身体重心也随着放球渐渐移到前脚。放球时意念要在中丹田，不可跟着球放走，要“球走气留”。(图 17–3)

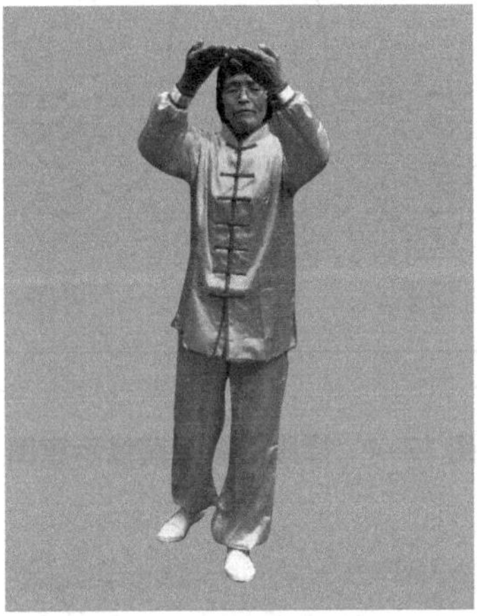

图 17–3

双手在印堂穴前竖起，变掌心相对，慢慢下降到膻中穴，按生理指标变换手势，降到中丹田前，上后脚，松静平站。

四、揉 腹

目的是使意念活动稳定在中丹田，促使“内气”全部归原。男左、女右手在下，以中丹田为圆心，分别按男逆时针、女顺时针方向，由小到大螺旋形划圈（图 17–4)，不要用力，轻轻揉腹共九圈，上不过膻中，下不过曲骨。在膻中穴换手，变男右、女左手在下，反方向再揉九圈(图 17–5)，回到中丹田。再换手，手停在中丹田，“内气”稳在中丹田。

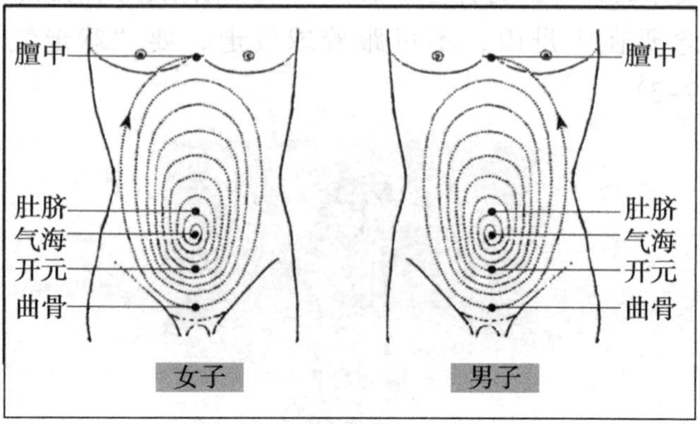

图 17–4　揉腹的循行路线示意图

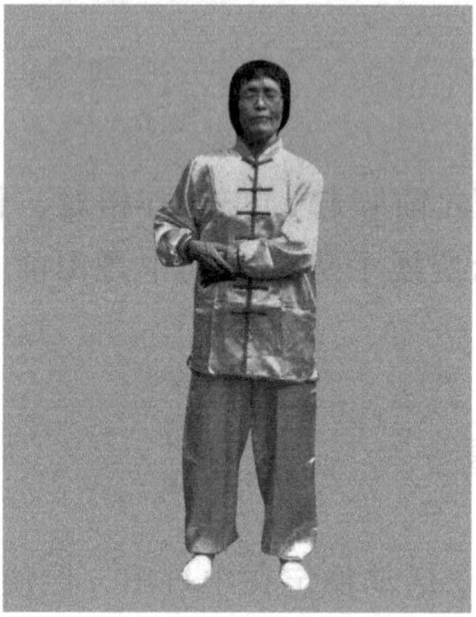

图 17–5

注意：揉腹时，只是手轻触腹部衣服缓慢做划圈动作，不要真做揉腹按摩。此时，意守中丹田，不要紧盯圈数。

五、中丹田三个气呼吸

目的：使意念恢复到平常态，使“内气”稳在中丹田。

六、点穴回气

两手慢慢升到印堂穴，平行分开到太阳穴两边。一般手心向脸，高指标者手心向后（图 17–6）。虚握拳，中指轻点内劳宫穴三次，点时拇指放在食指上，三次点穴两次放开。目的是使手上余气通过心包经回归中丹田。

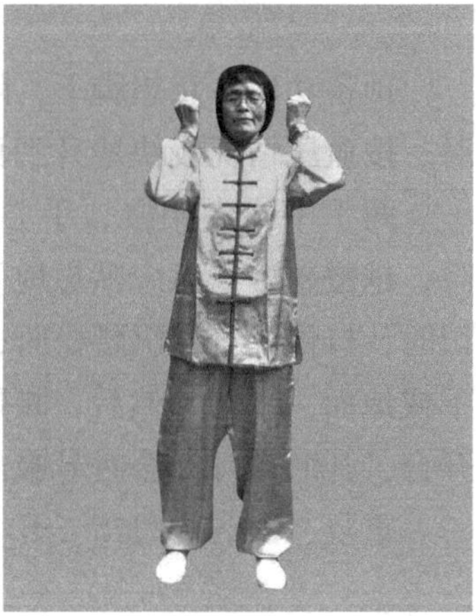

图 17–6

点完第三次，两手保持虚握拳不放开，拳心相对合向印堂穴，变拳心向下降到膻中穴，按生理指标变换手势，再沿任脉降到中丹田前，分开两手到两胯旁。松静站立 3~5 分钟，慢慢睁开双眼，恢复常态。

练完功休息 30 分钟，不搓脸，不喝水，不吃硬东西，以充分气化。

第十八章　降压功

一、提　要

预备功后，意想脚下，闭目练习。双手指尖向下，手背相对，按血压情况较快地升到百会，或印堂，或膻中穴。

两手中指尖相接，手心向下或指尖向下，沿任脉缓缓下降，越慢越好；意念默想地下或脚底涌泉穴。双手下降到中丹田时，口慢呼气，沉腰松胯，下蹲至大腿平，两手降到膝或膝下或地面，平气。然后，腰带动身体较快起立还原，中丹田一开合，开时口呼，合时鼻吸。

重复三次。中丹田三开合，为一轮，共做3轮，收功。

二、功　效

若坚持练习，可以明显地降低原发性高血压至正常值。在综合治疗中配合行功练习此功，效果尤佳。

三、功　理

意行则气行，气行则血行，“气为血之帅，血为气之母”。

习练本功法时，意念、手和势子共同导引内气下降，血压随之下降。利用意念导引和势子导引，调动机体对血压进行自动调节。

当轻闭双目、意想脚下、全身放松、大脑入静时，会降低人体对外界刺激的应激反应，有助全身血管放松，降低大脑皮质血管中枢的兴奋功能，减弱交感神经兴奋，而增强副交感神经促使血管舒张的功能，有助于血压下降。

一定要闭目练功，睁眼练本功法，降不了血压。

四、辨证治则

若高压（收缩压）高于200毫米汞柱时，双手升至百会穴。

若高压高于180毫米汞柱时，双手升至印堂穴前。

若高压在180毫米汞柱以下时，双手升至膻中穴。

若血压不稳，手第一次升至百会穴，第二次升至印堂穴，第三次升至膻中穴，三轮都要这样做。

五、注意事项

(1) 切忌七情干扰，不生气不忧虑，不着急不紧张，保持轻松愉快的生活。

(2) 饮食配合：低盐饮食，少油多蔬菜。忌食辛辣燥热食物，戒烟酒，忌贪食肥腻。

(3) 调整生活习惯，睡眠充足，避免思虑过度，远离肾上腺素等血管收缩药。

(4) 若当天情绪无法平静，应暂停练习此功。

(5) 妇女经期、孕期，暂停习练此功。

第一节　预备功

按高指标方法做预备功。

松静站立，中丹田三个气呼吸，先吸后呼，中丹田三开合，手指尖向下，手背相对开，手心相对合。

若做完后仍感到全身不够充分放松，可以加做一套升降开合松静功。

第二节　正　功

闭目练习，意念在两脚之间地下或足底涌泉穴。

1. 双手指尖向下，手背相对，沿胸腹正中线任脉快速（不要过猛）提升至头顶的百会穴，或升至上丹田印堂穴前，或升至胸部的膻中穴。手的高度根据高血压的程度而定。参见本章“辨证治则”。

2. 百会穴按摩：高压在200或以上的患者，男左女右手在下，双手内劳宫穴重叠，轻放在百会穴（图18–1）用泻法按摩，女子顺时针正转9圈，逆时针反转9圈，再顺时针正转9圈；男子相反。按泻法做三按三呼吸，先鼻吸，手不动，后口呼，轻轻按，重复三次。

然后，两手移到印堂穴前中指尖相接，手心向下平手慢降。（图18–2）

高血压低于200毫米汞柱不做百会穴按摩。

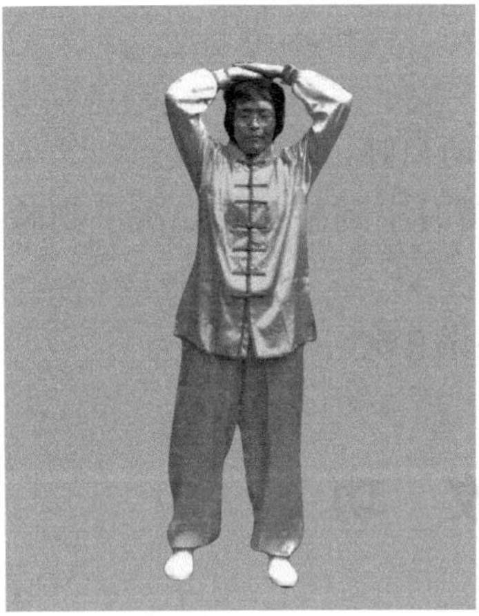

图 18–1

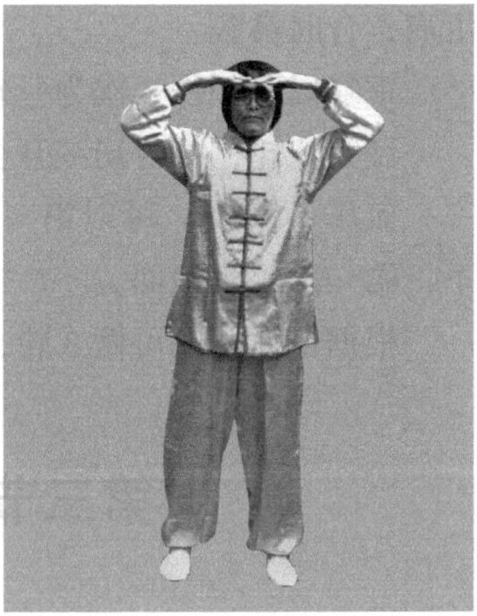

图 18–2

3. 两手中指尖相接，手心向下或指尖向下，缓慢地（越慢越好）沿胸腹正中线任脉下降，此时强调做好松腰、松胯、松肩，腰往下沉，带动手和身体向下。意念默想内气如同淋浴之水从体内缓缓流到脚下。

4. 两手降到中丹田，开始用口呼气，边呼边松边下蹲，至大腿蹲平，双手到膝或过膝，蹲在下面吸气；平一平气，禁止边吸气边起身。（图 18–3）

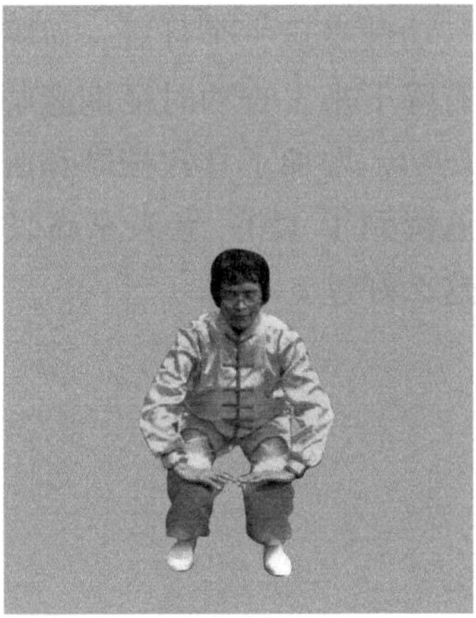

图 18–3

5. 双手指尖向下，手背相对，用腰带动身体快速回升，双手升到中丹田，全身放松，做一个中丹田开合，开时口呼，松腰、沉肩，合时鼻吸。

重复以上动作 3 次为一轮。

做完一轮，中丹田三开合，开时口呼，合时鼻吸。

血压不稳者，可以第一次下蹲时手到膝，第二次手到膝下，第三次手到地面。

根据身体情况可做 3 轮，即共做 9 次。

第三节　收　功

中丹田三开合，中丹田三个气呼吸，松静站立 3~5 分钟，慢慢睁开双眼，恢复常态。

早、中、晚各做一次效果最好。

【验证实例】

N 女士已 81 岁高龄，患有心脏病和糖尿病，还有高血压，每天吃降压药，血压一直在 170 左右。参加工联会郭林气功健身班一个月后，血糖就正常了，但两个月后血压还没有降下来。查功时征询老师意见，每日增加了升降开合、降压功，增加了耳穴按摩和脏腑按摩时间。一个半月后，血压就降到了 120。老人家高兴地说，这些年我的血压从来没有这么好过。

第十九章　头颈松静功

一、提　要

预备功后，以腰为轴，带动脊椎和头转，以秒针速度转。

头颈松静功全套功法分为 10 节：

(1) 左右两侧转；
(2) 低头望天转；
(3) 左右侧枕转；
(4) 左右腰头旋转；
(5) 前上斜 45°伸缩转；
(6) 后上斜 45°伸缩转；
(7) 男左女右上斜 45°伸缩转；
(8) 男右女左上斜 45°伸缩转；
(9) 下颌向前划圈转；
(10) 后脑勺向后划圈转。

二、概　述

头颈松静功、运指健脑功、强身健脑收功法和明眼功，是由郭林亲传弟子、“抗癌明星”唐伶俐老师提供的功法。

唐伶俐，1979 年 25 岁时，被确诊患上中晚期脑垂体嗜酸型细胞肿瘤合并肢端肥大症。苗条俊秀的姑娘嘴唇变厚，鼻子变阔，眉骨增高，牙床错位，手脚粗大，皮肤黑粗，凸凹不平。变形的宽脸像是 60 多岁的老妇。在北京日坛亿元（中国医科院肿瘤医院的前身）做了放射治疗，当时大夫判断能再活 3~5 年。1981 年肿瘤复发，但因多项生理指标不正常而无法手术。绝望之中，她找到郭林老师学功，初学功时，她因病痛折磨而头重脚轻，眼睛复视，舌头僵直，吐字不清，脖子发硬，不可扭动，稍一转头就天地不分，房屋倒置，眩晕要倒。只好在树上绑一条绳子，手抓着绳子一步一步地挪动学习行功，走两步就要停一停。半年之后可以在两棵树间拴一条绳子扶着走，以行功为主，又学了头颈松静功等，先练头颈松静功，再练其他功时就不会头痛头晕。一年后，她能像平常人一样双手摆动练功。1984 年，她就可以上班工作了。到 1988 年，肿瘤没有发生变化，但嘴唇薄了，鼻子小了，皮肤细了，口齿清了。1990 年，肿瘤全消了，如今已经康复多年。她积极推广郭林气功，帮助救治了许多人。

头颈松静功要求以秒针的速度转。现代人工作繁忙，时间不够，不少患者 15~20 分钟做完一套功法，效果也很好。

三、适用范围

（1）头颈松静功是健身祛病益寿延年的重点功法，对头昏脑涨、小脑萎缩、腰酸背痛、全身疲惫、骨质增生、颈椎病、腰椎病、严重的失眠等，均有较好的疗效。是脑瘤、脑癌患者的必练功目。

（2）腰为肾之府，胸是心、肺所在，颈是各阳经必经之地，脊椎里的骨髓是大脑和周围神经连接的枢纽，也是督脉所在。头颈松静功，以腰为轴，带动脊椎以秒针速度慢旋和伸缩，启动腰椎、胸椎、颈椎，能充分调动中枢神经系统和周围神经系统，充分调动经络系统，强肾固本，启动诸阳，促使阳经通畅、阳气充盈，并对五脏六腑有很好的按摩作用。

【验效实例】

(1) 脑癌患者Y小姐，2008年发病，眼睛复视，脚站不稳，以鼻梁为中线半边麻痹，不能做行功。我建议她天天练本功法，5个月后，她到气功班来找我说："老师，我可以行走了，我要跟你学行功。"不幸的是，一个星期后医生告诉她，癌细胞已经转移到肺和骨骼。我鼓励她不要放弃，只要有百分之一的希望，就要付出百分之百的努力。她是一个很了不起的人，坚持每天练习本功法，并逐渐增加练行功的时间，每天上下午坚持练功两次，意志很坚强，心地很善良，经常鼓励和帮助其他病人，被病友称为超级好人。

(2) 鼻咽癌患者C先生，2005年做了电疗，2008年复发，花费大量金钱做了"揭面"手术，切除了肿瘤，医生说已经没事了。想不到肿瘤很快转移到脑部，而且很大，影响眼睛视物不清。西医建议做昂贵的标靶治疗，试药费约60万港元，还不能保证成功。他负担不起，只好拒绝西医治疗，医生说可能在三个月内脑肿瘤会"爆破"，致人瘫痪，最多可以活一年。他来学气功时对我说："老师，我百分之百靠郭林气功和吃中药了。"我期待他创造奇迹。因为脑肿瘤的影响看不清路，太太很支持，每天清晨送他到水塘练郭林气功的行功，坚持每天练功7小时。他说很喜欢练头颈松静功，常常一次练1小时，每次练过此功，头痛就会消失。

只练了三个多月，肿瘤就不见了，西医验血 EVB 病毒指数为零，正电子扫描全身无肿瘤，完全康复了。他和太太都说："真是太神奇了！"

（3）香港的 W 太太失眠十几年了，周身骨骼痛，看遍了香港的中西名医，钱也花了不少，没有什么用，40 岁出头就停了经。经朋友介绍，特意找我来学功。我教她头颈松静功，但只做一两个动作，肩、背、前胸的疼痛都让她大声叫喊起来，必须倒在长凳上躺一会儿。就这样，学一套功需要躺倒十几次。当晚一觉睡到大天亮。她一直坚持练习，后来又学习行功。不久，月经又回来了。

第一节　预备功

松静正坐 1 分钟，中丹田三个气呼吸，中丹田三开合。

第二节　正　功

一、左右两侧转

两手自然放在小腹或大腿根部，癌症患者要远离病灶，从正面开始。男子先向左、后向右转，女子相反，先右后左，百会朝天，以脊椎为轴，腰带动脊柱和头颈，柔和缓慢地转动，不要强扭强拉，转到可以舒适达到的最大位置，再缓慢还原到正面。（图 19–1）

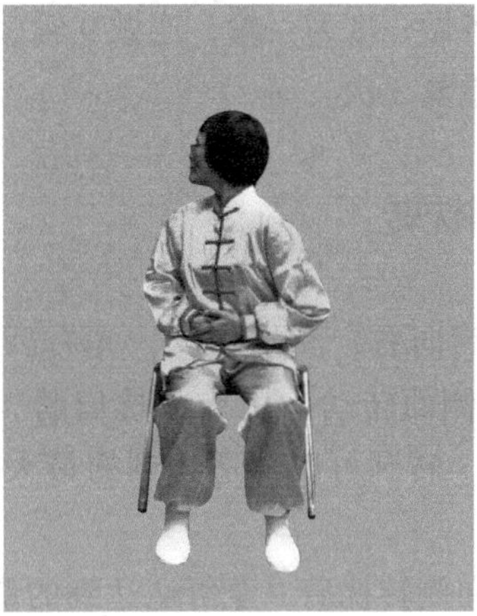

图 19-1

然后，再向相反方向尽量转动至适度位置，还原。左右两侧各做一次为一轮，连做 9 轮。三个气呼吸，先口呼，后鼻吸，重复三次。

二、低头望天转

男女相同，腰逐节带动脊柱和头颈，柔和缓慢地低头，腰部、颈部放松，不要强力猛动，尽量低头至最低位，再缓慢还原。

再向相反方向，腰带动脊柱和头颈，柔和缓慢地向后仰面、仰头，印堂穴对天（图 19-2），然后缓慢地还

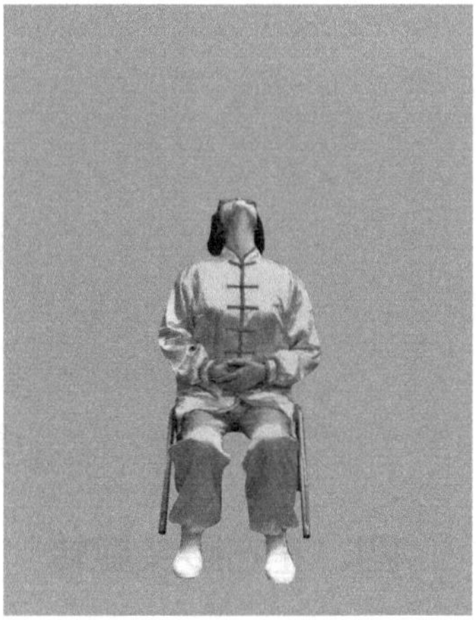

图 19-2

原。低头、望天各做一次为一轮，连做 9 轮。三个气呼吸，先口呼，后鼻吸，重复 3 次。

三、左右侧枕转

男子先向左后向右，女子相反，先右后左，腰带动脊柱和头颈缓慢地向侧面转动，用头去枕肩膀，不要强扭，腰、肩、颈根都放松，转到可以舒适达到的最大位置，缓慢还原到正面。

再向相反方向侧转枕肩，至舒适达到的最大位置（图 19-3），还原。左右两侧各做一次为一轮，连做 9 轮。三个气呼吸，先口呼，后鼻吸，重复 3 次。

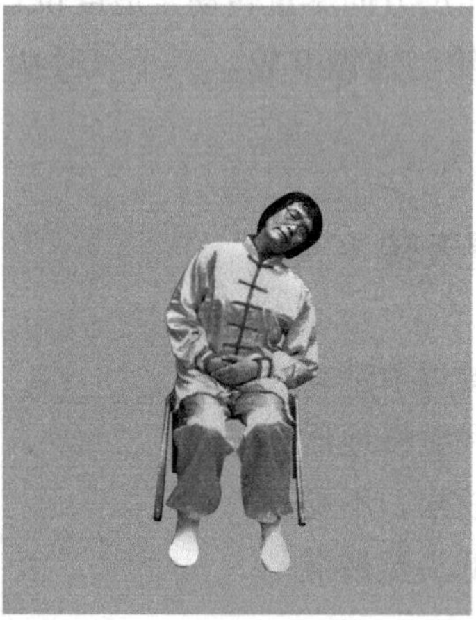

图 19-3

四、左右腰头旋转

男子从右向左逆时针缓慢旋转，头微微前伸，好像鹅要把颈拉长。腰带动脊柱、头颈和上身缓慢地转圈，不要强扭强拉，连做九圈。一个气呼吸，先口呼，后鼻吸。

同样方法，相反方向再转 9 圈（图 19–4）。三个气呼吸，先口呼，后鼻吸，重复3 次。

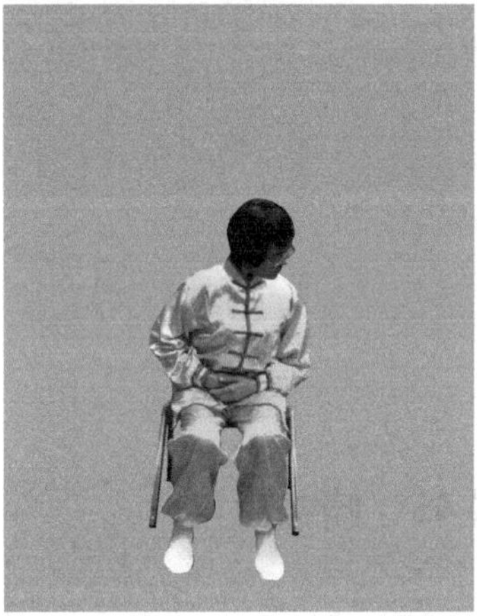

图 19–4

女子方向相反，先顺时针从左向右旋转，其他相同。

五、前上斜 45° 伸缩转

男女相同。两手掌心向前，指尖向上放在肩前，腰带动脊柱，两肩带动上臂、颈，一起向前上方斜 45°，缓慢地拉伸，腰、胯、颈、头尽量向斜上方拉，至可以舒适到达的最大位置（图 19–5）。腰、脊椎、头、颈再依次缓慢缩回，还原，似龟缩。腰、头颈拉伸和龟缩各做一次为一轮，连做 9 轮。

三个气呼吸，先口呼，后鼻吸，重复 3 次。

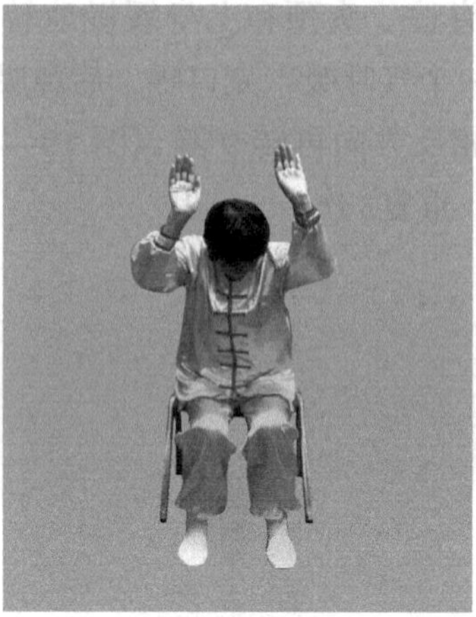

图 19–5

六、后上斜 45° 伸缩转

男女相同。两掌心向后、指尖向上放在肩前，腰带动脊柱，两肩带动上臂和颈，一起向后上方斜 45°，缓慢地拉伸，腰、胯、肩、颈、头尽量向后斜上方，伸至可以舒适到达的最大位置（图 19–6）。腰、脊椎、头颈再缓慢缩回还原。

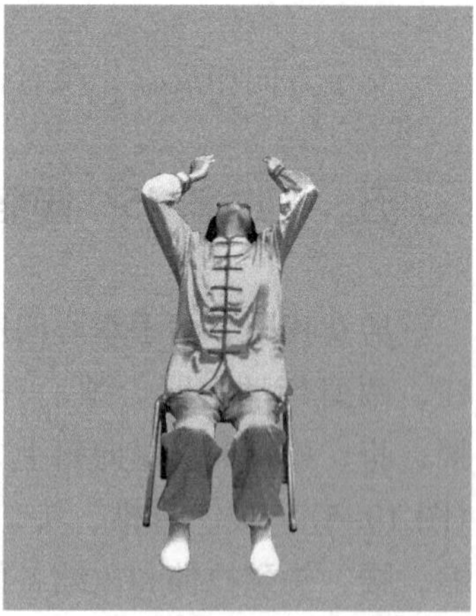

图 19–6

腰、头颈拉伸和回缩各做一次为一轮，连做 9 轮。

三个气呼吸，先口呼，后鼻吸，重复 3 次。

七、男左上斜（女右上斜）45° 伸缩转

男子先把右手举起放在右肩前，掌心向左，腰带动脊柱，右肩带动头颈和手臂，一起转向左上方斜 45°，缓慢地拉伸腰、脊椎和头颈，至可以舒服到达的最大位置。再缓慢缩回，还原。

女子做法相同，但方向相反。先把左手举起放在左肩前，掌心向右，腰带动脊柱，左肩带动颈和手臂，一起转向右上方斜 45°缓慢地拉伸腰、脊椎和头颈，至可以舒服到达的最大位置(图 19–7)。腰、头颈的拉伸和回缩各做一次为一轮，连做9 轮。

然后，三个气呼吸，先口呼，后鼻吸，重复 3 次。

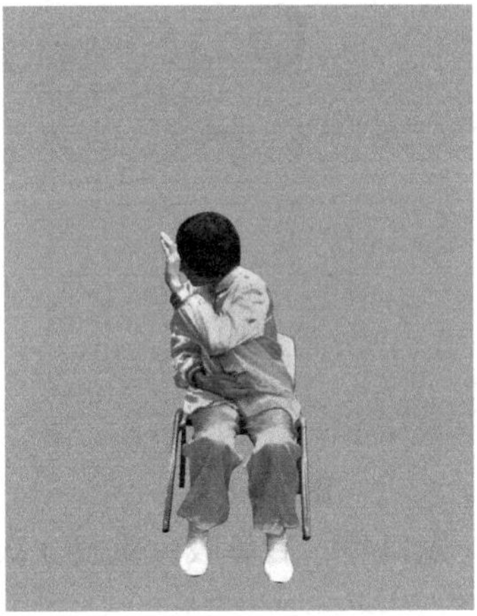

图 19–7

八、男右上斜（女左上斜）45° 伸缩转

功法和上节相同，但方向相反。连做9轮。然后，三个气呼吸，先口呼，后鼻吸，重复3次。

九、下颌向前划圈转

两手心向下，指尖向脸部，腰带动脊柱、肩和两臂，向上、向前再向下缓慢蛹动划圈，下颌配合向前划圈转动（图19-8）。连做9次。

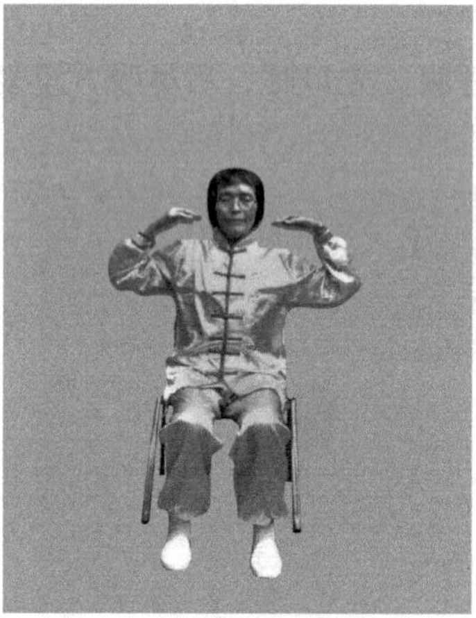

图19-8

三个气呼吸，先口呼，后鼻吸，重复3次。

十、后脑勺向后划圈转

两手心向下，指尖向脸部，腰带动脊柱、肩和两臂，向

上、向后、再向下缓慢蛹动划圈，后脑勺和下颌配合向后划圈转（图 19-9）。连做 9 次。

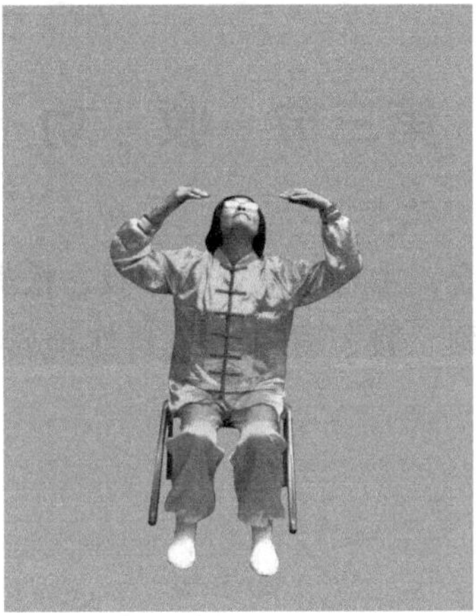

图 19-9

三个气呼吸，先口呼，后鼻吸，重复 3 次。

十一、点穴回气

脑癌患者，两手升到胸前，中指尖轻轻点内劳宫穴三次，中指轻点穴时呼气，手指伸开时吸气。（图 19-10）

其他人按指标选用手势，升到印堂穴，一般手心向太阳穴，高指标者手心向后，中指轻轻点内劳宫穴三次，方法同上。

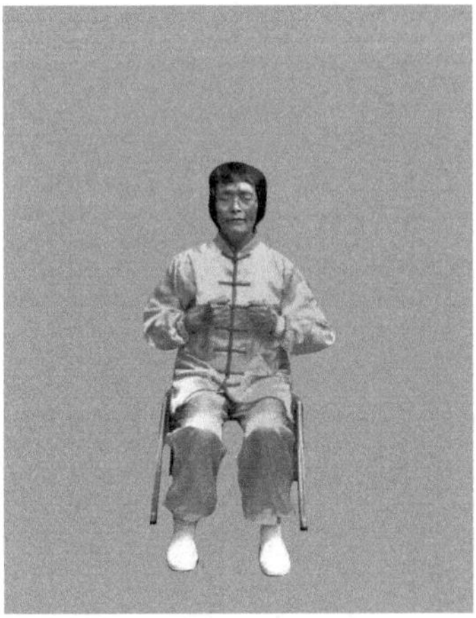

图 19-10

然后，拳心相对合到印堂穴前，变拳心向下降到膻中穴，按指标高低选择手势，降到中丹田。

第三节　收　功

中丹田三开合，中丹田三个气呼吸，松静正坐 2~3 分钟。

最后，头、颈、腰、脊都轻松自然地转动一下，恢复常态。休息。

第二十章　运指健脑功

一、简　介

十指连心，手动可健脑。灵活的双手和大脑是人类区别于其他动物的标志。郭林气功就是练大脑。本功法适合脑瘤、脑癌和各种脑病患者练习，也可作为健康人士、学生或白领职员益智健脑的保健功。老年人可以随时练习，有助于预防老年各种脑病。

二、提　要

预备功之后，通过双手协调动作，例如捏、拉、弹、打和转动，加强对大脑的良性刺激，改善大脑功能。

本功法共有 14 节，分别为：

(1) 拳心相对打；

(2) 合谷相对打；

(3) 月亮丘对打；

(4) 手背相对打；

(5) 叉指相对打；

(6) 虎口交叉打；

(7) 交叉握指转；

(8) 转腕；

(9) 猴子偷桃；

（10）弹指；
（11）捏拉十指；
（12）分合运指；
（13）强筋；
（14）验筋。

三、预备功

松静正坐 1 分钟。中丹田三个气呼吸，中丹田三开合。

四、正　功

（1）拳心相对打

手握空拳状，拇指放在食指上，拳心相对打，轻松有弹力，像气打的感觉，打一下默数一个数，边打边数。

先从 1 数到 7：1，2，3，4，5，6，7；
再倒数：7，6，5，4，3，2，1；
然后数第二遍：2，2，3，4，5，6，7；
再数回来：7，6，5，4，3，2，1；
拳心相对打共 7×4=28 下。
注意每次数第 7 下时，时间略长些，两手拉开。（图 20–1）
以下各节，默数法相同，不再重复。

（2）合谷相对打

拇指肚压在食指指甲上，另外三指握实成酒杯状。两手合谷穴相对，轻打 28 下，打一下默数一个数，数法同上。（图 20–2）

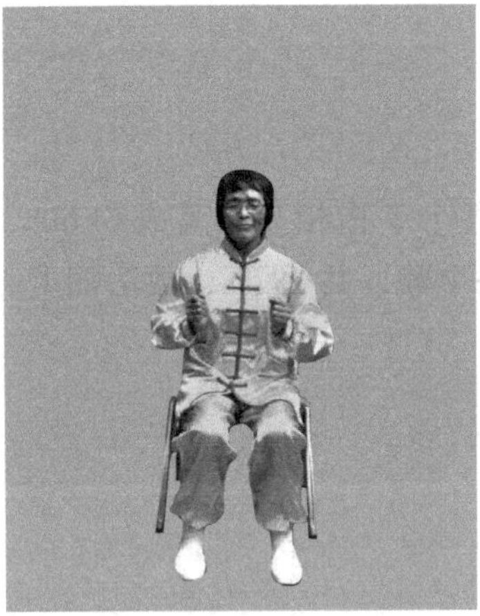

图 20-1

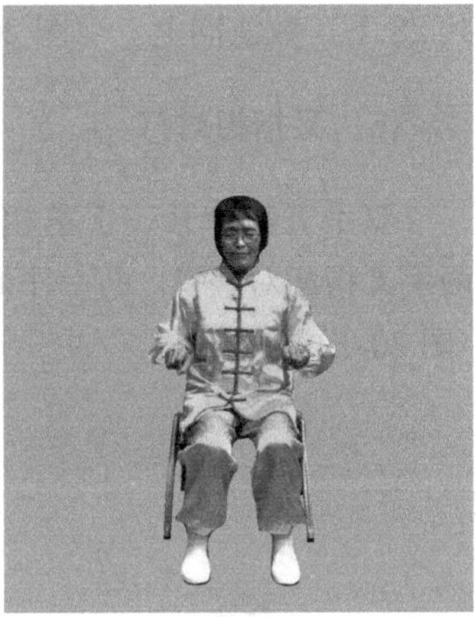

图 20-2

(3) 月亮丘对打

双手握成空拳状，两手掌心略微倾斜相对，小指侧小鱼际或月亮丘（编注：解剖学之掌相学所讲的月亮丘，是指握拳时小指压到的那块手掌肌肉，即掌相学所讲的月亮丘）轻轻对打，打一下默数一个数，共28下，数法同上。（图 20-3）

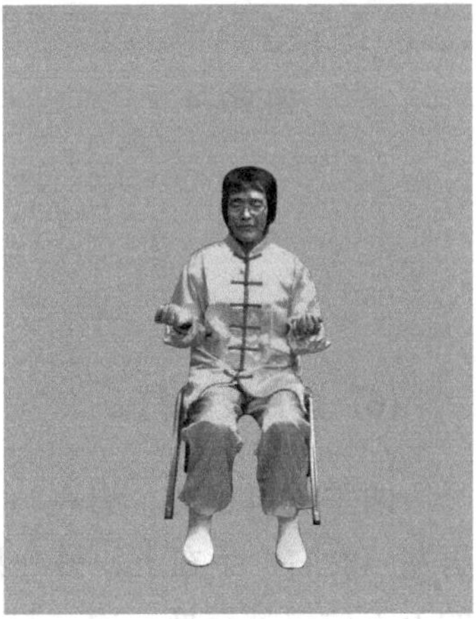

图 20-3

(4) 手背相对打

双手握成空拳状，一手上、一手下，手背相对，两手一起动，互相对打。打一下默数一个数，

共 28 下，数法同上。（图 20–4）

(5) 叉指相对打

双手五指分开，手掌相对，各个手指相互交叉成约 60°，两手叉指相对轻打。打一下默数一个数，共 28 下，数法同上。（图 20–5）

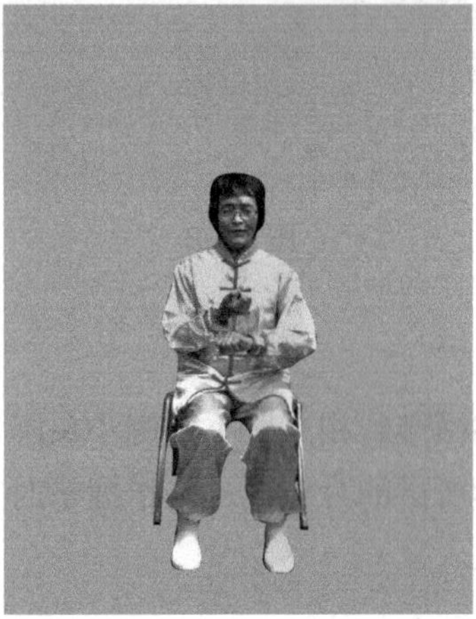

图 20–4

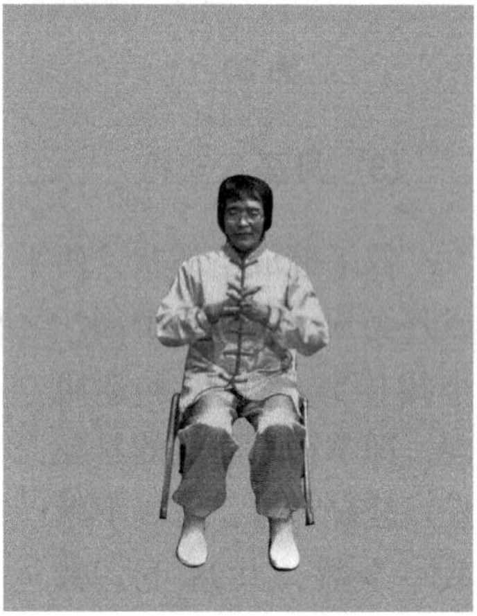

图 20–5

(6) 虎口交叉打

两手虎口相对，男左（女右）手在上，另两手虎口相对，男左（女右）手在上，另一只手在下。两手交叉对打 7 次，手的上下位置就交换一次。打一下默数一个数，共 28 下，数法同上。（图 20–6、图 20–7）。

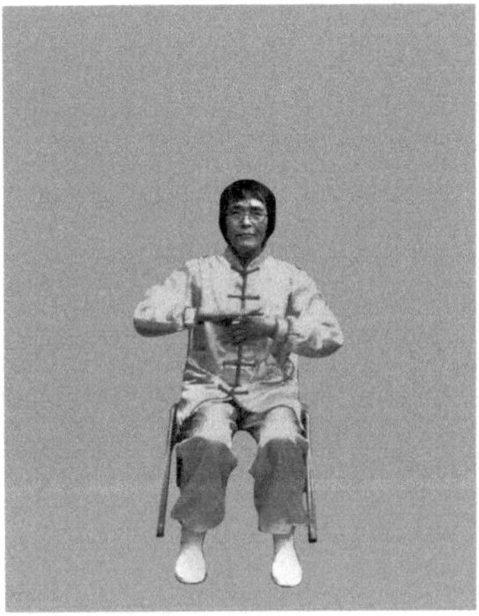

图 20-6

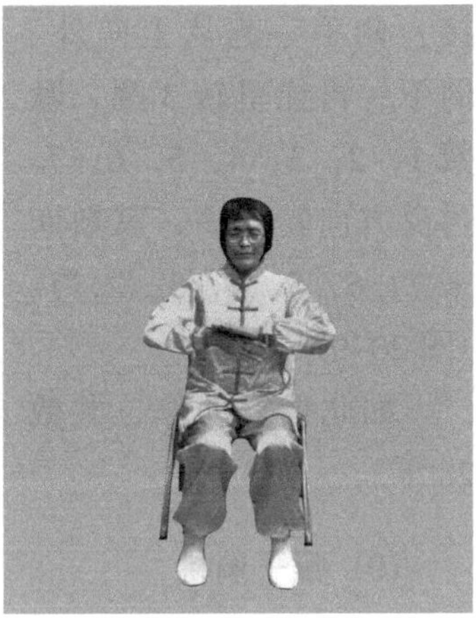

图 20-7

(7) 交叉握指转

两手各指分开，在中间关节处交叉握起；两拇指少商穴相对，平放在食指之上；手掌合拢。男子先逆时针（女子先顺时针）转 3 圈，默数 1，2，3，4，5，6，7。再反方向转 3 圈，默数回来 7，6，5，4，3，2，1。（图 20-8）

如此重复动作，共数 28 下。

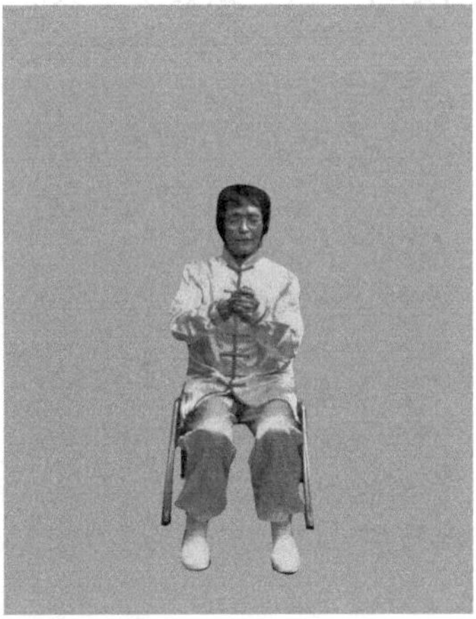

图 20-8

(8) 转腕

男左手（女右手）在内，另一只手在外，指尖向上，手背相对，腕侧相接；两手一起从上向外、向下、再往里转 3 圈，默数 1，2，3，4，5，6，7。再反方向转 3 圈，默数回来 7，6，5，4，3，2，1。(图 20–9)

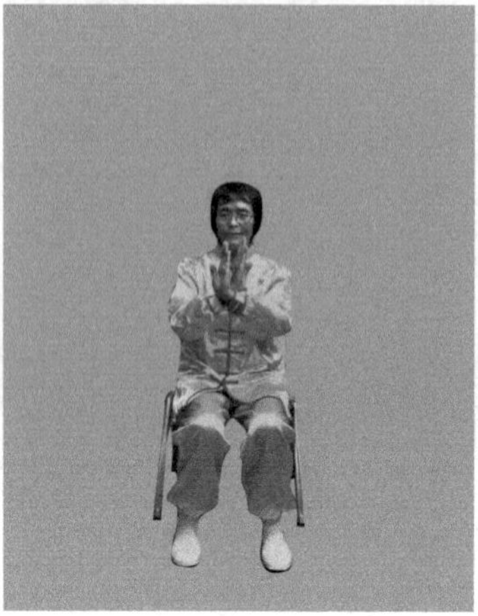
图 20–9

如此重复动作，共数 28 下。

(9) 猴子偷桃

模仿猴子偷桃动作。男先左手，女先右手，从体前手心向外，向体侧划环，收回到腰部。同时，每个手指都要伸开协调旋转，到腰间收成空心拳，默数 1，2，3，4，再换另一只手重复前面动作（图 20–10），默数 5，6，7。两手各划环一次，默数 7 个数。如此重复动作，共数 28 下。

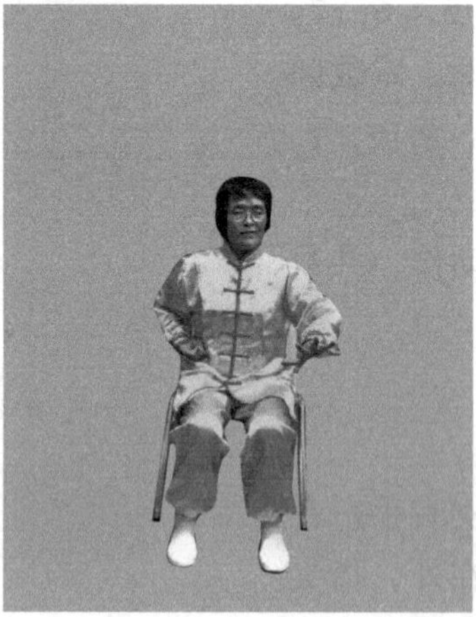
图 20–10

(10) 弹指

先用双手食指压住拇指指甲，轻弹一次拇指，同时默数1，然后用拇指依次弹食指和其余手指，弹一次默数一下，为2，3，4，5，如此为一次。(图20-11)

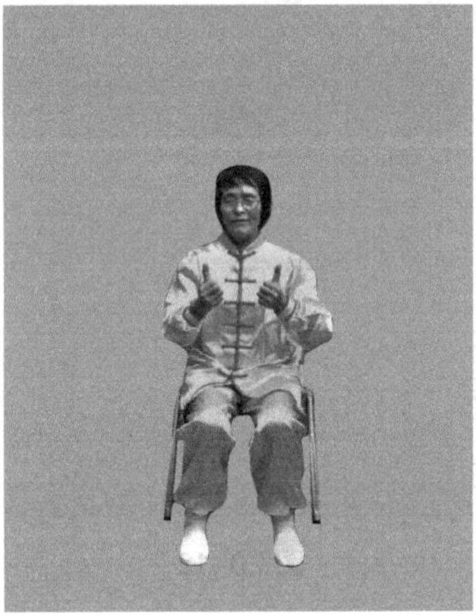

图 20-11

再重复以上动作。默数6，7，8，9，10。共数 20 下。

(11) 捏拉十指

男子先用右手捏拉左手各手指。方法是先把左手拇指放在右手中指的第一个关节处，用右手拇指和食指分别放在左手拇指穴位处，一边揉捏一边默数 1，2，3，4，5，6，7，再倒数7，6，5，4，数至 3，2，1 时，向外拉 3 下，拉第 3 下时，松手拉开。然后，同法做第二个手指的捏拉，同时默数2，2，3，4，5，6，7，再倒数 7，6，5，4，3，2，1。左手的五指做完后，再换右手捏拉，重复以上动作。从大拇指第

10次捏拉到小指时，默数完10，2，3，4，5，6，7，郭林老师让默念“身体健康全家喜”代替倒数。

女子先用左手捏拉右手各手指（图20–12），其余相同。

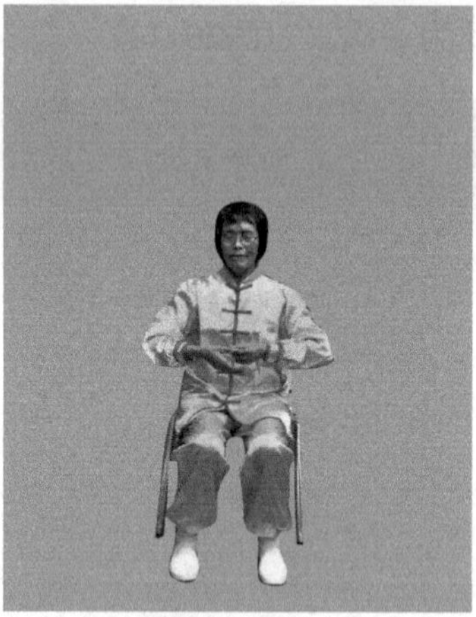

图20–12

（12）分合运指

双手指尖相对放在胸前，四指并拢，先运食指，默数1，2，3，4，5，6，7，食指分开又合拢4次。再运小指，默数7，6，5，4，3，2，1，小指分开又合拢4次，然后食指和小指一起运，默数2，2，3，4，5，6，7，食指和小指同时分开再合拢4次。最后中指和无名指慢慢分开，默数7，6，5，4，3，2，1。

默数3，2，3，4，5，6，7，重复以上四个分合运指动作一次。（图20–13）

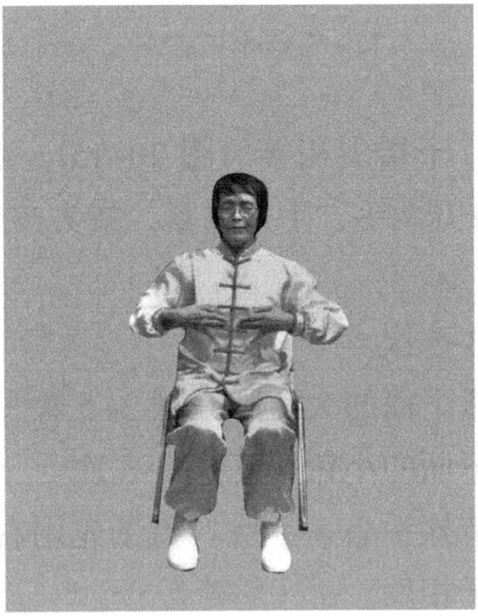

图 20–13

(13) 强筋

肝主筋，其华在爪，强肝筋。两手放松，手心相对合到中丹田前，同时默数 1，2，3，4；然后边开边把手指抓紧，边默数 5，6，7，为一次（图 20–14）。重复开合四次，默数共 28 下。

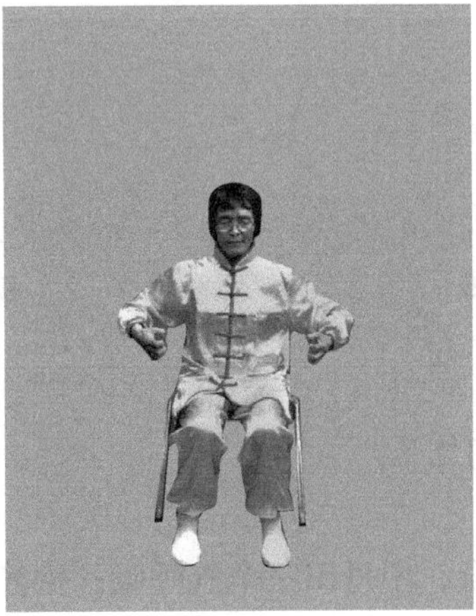

图 20–14

(14) 验筋

两手心相对，十指尖相接（图 20–15），各手指分开伸直；嘿的一声，猛然分开两手，手指抓紧，指尖按到底（图 20–16）。重复三次，然后：

①两手互揉 3~5 次。

②手掌大拇指下面的大鱼际互揉 3~5 次。

③手掌小指下面的小鱼际互揉 3~5 次。

④用中指关节揉手心 3~5 次。男子先用右手揉左手心，再换揉右手心。女子相反。

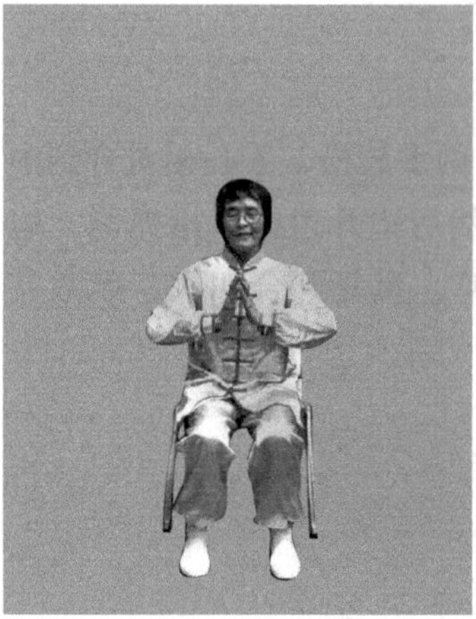

图 20–15

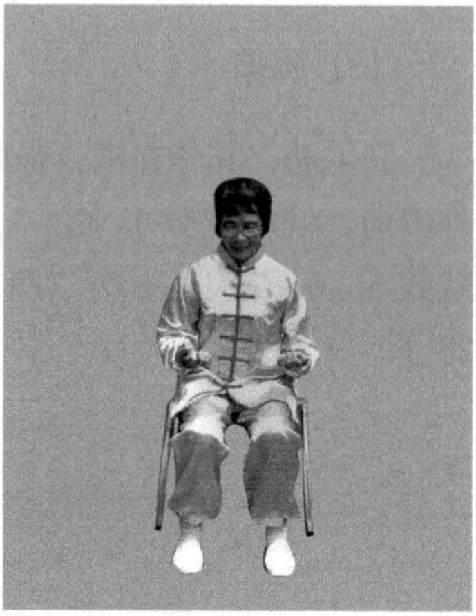

图 20–16

五、收　功

中丹田三开合，中丹田三个气呼吸，松静正坐 2 分钟。

第二十一章　强身健脑收功法

一、提　要

每日练完全天的行功，在做完最后一个功的收功三开合之后，做此强身健脑收功法。

(1) 左、右、正中三抱球。

(2) 上、中、下三焦三搂气。

(3) 中丹田三开合，三个气呼吸。

(4) 松静站立。

①一字平举站立。

②前平举站立。

③中丹田抱球站立。

④少商接商阳穴站立。

⑤点穴回气，松转脚腕。

本功法是郭林老师当年针对脑癌患者唐伶俐的手颤抖而创编的。

二、功　法

(1) 中丹田三开合。

做完全天最后一个行功收功时，松静站立，中丹田三开合。

(2) 左、右、正中三抱球。

①左抱球。沉肩，松腰，自然收腹，腰带动脊柱缓慢地向左侧转身；两手心相对约一肩宽，从中丹田成抱球状（图 21–1），提手升到印堂穴。腰缓慢转向正中，手在印堂变手心向下（(图 21–2)。双手缓慢降到带脉，变手心转向中丹田，再回到身体两侧。

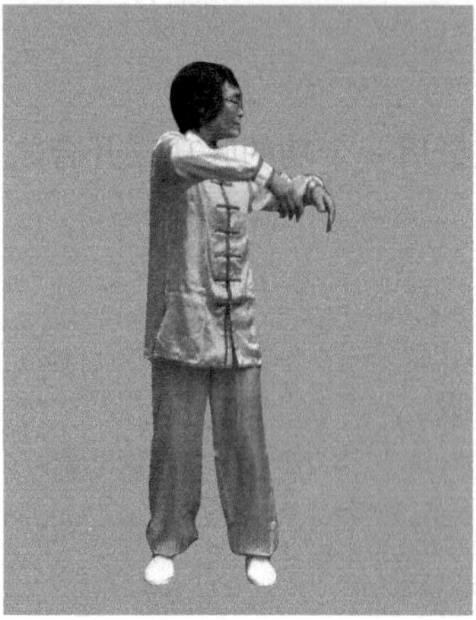

图 21–1

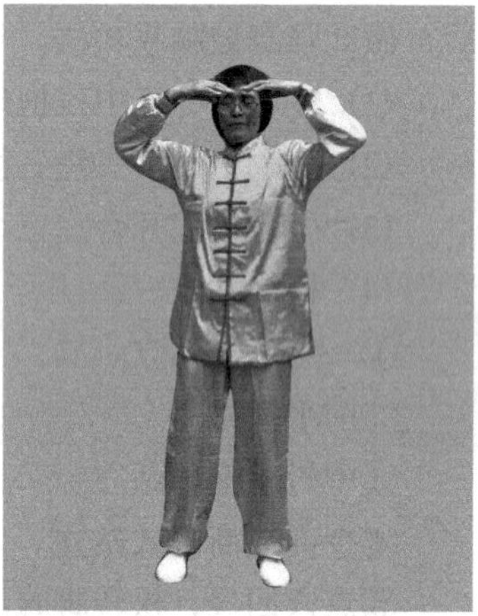

图 21–2

②右抱球。方法同左抱球，方向相反。

③正中抱球。两手心相对约一肩宽，成抱球状（图 21–3）。沉肩、松腰、收腹，缓慢提升两手到膻中穴，重心慢慢向后。

手升到印堂穴，手心相对，向两侧打开如花开。腰脊和头向后仰，印堂穴对天。（图 21–4）

双手慢慢合拢，身体还原，手到印堂时，手心向下。双手缓缓降到带脉，变手心转向中丹田。

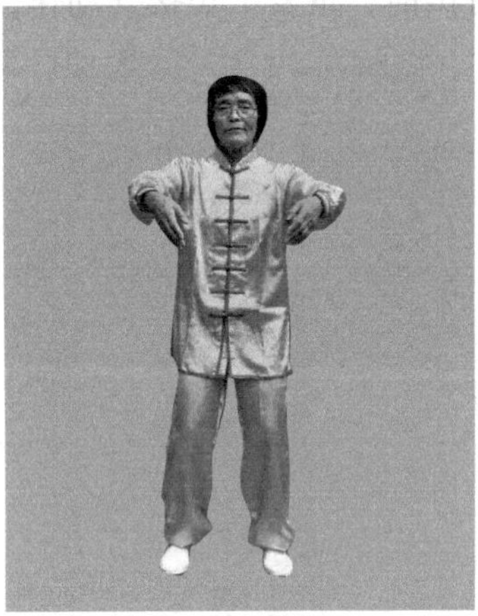

图 21-3

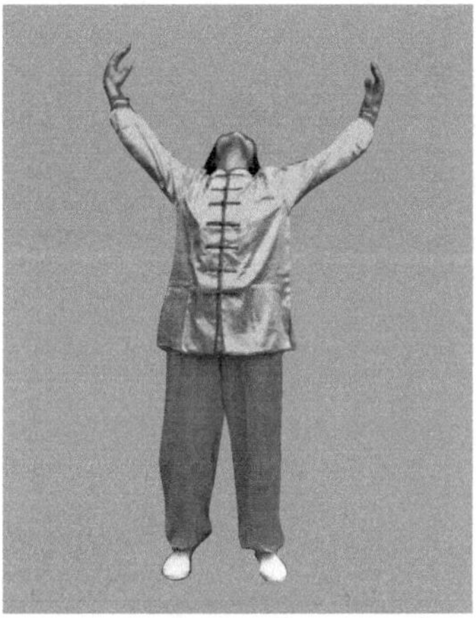

图 21-4

以上左、右、正中三抱球为一轮，重复三轮。

（3）上、中、下三焦三搂气。

①双手随腰脊向后蛹动展开到体侧，再随腰脊向前蛹动，成搂气状（图 21-5），合拢到膻中穴前，连做三次。

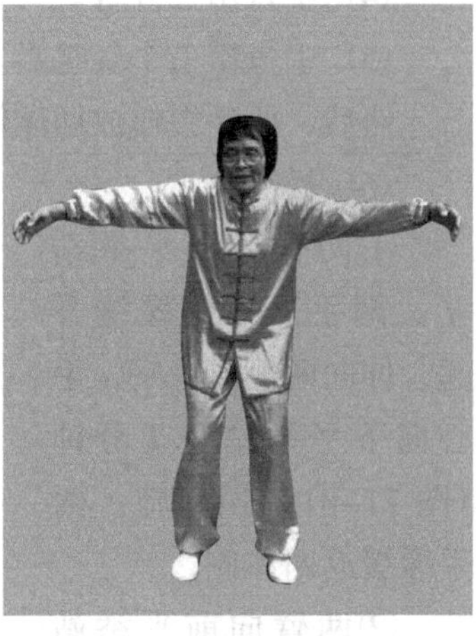

图 21-5

②中焦搂气。双手下降到中焦，手心向下，在

中焦重复上焦动作，连做 3 次。（图 21–6）

③下焦搂气。双手下降到中丹田前，重复上焦搂气动作，连做 3 次。（图 21–7）

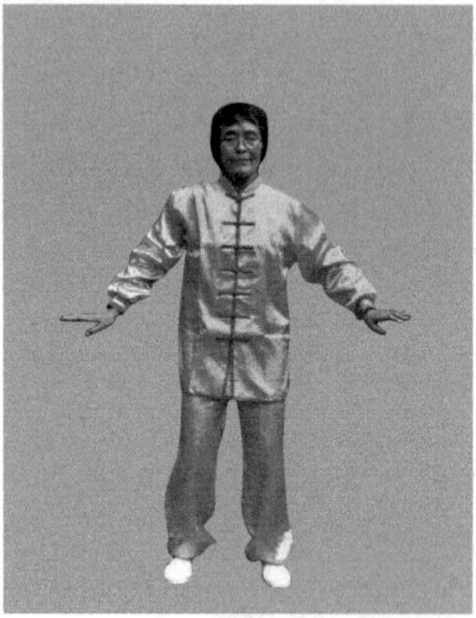

图 21–6

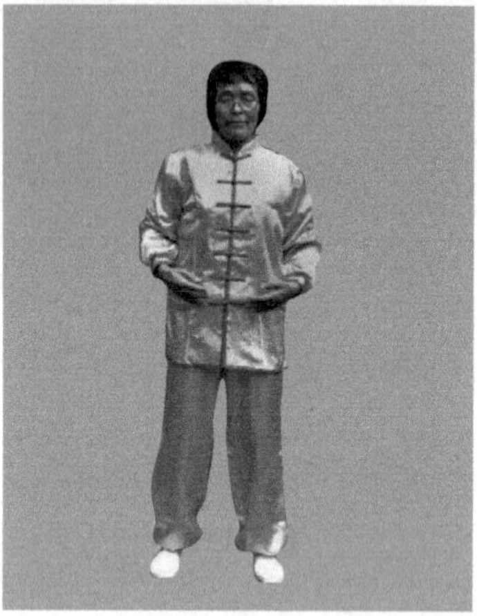

图 21–7

⑷ 中丹田三开合。

⑸ 中丹田三个气呼吸。

然后，两手慢慢放回体侧。

⑹ 松静站立。

①两臂一字平举站立。两手从体侧缓缓升起，伸向两侧成一字，手心向下平举站立 1 分钟（图 21–8），强心肺。两手缓缓返回体侧。

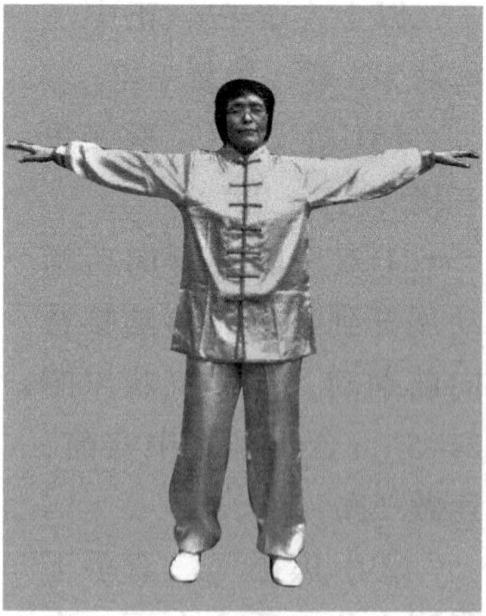

图 21–8

②两臂向前平举站立。身体重心缓缓后移，

两膝微弯，两手臂手心相对向前平伸，与肩同宽，平举站立 1 分钟。（图 21–9）

③中丹田前抱球站立。身体重心缓缓前移，两手慢慢向膻中穴合拢，沿任脉下降到中丹田前，还原成松静站立式，成抱球状站立 1 分钟。（图 21–10）

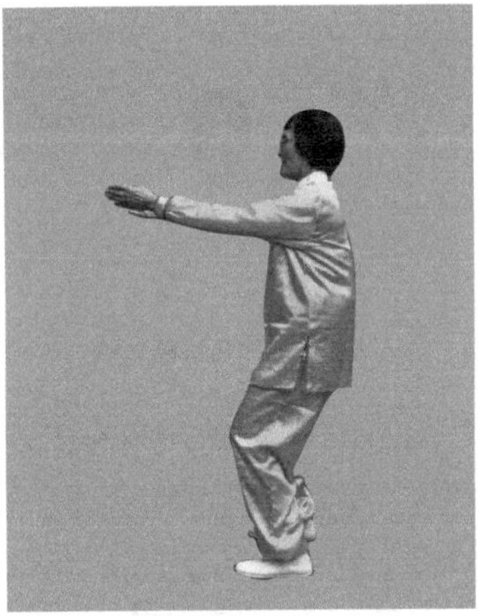

图 21–9

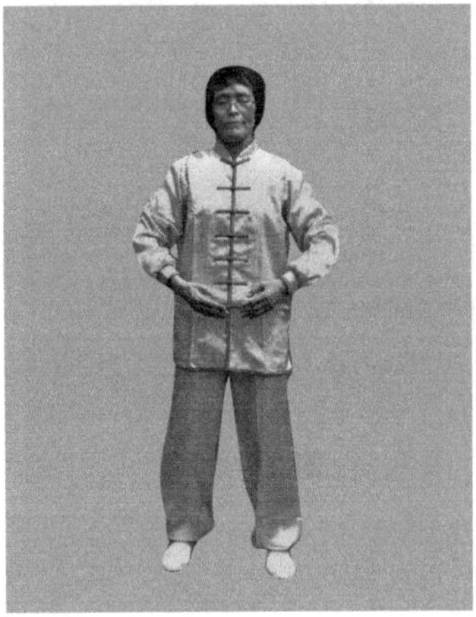

图 21–10

④少商接商阳穴站立。两手拇指的少商穴和食指的商阳穴相接，其余几指自然弯曲，虚拢成空拳状，慢慢放到体侧，松静站立 1 分钟。（图 21–11）

⑤点穴回气。两手升到印堂穴，左右分开，与肩同宽，手心向脸，握虚拳，中指轻点劳宫穴时，拇指轻放食指上，点、放 3 次。头颈部癌症患者，两手升到膻中穴，中指轻点内劳宫

穴3 次，慢慢放回两胯旁。

⑥松转腰颈和脚腕。轻松转动一下腰胯和颈部，然后男子先提起左脚跟，以左脚尖为轴松转脚腕 3 次。再换右脚，按相同方法松转脚腕 3 次。女子先转右脚，后转左脚，做法相同。(图 21-12)

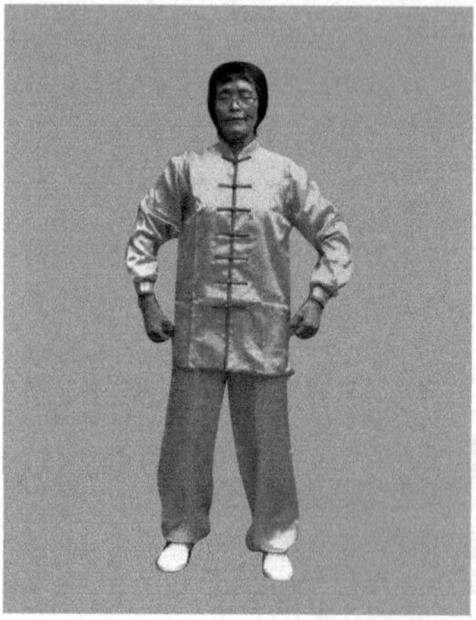

图 21-11

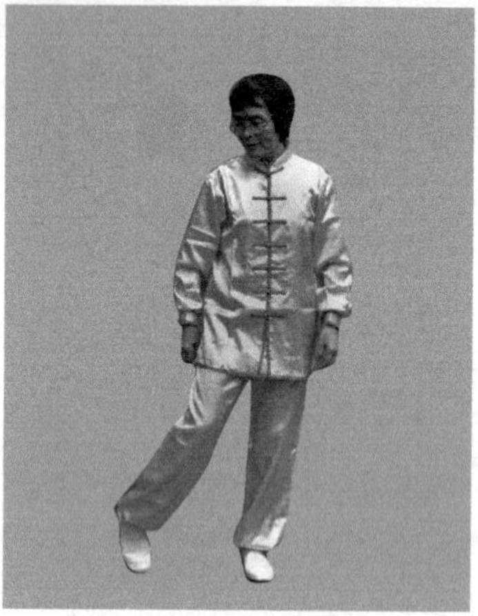

图 21-12

第二十二章　脏腑按摩功

第一节　概　述

一、适应证和宜忌

(1) 郭林气功的所有按摩功，均只适合于良性疾患。

(2) 注意：恶性肿瘤病灶及其邻近部位，均严禁按摩。否则，胡乱按摩，不仅对身体无益，反而会有助于恶性病灶的转移扩散。

例如，肝炎和肝肿大，可以做肝脏按摩功。但是，肝癌或肝硬化病，肝脏及其邻近部位，都是按摩禁区。

又如，鼻炎和鼻窦炎是良性病患，可以做头部和鼻壁按摩。若是鼻咽癌，就严禁做头部和鼻壁按摩。

(3) 脏腑按摩功并不复杂，但若没有郭林气功基础、无中医基础常识，以及没有老师教学指导的初学者，慎勿轻易自学开练。切勿用蛮力、大力或动用意念习练。

二、郭林气功按摩功法的特点

(1) 郭林气功的所有按摩功，都要求动作轻慢柔和，只有接触感，没有压迫感，切忌用力与快猛。因为这是用手指尖或手心的“气”来做按摩的，通过飞经走气、通经接气，利用“气”对内部脏腑进行的按摩。这和一般的保健按摩颇有不同，那是另有一套利用掌拍、肘压、脚踩的推拿手法。

(2) 郭林气功按摩功大都是闭目练功，要求全身放松，大脑入静。按摩时心里默念转圈数或点穴数，以此来排除其他的干扰杂念。

(3) 郭林气功按摩功，是为了配合郭林气功其他主要功目如行功，为加速或加强主功的治病、健身、养生效果而安排的辅助功法。

习练郭林气功按摩功的时间，以下午或晚上为宜，也可以利用工间或工余休息时段，在办公室习练。而郭林气功的行功等主功，最好在清晨或上午，在公园郊野或海滨林间等空旷豁亮的室外场地习练。

(4) 郭林气功按摩功适合于体弱多病或高龄慢性病人，在家居或病房床榻边练习，睡觉前、起床前都可以练习，对老年病及良性疾患防治，对亚健康者的日常养生健身均有效果。

三、郭林气功按摩功的补泻辨证

(1) 双手摆放位置

一般双手内劳宫穴重叠，男左手、女右手在下，轻放在良性病灶处。病灶在肾脏的慢性病患者，按摩时两手要分开，内劳宫穴放在腰部左右肾俞穴；病灶在肺部的，两手内劳宫穴放在胸部乳房上。

(2) 补泻辨证详解

良性病灶的补泻辨证：

①病为实症而体质不算很虚弱者，实则泻之，开始要用泻法按摩，待练功一段时间病有好转，应转用调整功法。

②病为虚症，虚则补之。开始用补法，待练功一段时间病有好转，应转用调整法。

③病的虚实不很明显者，宜用平补平泻的调整法。

④肝病宜泻不宜补；肾病宜补不宜泻。

(3) 双手的指法、升式、降式

①补法、泻法、调整法升降手势和速度。

双手均沿胸腹部正中线（任脉）做升式或降式。其指法和升降速度要分补法、泻法、调整法。参见表五。

实症、高指标者用泻法；虚症、低指标者用补法；一般情况者，可用调整法。

表　五

	升式	降式
补法	手心向上，中指尖相接，沿任脉慢慢从中丹田升到膻中穴	手心向上，中指尖相接，沿任脉快些从膻中穴下降到中丹田
泻法	指尖向下，手背相对，沿任脉快速从中丹田升到膻中穴	手心向下，中指尖相接，沿任脉慢慢从膻中穴下降到中丹田
调整法	手心向身体，中指尖相接，沿任脉匀速从中丹田升到膻中穴	手心向身体，中指尖相接，沿任脉匀速从膻中穴降到中丹田

②辨证施治。

双手的升式、降式手法及速度，依体质和病情而定。

若血压低、贫血、白细胞低等，双手做升式时要手心向上，中指尖相接，升速要缓慢，下降要较快。

若是心脏病又有高血压，双手做升式时速度要快些，但下降时要慢些。

若患心绞痛，双手要用“气”在痛处做轻柔匀慢的按摩，切忌用力，不可快、重。

四、补、泻、调整法的按摩顺序

补法：补法—泻法—补法（即先按补法按摩，再按泻法，然后再按补法）。

泻法：泻法—补法—泻法（即先按泻法按摩，再按补法，然后再按泻法）。

调整法：泻法—补法或补法—泻法（即先按泻法按摩，再按补法按摩，或顺序相反）。

五、补泻的按摩方向

(1) 补法。男子做良性病灶转圈旋摩时，从上向左、向下顺时针转为左转、正转，为补法；女子反之，从上向右、向下逆时针转为右转、正转，为补法。

(2) 泻法。男子做良性病灶转圈旋摩时，从上向右、向下逆时针转为右转、反转，为泻法；女子反之，从上向左、向下顺时针转为左转、反转，为泻法。

(3) 男女按摩补泻的旋摩方法（参见表六）。

表 六

	男子	女子
泻法	右转泻—左转补—右转泻	左转泻—右转补—左转泻
补法	左转补—右转泻—左转补	右转补—左转泻—右转补
调整法	右转泻—左转补，或顺序相反	左转泻—右转补，或顺序相反

(4) 肾脏按摩的补泻法。肾的按摩，不分男女，两手分别从上向下、向外、再向上转为内转，为补法。从上向外、向下、再向上转为外转，为泻法。

(5) 肺部按摩的补泻法。肺部按摩时，双手内劳宫穴分别平放在胸部，向同一个方向转。男子先向左、向下、向右顺时针转，为补法；女子先向右、向下、向左逆时针转，为补法。反方向转摩即为泻法。或用先泻后补的方法按摩。

(6) 顺经络方向按摩穴位时的补泻法。对穴位按经络方向进行按摩时，顺经按摩为补，逆经按摩为泻。

(7) 按摩与呼吸补泻的配合。做三按三呼吸时，按摩与呼吸补泻要配合一致，轻按吸，重按呼。吸为补，呼为泻；轻摩为补，重摩为泻。

六、良性病灶的按摩次数

在良性病灶区的按摩次数，取决于中医五脏相对应的生理参数（参见吐音功表三）和病情轻重。

(1) 病情轻者，按摩次数可少些；病重者，按摩转圈次数就应多一些。

(2) 但从阴阳亏虚而言，凡阴虚者按摩，均取6的倍数；凡阳虚者，均取9的倍数。例如，肾阴亏虚者，做肾俞穴按摩，应取6的倍数，即旋摩6、12、18、24或36圈，做多少要依据病情的轻重，但最多按摩转36圈。

(3) 肾阳虚病人，做肾俞穴按摩应取9的倍数，即旋摩9、18、27或36圈。

(4) 肾病脉象阴阳偏盛均不明显者，肾俞穴按摩应取调整功法，取18的倍数，可以旋摩18或36圈，做多少需依据病情轻重而定。其他脏腑病灶区的按摩，如胃部、肝区和心脏等，按摩次数和上述相同，而各个按摩功法，可参照下列心脏病按摩功法。

第二节 心脏按摩功

心脏按摩功，配合郭林气功的主要功目，促进心脏气血循环畅通，缓解心区痛闷不适，有助于慢性心脏病早日康复。

心区按摩的最佳时间，在中午 11:30~13:30。也可以在 19:00~21:00（气流注心包经的时段）按摩。

心脏病人清晨习练全套慢步行功，中午做心脏按摩功，效果最好。习练此功者，切忌七情干扰，思虑过度。以保持轻松愉快，心境平和，睡眠充足。平时饮食宜低盐少油多果蔬，练功前后忌剧烈运动。

一、预备功

松静正坐 1 分钟，中丹田三个气呼吸，中丹田三开合。

二、正　功

闭目练习。以男子心脏按摩为例。其他脏腑区位按摩法均与此相仿。

（1）双手按生理指标的要求，沿任脉从中丹田提升到胸部的膻中穴。

（2）双手从膻中穴前移至心脏区，男左手女右手在下，

内劳宫穴放在心脏区。（图 22–1）

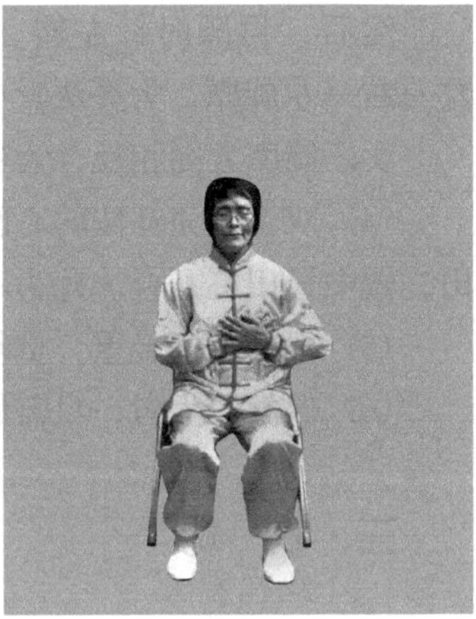

图 22–1

若是其他脏腑慢性病，比如肝炎，就把手放在肝区（图 22–2）；脾脏按摩，手放在脾区（图 22–3）。以此类推。

（3）男左手女右手在下，双手劳宫穴重叠，同时放在病患处，男子从上向左、向下，顺时针正转（左转）旋摩 12、24 或者 36 圈，意念默数圈数，为补法。三按三呼吸，口呼，手轻按；鼻吸，手放松而不离开。再逆时针反转（右转）相同的圈数，为泻法。三按三呼吸。

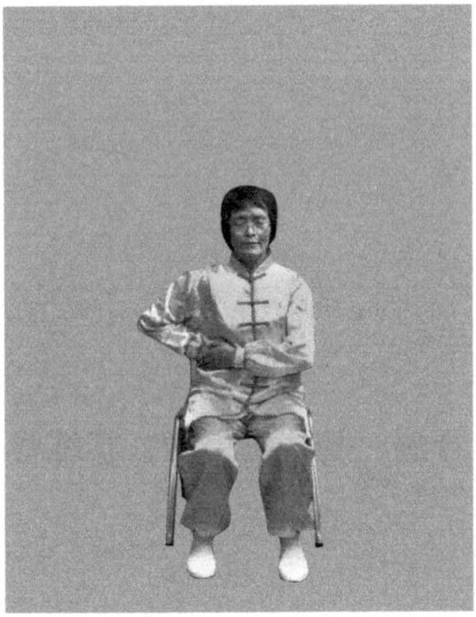

图 22–2

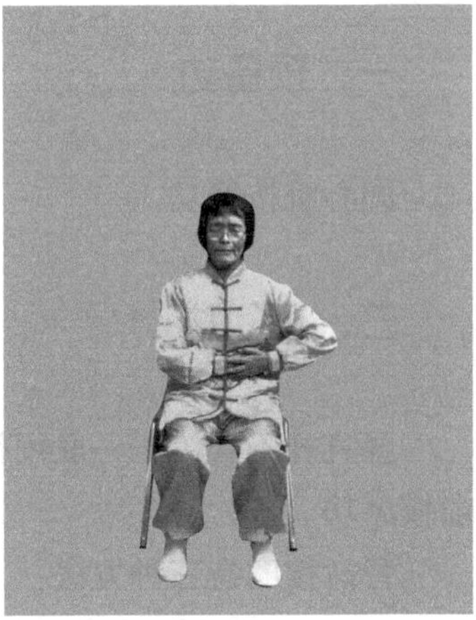

图 22–3

然后，再顺时针左转，旋摩相同的圈数，三按三呼吸，左—右—左旋摩，为补法。

女子旋摩方向相反，为右—左—右，为补法。

(4) 双手做完补法的心脏按摩，按指标要求，下降到中丹田，做中丹田三开合。此为一轮。

(5) 根据病情轻重，重复按摩 1~3 轮。

(6) 保健养生者，只需做一轮。

三、收　功

中丹田三开合，中丹田三个气呼吸，松静正坐 3~5 分钟。休息约 15 分钟。

第三节　肾俞按摩功

一、预备功

同心脏按摩功。

二、正　功

肾宜补不宜泻，一般用补法。肾癌、膀胱癌患者，禁练肾俞按摩功。

肾俞按摩有三种方法：

(1)　双手内劳宫穴转圈按摩。双手轻轻放在肾俞穴，分别从上向下、向外转（内转）为补（图 22–4），反方向按摩为外转为泻，做内转—外转—内转按摩，每次转换按摩方向，同一天每次练功不同方向的按摩圈数要相等。用补法做三按三呼吸，方法同心脏按摩。

(2) 双手内劳宫穴上下擦按摩。双手轻轻放在肾俞穴，向下稍重、向上轻地按摩，将肾腧穴擦热。三按三呼吸。

(3) 剑指按摩。双手成剑指，大拇指放在带脉，其他四指成剑指，中指轻点肾俞穴，从上向下、向外为内转，反方向为外转，用中指中冲穴做内转—外转—内转按摩（图 22–5），三按三呼吸，同心脏按摩功。同一天每次练功不同方向的按摩圈数要相等。

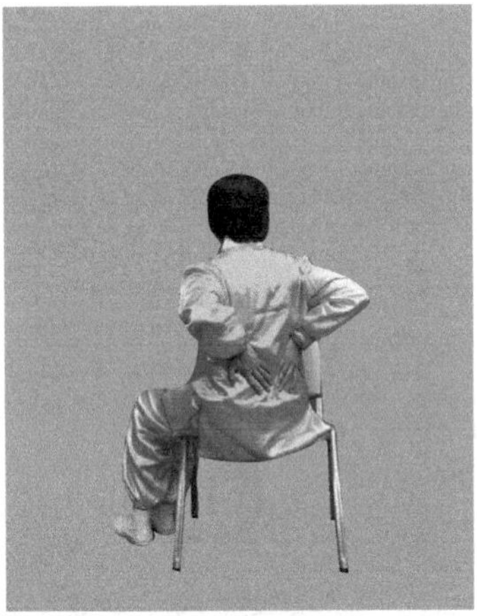

图 22–4

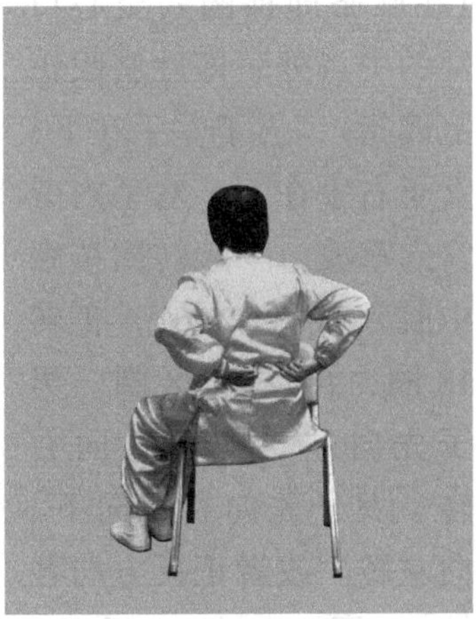

图 22–5

三、收　功

同心脏按摩收功法。

第四节　胃部按摩功

一、预备功

同心脏按摩功。

二、正　功

双手轻放在中脘穴（在肚脐即神阙穴至心口窝的中点处，即肚脐眼正上四指），男子左手在下，女子右手在下，双手内劳宫穴重叠，一起转圈按摩中脘穴（图 22-6），正转 18 圈，再反转 18 圈。男子先向左、向下、向右转，女子先向右、向下、向左转。或者正反方向各转 36 圈。三按三呼吸，中丹田三开合为一轮，如

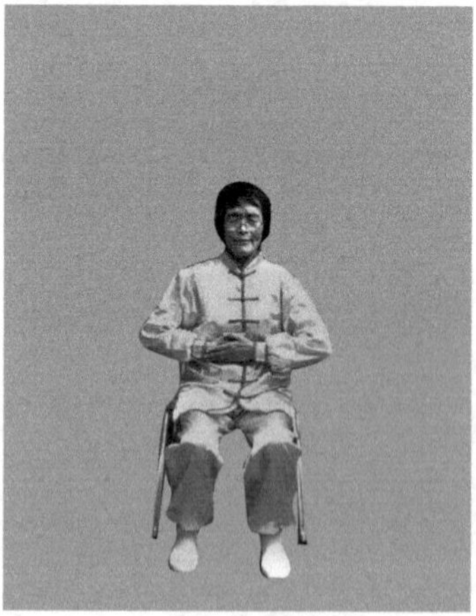

图 22-6

上述重复三轮。

中脘穴：取穴时可采用仰卧的姿势，中脘穴位于人体上腹部之前正中线上，具体位置在胸骨下端和肚脐连接线中点，是人体任脉的主穴之一。中脘穴按摩法主治疾病为：消化系统疾病，如腹胀、腹泻、腹痛、腹鸣、吞酸、呕吐、便秘、黄疸、恶心、烧心、嗳气、慢性肝炎、慢性胃炎、胃痛等，对一般胃病、食欲不振、目眩、耳鸣、青春痘、精力不济、神经衰弱也有效。中脘穴适用于多数胃及十二指肠疾病，尤其对缓解胃痛和治疗消化不良有效。

注意：上腹部癌瘤（例如胃癌、肝癌等）患者，禁用此法按摩。

三、收　功

同心脏按摩功。

第五节　肺部按摩功

一、预备功

同心脏按摩预备功。

二、正　功

双手内劳宫穴分别平放在胸部（图 22-7），男子先向左、向下、向右转，女子先向右、向下、向左转。两手一起转36

圈，反转36圈，三按三呼吸，膻中穴前三开合，为一轮，重复三轮。

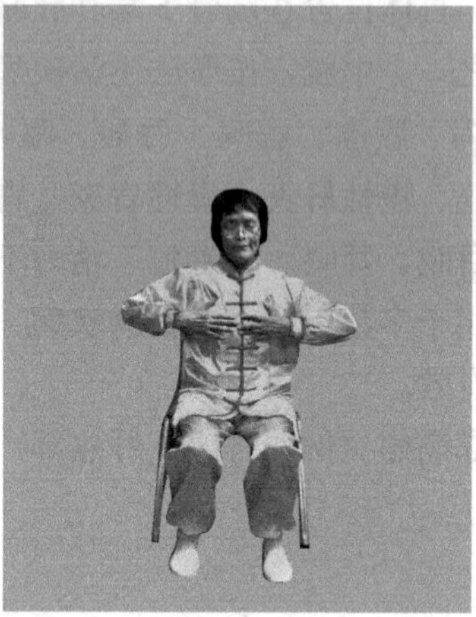

图22–7

三、收　功

同心脏按摩功。

第二十三章　对症按摩功

第一节　消水按摩功

一、预备功

松静正坐 1 分钟，中丹田三个气呼吸，中丹田三开合。

二、正　功

(1) 太溪穴按摩。太溪穴在内踝骨尖与脚跟跟腱中点，男左、女右脚先按摩，同侧手外劳宫穴放在肾俞穴，对侧手成剑指，中指取穴，男顺时针转按摩左脚太溪穴 36 次，逆时针按摩 36 次（女子相反），由轻到重按压太溪穴，默数 60 下。做中丹田一开合。换脚，方向同前，按摩方向相反。两只脚都做完，为一轮，中丹田三开合，重复做三轮。

(2) 三阴交按摩。方法同太溪穴按摩。三阴交穴在内踝骨尖向上四指，胫骨后缘。

(3) 水分穴按摩。男左（女右）手的外劳宫穴放在肾腧穴，另一只手成剑指，中指放在肚脐向上两横指的水分穴。男子从上向左、向下顺时针按摩 36 次，再反转 36 次（女子相反），由轻到重按压水分穴，默数 60 个数。做中丹田一开合，为一轮。共做三轮。

注意：腹水患者不做水分穴按摩。

三、收　功

中丹田三开合，中丹田三个气呼吸，松静正坐 2 分钟。最好每日练三次。

【验证实例】

香港一位胃癌转移到肺的 P 先生，每日做两次消水功按摩，配合行功，坚持练功一个月，肺积水消失。

第二节　止血按摩功

一、预备功

松静坐 1 分钟，中丹田三个气呼吸，中丹田三开合。

二、正　功

(1) 太溪穴按摩。太溪穴在内踝骨尖与脚跟腱中点，男左、女右脚先按摩，同侧手外劳宫穴放在肾俞穴，对侧手成剑指，中指取穴，男顺时针转按摩左脚 36 次，逆时针按摩 36 次（女子相反），由轻到重按压太溪穴，默数 60，做中丹田一开合。

换脚，方法同前，按摩方向相反。两只脚都做完，三开合。

(2) 血海穴按摩。血海穴在髌骨内缘上 2 寸，男左、女右腿先按摩，同侧手外劳宫穴放在肾俞穴，对侧手成剑指，中指取穴，男顺时针转按摩左腿 36 次，逆时针按摩 36 次（女子转向相反），由轻到重按压血海穴，默数 60 下，做中丹田一开合。

换腿，按摩方法同前，但按摩转动方向相反。两条腿都做完，做三开合。

(1) 和 (2) 各做一次，为一轮，重复做三轮。

三、收　功

中丹田三开合，中丹田三个气呼吸，松静坐 2 分钟。每日做 3 次。

【验证实例】

肠癌患者 C 女士，手术后长时间伤口愈合差，出血难止，曾输血多次以补充血。习练郭林气功后，坚持练行功加穴位按摩，仅仅 10 天就明显好转，一个月后伤口完全愈合，康复上班了。

第三节　止咳嗽止咳血按摩功

一、预备功

松静站立 1 分钟，中丹田三个气呼吸，三开合。

二、正　功

依次做下列 5 个穴位的按摩。

（1）列缺穴（两手虎口相交，食指尖所对的桡骨侧高突之旁凹陷处）。

男子先按摩左手，右手成剑指，中指取穴，顺时针转按摩36次，逆时针按摩36次，由轻到重按压，列缺穴，默数60下，中丹田一开合。

换手，左手成剑指，中指取穴，逆时针转按摩36次，顺时针按摩36次，由轻到重按压，默数60下，中丹田三开合。

以上为一轮。重复做三轮。女子先做右手，其他都相同。

（2）尺泽穴（肘微弯，肘横纹与大筋的桡侧交叉点）。

男子先按摩左手，右手剑指或拇指取穴，顺时针转按摩36次，逆时针转按摩36次，由轻到重按压尺泽穴，默数60下，中丹田一开合。

换手，左手剑指或拇指取穴，逆时针转按摩36次，顺时针转按摩36次，由轻到重按压尺泽穴，默数60下，中丹田三开合。

以上为一轮，重复做三轮。女子先做右手，其他都相同。

（3）臂臑穴（屈肘握拳，使上肢紧张，三角肌下端的内侧点）。

男子先按摩左手，右手成剑指，中指取穴，顺时针转按摩36次，逆时针转按摩36次，由轻到重按压到有酸胀感，默数60下，中丹田一开合。

换手，左手成剑指，中指取穴，逆时针转按摩36次，顺时针转按摩36次，由轻到重地按压到有酸胀感，默数60下，中丹田三开合。

以上为一轮，重复三轮。女子先做右手，其他相同。

（4）肩俞穴（背部第七颈椎棘突下旁开2寸）。

按摩法同上。

(5) 天突穴（喉结下 2 寸）。

男右（女左）手的外劳宫穴放在肾俞穴，或根据病情内劳宫穴放在中丹田，另一只手成剑指，中指放在天突穴，顺时针正转 9 圈或 12 圈，再逆时针反转 9 圈或 12 圈，三按三呼吸，中丹田三开合。以上为一轮，重复三轮。

三、收　功

中丹田三开合，三个气呼吸，松静正坐 2 分钟。

【验证实例】

北京的晚期肺癌康复者高文彬咳嗽吐血，做指针按摩慢慢缓解了。

第四节　退烧按摩功

一、预备功

松静正坐 1 分钟，中丹田三个气呼吸，中丹田三开合。

二、正　功

(1) 风池穴按摩

双手成剑指按摩风池穴，内转 36 圈，先吸后呼，用泻法做三按三呼吸；再外转 36 圈，先吸后呼，三按三呼吸，三开合。

风池穴在颈后枕骨下，大筋外侧凹陷处。

作用：祛风、解表、明目。

适用：头风痛、眼疾、感冒、高血压、头面五官等疾患。

(2) 曲池穴按摩

男子先按摩左臂曲池穴，剑指或拇指取穴，先顺时针摩转36次，先吸后呼，三按三呼吸；再逆时针摩转36次，三按三呼吸，做一开合。再按摩右臂，先逆时针做36次，再顺时针做36次，三按三呼吸，三开合。女子先按摩右臂，再按摩左臂，按摩方法和男子相同。以上为一轮，可做一轮或三轮。

曲池：手阳明大肠经穴。在肘横纹外侧端，屈肘，当尺泽与肱骨外上髁连线中点。

主治：手臂麻痹肿痛、上肢不遂等上肢病、热病、高血压、癫狂。

三、收　功

中丹田三开合，中丹田三个气呼吸，松静正坐2分钟。每日三次，连做3日。

第五节　防治耳鸣耳聋按摩功

两手成环指，按照头部按摩中的耳部按摩方法，做耳门、听宫、听会穴的按摩，三按三呼吸。

两中指分别在两耳内按摩，前转九，后转九，轻轻点按9次，然后稍稍用力堵住耳孔，猛然拔出，轰响一声，可顿时感觉头脑清爽。

以上为一轮，重复做三轮。

第六节　防治便秘或腹泻按摩功

方法一：通便功

郭林老师 1974 年在北京东单公园传授此功，对于防止习惯性便秘的疗效甚好。此法不适用于肠胃炎引起的蹲肚或便涩。

功法：解大便时松静而有节奏地深呼吸，不急不猛，不可憋劲，意念在小腹。男左女右，用一只手做单手合十姿势，用拇指肚按压印堂穴，拇指可以左右拐动，不时向下滑动，滑动到鼻尖。

方法二：天枢穴按摩

便秘和腹泻是由于大肠传导和排泄功能失常引起的病症。天枢穴能温运气血、通肠导滞，是治便秘及腹泻的要穴。天枢为足阳明胃经腧穴，位于脐旁（神阙穴）2 寸，左右对称，有两个。取穴法为仰卧，在脐中旁开 2 寸处取穴。

一、预备功

松静片刻，中丹田三个气呼吸，三开合。

二、正　功

卧位或坐位，腹部放松，不分时间地点，随时可做此功。注意不能过度用力，按揉时只要局部有酸胀感即可，也不可在过饱或过饥时做此按摩功法。

左右两手分别以剑指按摩两个天枢穴，先从上向外，再向下做外转按摩（泻法）24圈或36圈，再反方向内转按摩24圈或36圈。先向外转摩是泻法，主治大便干燥，因便秘是实症，实则泻之。三按三呼吸。再用中指由轻至重地按压左右两个天枢穴位，默数60个数，中丹田三开合。以上为一轮，共做三轮。

若是防止腹泻（虚症）应当用补法，虚则补之。按摩时先向内转24圈或36圈，再向外转，然后再向内转。另外，加按关元穴（肚脐正中之下3寸处）按摩。手法是，两手内劳宫穴重叠，置于关元穴上稍加用力，男先向左，女先向右，左右各转24圈，然后做三按三呼吸，先呼后吸用补法。

现代研究证实，按揉和震颤关元穴，主要是通过调节内分泌，从而达到治病目的。

三、收　功

中丹田三开合，三个气呼吸，松静片刻。

第七节　防治胃下垂按摩功

一、预备功

松静站或坐1分钟，做中丹田三个气呼吸和三开合。

二、正　功

两手手心向上，慢慢向中丹田合拢，至中指尖相接，手心向上放在胃下垂部位，做出托胃式。再做 9 个气呼吸，先吸后呼，吸气时要慢吸长吸，两手随之上托；呼气时要短而快，两手不动。然后略微平一平气。如此慢长吸而短快呼，共做 9 次。逐渐把胃托回到正常位置。

以上为一轮，中丹田三开合，共做三轮。

注意：向上托时要从下垂位逐步托至正常位，切记要边托边吸气，但在呼气时两手不动。

三、收　功

中丹田三开合，三个气呼吸，松静站或坐 2 分钟。

第八节　防治腿脚静脉曲张按摩功

一、预备功

松静端坐床上 1 分钟，两腿前伸，中丹田三个气呼吸和三开合。

二、按摩法

先从一条腿开始按摩，男先左女先右。

(1) 两手从阳经下，再从阴经上，捏腿一次。

(2) 两手从阳经上敲腿一次。

(3) 两手又从阳经下阴经上捋腿一次。以上为一轮。

中丹田三开合。换腿，再做以上两手捏腿、敲腿、捋腿动作。

左右两腿交替做，各做三轮。

三、收　功

中丹田三开合，三呼吸，松静坐一会儿。

第九节　高血压按摩功

做以下按摩功时，意想脚下地面或涌泉穴。

一、耳部穴位按摩降压功

（一）预备功

松静正坐1分钟，中丹田三个气呼吸，中丹田三开合。

（二）正　功

（1）降压穴按摩。两手背相对，手心向外，指尖向下，从中丹田快升至印堂穴，分开至耳尖降压穴（耳部最高点）。食指在上，拇指在下，按摩降压穴，先向前转9圈，再向后转9圈，三按三呼吸，先吸后呼。

（2）降压槽按摩。接上式。两手食指在上，拇指在下，由降压穴处沿耳背的降压槽向下捏，捏数9下到耳垂，连做3次。

(3) 耳垂按摩。

接上式。两手拇指和食指捏住耳垂根部向下轻拉 9 下，然后两手心向下降到下巴颏，中指相接，手心或指尖向下，慢慢下降至中丹田。

然后，中丹田三开合。开时松腰呼气，合时吸气。

以上三段做完为一轮，连做 3 轮。

(三) 收 功

中丹田三开合，中丹田三个气呼吸。静坐片刻，恢复正常状态。

二、百会穴按摩降压功

(一) 预备功

松静站立或正坐 1 分钟，中丹田三个气呼吸，中丹田三开合。

(二) 正 功

(1) 指尖向下，手背相对，快速升到百会穴，男左女右手在下，劳宫穴重叠轻放百会穴。顺时针转九圈，先吸后呼，三按三呼吸，再逆时针转九圈，三按三呼吸。

(2) 口呼时放松身体，同时意想内气如淋浴之水，从百会穴沿体内缓缓流到脚下。

(3) 双手平开，移动到印堂穴前，手心向下或指尖向下，松腰松肩，缓慢降到中丹田，做一开合，开时口呼，合时鼻吸。

重复以上动作三次，为一轮，做三开合。

根据血压情况，可做 1~3 轮。

（三）收 功

中丹田三开合，中丹田三个气呼吸，松静正坐 2 分钟以上。

第十节 带脉按摩功

带脉是“奇经八脉”之一，带之言束也，“围身一周，如束带然”。所谓腹部“游泳圈”，正是带脉所绕之处。

带脉有总束腰下诸脉的作用。带脉与肾脏神经系统有关，可以司理月经妇科和腰部各器官失调。患带脉疾病的症候，腹部胀满，身若上浮。若某经脉出现问题在腰部，例如郁结气滞、瘀血堵塞，可以通过带脉调节和疏通。带脉强健就可以固精、强肾、壮阳。

一、预备功

松静正坐 1 分钟，中丹田三个气呼吸，中丹田三开合。

二、正 功

（1）双手中指尖在命门穴相接，拇指向前卡腰。

（2）双手内劳宫穴滑摩到带脉穴，以掌心为轴，四指向下、向前旋转，五指向前。

(3) 双手沿带脉点按或轻轻滑摩，缓缓推向肚脐神阙穴，中指尖相接，轻点肚脐一次。

(4) 滑摩或点按回带脉穴，以掌心为轴，四指向下、向后旋转，滑摩或点按到命门穴，中指相接，轻点命门穴一次。

重复以上（1）至（4）动作共36次。

三、收 功

中丹田三开合，中丹田三个气呼吸，松静正坐2分钟。

若月经过多，每天午睡前做一次。

第十一节 防治膝盖水肿按摩功

一、预备功

松静正坐1分钟，中丹田三个气呼吸，中丹田三开合。

二、正 功

（1）松静正坐，双手成剑指，中指取穴，放在阳陵泉穴（阳陵泉穴在膝盖外下方，腓骨小头前下缘凹陷处），从上向前、向下旋摩，前转36次，三按三呼吸；反转36次，三按三呼吸，中丹田三开合。

（2）双手交叉取对侧穴位，同上法做阴陵泉穴（用拇指沿小腿内侧胫骨内沿从下往上推，至膝关节下凹陷处）

按摩。

以上做完为一轮，重复做3轮。

三、收 功

中丹田三开合，中丹田三个气呼吸，松静正坐2分钟。

第十二节 防治脚跟痛按摩功

天天做脚棍功，可以防止和治疗脚跟痛。一旦患上脚跟痛，做脚棍功配合本功法疗效更好。

一、预备功

松静正坐1分钟，中丹田三个气呼吸，中丹田三开合。

二、正 功

（1）太溪穴按摩，太溪穴在内踝骨尖与脚跟腱中点凹陷处。男左（女右）脚先按摩，同侧手外劳宫穴放在肾腧穴，对侧手成剑指，中指取穴，男子按摩左脚先顺时针转按摩36次，再逆时针按摩36次（注意，女子方向相反，按摩左脚要先逆时针，再顺时针按摩），由轻到重按压太溪穴，默数60下，中丹田一开合。换脚，方法同前，按摩方向相反。两只脚都做完，为一轮。三开合，重复三轮。

（2）照海穴按摩。由内踝尖往下推至下缘凹陷处，即照海穴。按太溪穴的按摩方法按摩照海穴。

三、收 功

中丹田三开合，中丹田三个气呼吸，松静正坐 2 分钟。

第二十四章　眼睛按摩功

第一节　青光眼白内障按摩功

一、提　要

(1) 两手升到印堂穴前，互搓至温热，捂眼9秒钟，两手手心捂眼按摩内转九，外转九，三按三呼吸。

(2) 两手小指尖依次在睛明、瞳子髎、上明、承泣，各内转九，外转九，三按三呼吸。中丹田一开合或三开合。

(3) 两手回升至印堂穴前，小指尖依次在攒竹、鱼腰、丝竹空、球后，各内转九，外转九，三按三呼吸。

(4) 两手小指尖从睛明穴沿上眼眶向外到下眼眶点按三圈，在睛明穴处三按三呼吸。十指尖点按脸颊到下巴颏，中丹田三开合。

(5) 两手回升至印堂穴，青光眼和白内障者，分别用小指按摩青光眼穴或白内障穴，内转九，外转九，三按三呼吸，十指尖点按脸颊至下巴颏。重复三次。

(6) 肝区按摩8~16圈，三按三呼吸。

(7) 球后穴按摩，内转九，外转九，三按三呼吸。收功。

二、功 效

郭林气功的这套按摩功法，能调节肝脏功能，培扶内气真气，疏通眼部经络气血，宣泄眼部邪气，降低眼内压，清热明目，消肿止痛，对治疗青光眼或白内障等多种眼病有良效，还可以预防和调节眼睛疲劳，消除眼袋，保持眼睛明亮，也适于用脑过度引起的神经衰弱和肝病引起的眼病。

《灵枢·邪气脏腑病形篇》说："十二经脉，三百六十五络，其血气皆上于面而走空穴，其精阳气，上走于目而为睛……"

某些眼病反映肝脏病变或功能失调。肝开窍于目，肝和则目能辨五色，肝脏通过肝经，使肝气通于目，调节眼睛的生理和病理功能。本功法中特别加强了肝脏的按摩。宋代大文豪、诗人苏东坡曾评价自我按摩："其效初不甚觉，但积累百日，功不可量，其力百倍。"

三、功 理

研究表明，按摩眼区穴位攒竹、睛明和肝区可缓降眼压。眼区穴位按摩有止痛效果，按摩眼球、眼周部位，对缓解眼疾病情有益。而放松入静、养性宁神可使疾患症状减轻，情绪稳定，对患病时间长，有焦虑不安等心身因素的青光眼患者，有稳定眼压、悦心安神的辅助治疗效果。

长期习练此功，双目视物可较前清晰，眼眶酸痛感减轻。

眼部按摩功，通过按摩眉骨、眼帘、脸腮、眼眶四周的穴位及脉络，对高眼压出现的眼胀、头痛有缓解作用。在眼疾未治愈前的治疗阶段，必须坚持每日早晚各做一次。配合步行功，有些患者完全康复。

四、头和眼部穴位

参见第十五章“头部穴位按摩”的图 15–1 和图 15–2。

五、功　法

(1) 预备功。松静正坐 1 分钟，中丹田三个气呼吸，中丹田三开合。默念 60 个数，三吞津。做全套头部穴位按摩功。

(2) 正功。修炼此功时，多用泻法按摩以清热泻火。待眼疾好转时，改用调整法按摩。

泻法按摩为泻—补—泻，外转九—内转九—外转九。

调整法为补—泻，内转九—外转九。

以下介绍的功法示例是调整法。至于双手的升式和降式手法，根据体质和病情而定，参见前述脏腑按摩功的有关章节。

①双手按照脏腑按摩功的升式要求，从中丹田前升到膻中穴，变手指朝上，升到两眉心之间的印堂穴前。

②两手心相互轻轻摩擦，不限次数，至温热，用热手心捂两眼，默数 9 个数。然后两手心向内转 9 圈，再向外转 9 圈，三按三呼吸。

③双手指法变小指，指尖在睛明穴（位于内眼角斜上一分处），内转九，外转九，三按三呼吸，口呼轻轻按并松腰，鼻吸松开不离开。以下同，不再重复。

④双手小指尖从睛明穴沿眼睫毛轻轻滑到眼尾的瞳子髎穴，内转九，外转九，三按三呼吸。

⑤接着从瞳子髎穴沿上眼眶滑到眼球正上方的上明穴，内转九，外转九，三按三呼吸。

⑥手小指尖从上明穴点向眼球正下方的承泣穴，内转九，外转九，三按三呼吸。

⑦双手降回中丹田前，做1~3个中丹田开合，每次开时都要松腰沉肩。

⑧双手升回到印堂穴前，用小指尖在眉毛内侧端的攒竹穴，内转九，外转九，三按三呼吸。

⑨双手小指尖沿着眼眉到中部的鱼腰穴，内转九，外转九，三按三呼吸；再滑至眉毛外端凹陷处的丝竹空穴（位于眉梢处），内转九，外转九，三按三呼吸。

⑩双手小指尖再点跳到球后穴，内转九，外转九，三按三呼吸。

⑪双手小指尖沿下眼眶点跳到睛明穴，沿着上眼眶边缘慢慢点按到瞳子髎，再沿着下眼眶边缘点按回到睛明穴。此为外转一圈，共做三圈。然后，在睛明穴处做三按三呼吸。

⑫松开十指，用十指尖从眼部向下点按脸颊到下巴尖，降回到中丹田前，做中丹田三开合。

⑬双手升回印堂穴，青光眼和白内障者，分别用小指尖在青光眼穴（睛明穴往上凹陷处）或白内障穴（睛明穴下面鼻梁上凹陷处）内转九，外转九，三按三呼吸，松开十指，点跳至下巴颏，降回中丹田。重复三次。

⑭双手放在肝区做肝区按摩（注意：肝癌患者不做肝区按摩），按摩手法同脏腑按摩功。男子左手心放在肝区，右手心放在左手背，两手同时先向左转8~16圈，再向右转8~16圈（女子右手在下放在肝区，按摩方向相反）。三按三呼吸。

⑮双手小指尖再升到球后穴，内转九，外转九，三按三

呼吸。

（3）收功。两手在中丹田前三开合，中丹田三个气呼吸，松静正坐 3~5 分钟。慢慢睁开双眼，恢复常态。

第二节　明眼按摩功

一、提　要

两手互搓至温热，捂眼 9 秒钟，向后梳头状按摩头部 9 次。
太阳丘互搓至温热，左右方向按摩两眼的上眼眶各 9 次。
月亮丘互搓至温热，左右方向按摩两眼的下眼眶各 9 次。
手指肚互搓至温热，由内向外按摩上下眼皮 9 次。

二、功　效

预防和调节眼睛疲劳，消除眼袋，保持眼睛明亮。适于只用电脑、Iphone 等智能手机、Ipad 及只看电视之日常明目保健。

三、功　法

（1）预备功。松静站立或松静正坐 1 分钟，中丹田三个气呼吸，中丹田三开合。

（2）正　功。

①双手在中丹田前，两手心相互摩擦，搓 9~18 次至温热，手心对眼睛捂 9 秒钟。

②双手轻贴头皮，像梳头一样划过头顶和脑后到下巴尖，然后中指从鼻子两侧的迎香穴，经上迎香和睛明到印堂穴，再向上经过神庭穴到脑后，从颈部到下巴颏，重复梳头9次。

③双手在中丹田前，太阳丘（手掌上大拇指下面的大鱼际）对搓9~18次至温热，男先左，女先右。男子先用左手做左眼，其他和女子做法相同，以下以女子为例。

右手太阳丘轻贴右眉骨，手不动，颈转，从内向外，从眉头向眉尾，轻轻按摩右上眼眶。同样方法，颈转手不动，换左手太阳丘按摩左上眼眶。一右一左为一次，共做9次。

④双手在中丹田前，月亮丘（手掌小手指下面的小鱼际）互相对搓9~18次至温热。男先左，女先右。男子先用左手做左眼，其他和女子做法相同。以下以女子为例。

手不转，颈转，用右手月亮丘从内向外、从眉头向眉尾按摩右下眼眶。同样方法，颈转手不动，左手月亮丘按摩左下眼眶。一右一左为一次，共做9次。

⑤双手在中丹田前，十指的手指肚相互摩擦，搓9~18次至温热。中指和无名指分别放在上下眼皮，从内向外滑动按摩。双眼轻轻睁开。滑到外眼角时，两指合拢，两眼轻闭。共做9次。

（3）收功。中丹田三开合，中丹田三个气呼吸，松静站立或松静正坐2分钟。

第二十五章 醉松功

（醉罗汉纠偏功）

一、提 要

从头到脚完全放松，不思不想意念空空，
两脚虚实变换分明，醉汉踉跄全身晃动。

二、出偏须知

历经海内外40年的实践检验，郭林气功疗效显著，又十分安全可靠，只要按照老师指导认真习练，松静自然，通常都不会出偏。

也有个别人，曾因为种种原因出现练功偏差。诸如不注意听课或不及时查功；违背练功原则，动作要领错误；过分认真执着，或急于求成心切；或辨证错误或补泻颠倒，或呼吸和势子不配合，呼吸导引不妥当；或练功时受惊中断，或七情干扰不能解脱，意念不静或多方拜师学功，把不同流派气功混练。

要避免出偏和纠正出偏，首先要彻底消除出偏原因，从根本上改变练功失误。若有不适，及时向老师报告，否则日积月累会成为难以纠正的顽固性出偏。

练功出偏，最常见的是意念导引出偏，也有势子导引和呼吸导引出偏的情况。这是体内之气没有按照经络的正常气路运行流转，气机紊乱，岔气或逆气或撞气而成邪气，引起身体不适或神志不适。例如心跳、隐痛或恍惚，郁闷气结，坐卧不安，严重者有气感冲头绕身，意识或动作失控，痛苦万状而到医院又查不出有什么毛病。

轻微出偏，无需担忧，只要请老师查功，松静自然，纠正功法，就可以恢复正常。出偏严重的，必须马上停止练功，先练习纠偏功纠正偏差。因为偏差一旦形成，由于条件反射，只要一练功，气总是沿着错误的路线运行，不但影响气功治病，还可能引发其他疾病。

郭林气功的特快行功、吐哈音、升降开合松静功和松揉小棍功，其中的泻法原本就有纠偏作用。轻微出偏时，可以选练这些功而自行纠偏，注意纠偏要睁眼练功。纠偏时，要睁眼练升降开合松静功或手棍功。用吐音功纠偏时，要双手重叠放在偏差处，睁眼做升降开合吐音。

三、醉松功简介

醉松功是郭林老师特为纠偏而创编的独立功法。只要认真学好，坚持操练，必能协调阴阳，疏通经络，排除阻滞之气，收到纠偏效果。另外，醉松功练好了，可以收到练慢步行功的意义。

四、注意事项

醉松功强调泻、强调松、强调动、强调静、强调醉。这是郭林老师纠偏功的总原则。练功环境安静，没有（猫、狗、突发巨响等）干扰。练功场地平坦，空旷开阔，防止跌绊等意外。一般情况可以闭目练功，出偏严重者宜于睁眼练功。每日习练 1~2 次，练功时间由短（30 分钟）逐次加长（至 60 分钟），直到纠偏成功。

五、醉松功功法

（1）预备功。松静站立，中丹田三个气呼吸（用泻法先吸后呼），中丹田三开合。

（2）正功。一般人男左、女右先出脚。肝、胆、眼病者先出右脚。

①全身放松，从头顶百会穴到脚底涌泉穴，五脏六腑、四肢百骸、脖颈腰胯，彻底放松。

②不思不想，意念空空。

③慢慢移动重心到一只脚上，任由身体侧倾，但不跌倒。

④当身体倾侧于跌至不能支持时，不承重的另一只虚脚就会自然启动，身体随之自然地随意晃动，重心顺势移到此脚，此脚由虚变实。

⑤如此这般，好似踉跄醉汉迷路，身体失控歪斜而不倒，重心在双脚中间顺势轮换移动，任由全身晃动不已，脖颈随势随意扭摆，腰胯随势随意进退摇转，心绪不急不躁，两脚虚实分明。

⑥两手指尖向下垂放身旁，随势随意摆动。身体虚弱者，指尖可以略微弯起。

⑦身体向后倾倒时，避免脚跟着地，防止引起太强震动而对大脑不利。

⑧身体踉跄摇晃 30~60 分钟，不拘前后左右，进退扭摆，随势随意，直至感到麻酥酥或热乎乎、微微出汗即适可

而止。

(3) 收功。用泻法三开合，三个气呼吸，松静站立3~5分钟。

郭林老师谈创编新气功

我自幼学习祖传“气功”和华佗“五禽戏”，对我国各流派的气功导引法也进行了研究。根据自己的练功实践，并结合现代医学科学，对旧气功功法进行了必要的改革，称之为新气功疗法。

新气功疗法是一种动静相兼的新型功法，动中寓静，静中寓动。它共包含五种导引法，即：意念导引、势子导引、呼吸导引、吐音导引和综合导引。在呼吸导引中打破了旧气功法中一律要求“细、缓、深、长”的方法，大量地采用了风呼吸法和气呼吸法。这是本疗法中的一个特点。它还改革了过去普遍采用的站、坐、卧等静止状态的练功套路，创立了一套动静相兼的具有不同势子、不同要求的步行式操练功（简称：行功），这是本疗法中另一特点。按照患者病史、病种、体质和生活条件与环境的不同特点，到目前为止，已经创作了针对26种不同疾病的锻炼法。新气功疗法的锻炼项目很多，除了练功者在初级、中级、高级三个不同的练功阶段有不同的功法外，还有特种辅助功法，如“华佗五禽戏”“气功八段锦”和配合器械的大套“松小棍”和“脚棍”，以及治疗五脏病的各种吐音法、配合肢体各种运动的循环施治及重要穴位的气功按摩法等，总的来说，练功中要求合乎“圆、软、远”的原则，并要求把意念导引、势子导引、呼吸导引这三种功法紧密结合起来练功，而意念导引是三者的中心，是练功成败的关键。

（注：引文著作权属于郭林老师）

第二十六章 答疑解惑
——问答篇

1. 什么是郭林气功疗法?

北京女画家郭林，身患晚期癌症和多种慢性病如心脏病、高血压、神经衰弱、全身性关节炎等，为了自救，她创编了一套体育抗病、健身养生抗癌的功法，自己坚持天天练习，完全康复，并到公园公开传授。

郭林老师将这套功法命名为“新气功疗法”。它创新改革于传统气功，挽救了无数中晚期癌瘤和慢性病、疑难杂症患者的生命。在郭林老师去世后，为了缅怀她老人家的丰功伟绩，定名为郭林新气功，简称郭林气功或郭林功，又名抗癌健身法。

郭林老师是第一个提出不用针药而用人体内的“生物电”即用练功产生的“内气”防治疾病，提高自身免疫力和自愈力，医治自己的疑难痼疾或致命癌症的人。郭林气功认为，人体的构成不仅是解剖所见的筋骨血肉之躯，还有东方哲学和中医十分珍视的看不见的“神”“气”“精”，这是生命活体最宝贵的“生物电”。任何生物都有生物电，停止生命活动的生物，生物电就消失了。“气入身来为之生”“神离之形为之死”，气充盈则神旺盛，练功就是练人体的生物电。

人体内的“气”，是指维持生命活动的原动力，是血液循环及组织液渗流的推动力。“气是血之帅，血是气之母”“气行血行，气滞血淤”。气虚气滞，血没有足够的推动力，不能把营养和氧气充分地送到每一个细胞，不能使血液流通到肺部进行充分的“清洗”，造成瘀血藏毒，影响自身的免疫自卫系统和组织器官的功能，产生疾病或病变。大部分严重病人的血象是不正常的。

心脏搏动血液循环，心脏搏动的原动力是窦房结，窦房结发出有规律的电脉冲，控制整个心动周期。窦房结的电脉冲由大脑的心血管调节中枢发出的“生物电”冲动来控制。郭林气功的“气”，就是指人体的“生物电”。

郭林老师多次指出，“练功就是练大脑”“我们的意念是从神经里面发动的，是从大脑皮质里面发出来的。”“人体内的电流，它是走神经过来的，大脑神经、中枢神经，遍布全身。”“意念导引是练功成败的关键。”所以，大脑能不能入静，是能不能治好自身疾病的关键。

2. 什么是“气”?

气功所指的“气”，是东方古典哲学中最重要的概念之一，与中医的气密切联系。中医的气也叫做“正气”或者“真气”，包括“先天之气”和“后天之气”。先天之气也叫“元气”，来自父母，与生俱来，是由阴阳结合的肾精气所共生。父母强壮则子女健康。“后天之气”来自“水谷之气”和“大自然之气”。“水谷之气”是由脾胃运化食物而成的水谷精气；“大自然之气”指肺吸入空气中的氧气和各种对人体有益的清气。后天之气不断培育充养元气，二者炼和成为“正气”或“真气”，维持人类生命不息。

气功是要练出内气，“内气”主要指练功所得之气，只有放松入静才能产生丰富内气。按照功法的要求练出“内气”，带动血液循环，调理身体机能，就叫做气功。练气功要放松入静，凝神练气，练津化精，练精化气，练气化神。注重内气的锻炼，练好“精、气、神”，加强和补充正气、真气，是练习郭林气功的根本目的。

郭林气功疗法是调动人体各部器官的机能，调动自身免疫系统来根治各种疾病，是一种强调以内因为主的整体疗法，是前途光明、行之有效的自然疗法。

郭林气功疗法通过五种导引行气的锻炼方法，调动人体内气，改善人体八大系统的功能，使各系统自我调理、自我修复，用人体与生俱来的自愈力防治各种疾病，达到抗癌治病、防病健身的目的。40年的实践证明，郭林老师用内气、用人体内的神经、经络系统和生物电资讯效应治病抗癌强身健体，是可行的、科学的、有效的。

郭林老师说“气”就是人体内的“生物电”。生物电是生命鲜活组织的生物能。鲜活的生命机体中都有生物电。生物电在生命体内可以转变成热能（体温或发热）、位能势能、动能机械能（肢体活动能力）或化学能（消化分解食物并转化吸收为人体能源）。神经传导、感觉器官、肌肉运动等，都是靠着“生物电”来传导和实现。气功和中医针灸按摩，都是建基于经络学说，其现代科学基础就是“生物电”或生物能量。例如针灸操作，每捻转提插一次，在穴位上就产生一个信号生物电。得气的感觉不一，可能是酸麻酥痒、胀痛红热。这个“生物电”沿着经络向所属的各器官传导，引起该器官植物神经反应，从而产生治疗作用，气功可以得到和针灸相同的气感，影响人体血液、淋巴液和组织液的微妙变化和流动。

3. 气功和一般体育运动有什么不同?

气功三要素是：调心、调息、调身。通过“三调”，使大脑进入与清醒态和睡眠态都不同的半抑制状态，即独特的“气功功能态”。在这种状态下，中枢神经系统对外界的职能降到很低，而大脑作为人体活动的指挥中心，把调整和改善体内八大生理系统的能力提升。练功主要是练大脑的功能，练神经系统和经络气血循环系统，练人体的资讯网络和体液，练人体生物电和免疫力、自愈力、生命力，练“内气”。而体育运动及其竞技比赛，是挑战人体体力追求力量或速度的极限，与气功要求松静自然截然不同。气功和普通的体育运动例如工余课间的广播体操，虽然都是强身健体，但二者只是形似，本质上有根本的区别。

4. 郭林气功和五禽戏之间有什么关系?

《三国志·华佗传》中记载，后汉名医华佗对弟子吴普说：“人体欲得劳动，但不当使极耳，动摇则穀气得消，血脉流通，犹户枢不朽是也。是以古之仙者，为导引之事。吾有一术，名五禽之戏，熊经鸱倾，引挽腰体，动诸关节，以求难老。”早在1978年春，北京体育学院请郭林老师拍摄电影《气功五禽戏》；1983年，中央电视台又为郭林老师拍摄了《新气功五禽戏》，这属于郭林新气功的高级功法，模仿虎、鹿、熊、猿、鹤五种动物的姿势和精神，健身防病、抗癌康复、养生益寿。郭林老师说，我自幼学习祖传气功和华佗五禽戏，对我国各流派的气功导引法也进行了研究，根据自己的练功实践，并结合现代医学科学，对旧气功进行了必要的改革，称之为新气功疗法。郭林新气功就是根据现代中西医学和康复养生学，根据五禽戏和多家传统功法而创编的。

5. 郭林气功五种导引法的要点是什么？

(1) 意念导引：思想意识豁达正面积极、感情心态开朗平和乐观、思维活动平静安详坦然。

(2) 调息导引：各种呼吸气息调整，风呼吸、气呼吸、自然呼吸。

(3) 势子导引：不同动作的设计，基于中医经络学说和西医神经系统学说及体液循环理论，强调松、静、自然、圆、软、远。

(4) 吐音导引：音调情感、声音频率、音色变化均辨证施功。

(5) 综合导引：各种气功按摩法。

郭林气功通过这五种导引来达到抗癌健身养生的效果。

6. 练功成败的关键是什么？

练功的目的是练出“内气”，练出有益于人体健康的自愈力、免疫力、生物电。人体生物电流的冲力、钻力、旋转力，可以疏通经络的淤滞，调整脏腑的阴阳，培补气血的亏损，增强人体的免疫力，达到防病治病、抗癌康复、健身益寿的目的。“内气”是免疫良药，郭林气功是身心整体免疫疗法。练功中各种功法相辅相成，意念导引、呼吸导引、势子导引、吐音导引、按摩导引互相紧密结合，其中意念导引是中心，是练功成败的关键。

7. 什么叫意引气？

练气功首要的是调心，在身体放松、大脑入静的情况下，使意念活动集中在一点、一物或一词语上，大脑处于半抑制气功态，以产生丰富的“内气”。这种意念导引产生“内气”的方法就叫意引气。

8. 什么叫意领气？

意领气是用意念指挥内气运行，用意念带领内气走经络路线。初学功者用意领气练功容易出偏差。

9. 身上有肿瘤的癌症患者，通常要练哪些功法？

首先调整心态，树立“三心”，坚持勇敢地和癌魔拼。癌症就像一条狼。郭林老师说，和它拼，就有希望把它打死。坐以待毙，就一定会被狼吃掉。最好先不要带病工作。要给自己两年时间治病练功，全力以赴抗癌。

初学功以各种风呼吸法行功和快功为主；有一定功力后，加练吐音功；为调整阴阳、补泻，还要练各种辅助功法如按摩功、脚棍功和松揉小棍功。

【验证实例】

有一位 H 先生，鼻咽癌复发转移到肝、胰、腹膜和骨，体力还不错，初始 3~6 个月，每天练习自然行功；升降开合吐哈音；特快功（两次，每次 30 分钟，收功松静站立 15 分钟）；中快功；一、二、三步点功（两次）；脚棍功或涌泉穴按摩。3 个月后只是骨头有癌，6 个月后肿瘤全部消失。

特别注意：要灵活掌握，千万不要过劳，否则会有反效果。要多参加查功辅导，根据身体变化与时俱进，请老师调整功法。

10. 怎样树立“三心”？

三心即信心、决心、恒心。实际练功过程中会经过多次反复才能真正树立三心。

⑴ 信心，相信郭林气功配合中西医治疗能治好自己的病。

⑵ 决心，决心练习郭林气功防病治病不动摇。

⑶ 恒心，持之以恒，练功一生一世。

11. 练功为什么不能“八字脚”？

松静站立不站八字，使腿脚内外两侧都放松，为内气从外侧的阳经下、从内侧的阴经上创造条件。行功时不走八字脚，使脚跟和涌泉穴很正地着地，行走一步，点一次穴，调动肾经和阴跷脉、阳跷脉，达到强肾固本和“跷脉动诸脉通”的目的。

12. 预备功的作用是什么？

预备功是为了打开气机，为练好正功做准备，为内气运行创造良好条件，帮助尽快进入气功状态的导引行气法。要求导体令柔，引气令和，把自己融化到大自然当中，必须做好，不可省略。

13. 做三个气呼吸时，为什么要男左手女右手在下？

男子以气为主，女子以血为主。气纳三焦，血归包络。手心劳宫穴属心包经，手背外劳宫穴属三焦经。男子左手在下以调气，女子右手在下以调血。

14. 三个气呼吸及身体沉降的作用是什么？

气呼吸是细缓匀长的呼吸，吸气时交感神经兴奋，呼气时副交感神经兴奋，交替刺激呼吸中枢神经，创造条件反射，促使大脑进入半抑制状态，即大脑入静。

口呼气时，身体下沉，导引足三阳经从头走向脚。自然呼吸的“呼”时起身，可以导引足三阴经从脚走到腹和胸。阴升阳降，调理人体阴阳平衡。

15. 中丹田三开合的作用是什么？

手开时，手三阴经从胸走到手；手合时，手三阳经从手走向头。两手一开，血促气行；两手一合，气率血行，促进气血周流。

“开合是升降的钥匙”。开合的目的是打开命门，打开气机总开关，开动气机，调动内气，调整内气，使气沉下来，实现气沉丹田。

16. 癌症患者为什么要手心向下？

手心和手指都是发气的，手的导引有补泻之分。手心相对向中丹田来回摆是补法，适合虚症。癌症不能补，补会加强癌细胞活动，容易造成癌细胞扩散和转移，所以要用手心向下的泻法。

17. 升降开合的作用是什么？

升降开合是郭林老师创编的最成功的功法之一。在大脑松静的情况下，手臂三次升降，三次开合，带动内气从中丹田气海穴开始，上下左右，鼓荡回流，调整阴阳，疏导淤滞，按摩脏腑，防治百病，效果显著。

18. 升降开合可以放在其他功法后面吗？

郭林老师说，练什么功，各种行功，升降开合都要摆在功之前，不要摆在功之后。但练完功，收完功休息之后，可以再做升降开合。刚练完气功，如果还没有完全气化，又练升降开合，反而会起相反作用。

19. 收功的作用是什么？

收功是让练功所产生的生物电还原，即把“内气”还原，然后在体内气化，化开。还原的路线是先将内气聚到中丹田“气海穴”，经过气海穴气化，进入任脉，再经过任督二脉的循环，各自归原。实践证明，练功不收功，“元气”不能还丹，不能归身，身体会变得虚弱。

20. 练功时口水为什么会增多？

练功可以疏通经络，促进新陈代谢，改善内分泌，口水会增多。风呼吸促进交感神经和副交感神经兴奋，二者都促进唾液腺分泌。交感神经引起的分泌量少而黏稠，副交感神经引起的分泌量多而稀薄。

21. 头部穴位按摩与涌泉穴按摩各有什么作用？为什么要隔开一小时？

头按是走阳经的，能保护大脑，调整大脑和全身经络脏腑的阴阳失调，有补阴调阳的作用，还可以防止脑血管硬化。

涌泉穴按摩是走阴经的，能调补肾气，促进心肾相交，滋肝明目，滋养五脏六腑，益寿延年。

两种功法，一个是导引下去，一个是导引上来，隔开时间太短会撞气。为了巩固各自的调理效果，两个功法要间隔至少一小时。

22. 女子经期能不能练功？

能。但要注意：凡是风呼吸法的功，都要改成自然呼吸，而且不准走快；可以做松揉小棍功和升降开合，但不准下蹲。头按、涌按、脚棍、吐音都要停止。

23. 小棍功的机理和要领是什么？

用小棍两端按摩两手内劳宫穴，使心包经产生较高的电位和电流，通过三焦经流通到所有的经脉，疏通经络，改善循环。小棍功的势子导引，前、后、左、右、上、下、仰、俯，四面八方，旋转腰部，帮助松颈、松脊椎、松腰、松胯，揉筋腱，松机体，为内气运行创造良好条件。

24. 人体的主要经脉是哪些？

是任督二脉、十二正经和奇经八脉。郭林气功的习练者，最好能了解主要经络和穴位。郭林气功的老师和辅导员，都应该对经络和重要穴位及中医常识有基本的认识。

25. 十二经脉怎样运行？

手三阴经从胸走向手；手三阳经从手走向头；足三阳经从头走向脚；足三阴经从脚走向胸。

26. 什么是子午流注？

古籍《灵枢》说：经脉流行不止，与天同度，与地同纪。

中医学的宇宙观，着重“天、地、人”三合一。人体的健康受季节变化、地理环境以至时间运转的影响。人体的气血运行，凌晨3时起于肺经云门穴，次日3时止于肝经期门穴，循环不息，每两小时为一个时辰，每日的十二时辰，与人体的十二经脉息息相关，而经脉又与五脏六腑相配，不同脏腑的经络对应固定的流注时段。三者关系如表七。

表 七

时间	时辰	经络 / 脏腑
23：00–1：00	子时	胆
1：00–3：00	丑时	肝
3：00–5：00	寅时	肺

（续表）

时间	时辰	经络 / 脏腑
5：00–7：00	卯时	大肠
7：00–9：00	辰时	胃
9：00–11：00	巳时	脾
11：00–13：00	午时	心
13：00–15：00	未时	小肠
15：00–17：00	申时	膀胱
17：00–19：00	酉时	肾
19：00–21：00	戌时	心包
21：00–23：00	亥时	三焦

27. 什么是经络?

中国人的祖先发现，活人体内存在着一套气血流通的网络，这就是“经络”。其中纵行的主干叫“经脉”，横行分支网络叫“络脉”。经络是二者的总称。

28. 经络在郭林气功中的作用是什么?

阴阳平衡，百病不生。郭林气功的各种功法都是搞阴阳调整的，调整阴阳靠经络。人生病后，要把病气、邪气赶出去。邪气是从络脉、经脉、带脉进入身体的，一点一点地进来，进入脏腑，积蓄在器官里面，从渐变到突变，使人得病。郭林气功的导引行气，能够把邪气赶出去，通过意念导引、势子导引、呼吸导引、吐音导引把邪气从带脉、经脉、脏腑导引出去，最后从七窍赶出去，而不是从络脉把邪气赶出去的。练功时思想意识上要知道这样做，才能充分发挥功力，病才好得快。练郭林气功产生的内气，不但走经络，而且走神经系统，走体液循环系统。

29. 古人如何评价经络？

《黄帝内经》（灵枢经·经别篇）说："经脉者，所以能决生死，处百病，调虚实，不可不通。""十二经脉者，病之所以成，人之所以治，病之所以起，学之所以始，工之所止，粗之所易，上之所难也。"明代喻嘉言（医门法律）说："凡治病不明脏腑经络，开口动手便错。"

30. 什么是大周天？

呼气时，真气在手三阴经从胸走向手，在足三阳经由头走向足；吸气时，真气在手三阳经从手走向头，在足三阴经由足走向腹。

这个大循环古时候就叫做大周天。

31. 什么是小周天？

呼气时真气沿任脉下行至丹田，吸气时沿冲脉上行至胸，心肾相交。

待真气贯通督脉后，吸气时由督脉上行到头，呼气时沿任脉下行到中丹田。古时把这个小循环叫做小周天。

32. 郭林气功是否练大、小周天？

郭林气功不搞意领气，不练大、小周天。

33. 怎样做好虚实分明?

体重落实的一只脚为实，站稳的一只脚为实，出的那只脚放松为虚。两只脚虚实变化交替，松的脚要松透。

手也有虚实，若右脚是实的，右手实，左手就是虚的，一只手配一只脚。左脚实，左手、左半身都实，右半边身体都虚(右脚和右手虚)。虚实分明才能充分调动内气。

34. 保健者、癌症病患者，什么时间、练什么功最好?

保健者每天早晨做一个自然行功吸头等氧，最好加练一个升降开合。

中午做头部按摩。晚上揉小棍或蹬脚棍，或做涌泉穴按摩。

癌症病人在抢救阶段以快功为主，每天至少要在室外吸新鲜氧气 4 小时，氧是治癌的良药。

晚上做脚棍功或涌泉穴按摩。

35. 防癌应练什么功?

自然行功和一、二、三步点功，每天最好做一个半小时。

36. 血管硬化、心动过缓应练什么功?

练升降开合功最好。还可练松揉小棍功、稍快些的慢步行功。

37. 脑血栓练什么功?

能够走路的患者，早上练行功，中午练头部按摩，午睡后练小棍功，晚上练涌泉穴按摩、头颈松静功和肾俞按摩，不做快功，行功要慢。

38. 初级功包括哪些基本功法?

(1) 自然行功;
(2) 定步功;
(3) 升降开合和慢步行功;
(4) 一、二、三步点功;
(5) 风呼吸法快功;
(6) 头部按摩功;
(7) 涌泉穴按摩;
(8) 松揉小棍功;
(9) 脚棍功;
(10) 头部松静功。

39. 糖尿病练什么功?

糖尿病要补阴，从肾治，方向为北。练自然行功要慢一些，练得太快血糖就会升高。可练中快功，慢步行功，肾俞式定步功，一、二、三步点功，脚棍功，肾俞穴按摩，涌泉穴按摩。手棍功转动要快一些。

40. 高血压又有心脏病的患者，向什么方向、出哪只脚、练什么功？

面向南，出左脚，练慢步行功，自然呼吸或轻微风呼吸的自然行功。还可练小棍功、头部按摩、心脏按摩和肾俞按摩，心脏病人有功力的可以吐心音。

41. 慢性病的主功是什么？

自然行功、慢步行功、吐脏腑音、脏腑按摩。

42. 甲状腺功能亢进练什么功？

练全套防治癌症功法，不练特快攻。

43. 怎样可以提高功效？

早睡觉，早起床，天天练。

郭林气功是“内功”，是“功夫”，每天都有必要付出一定时间练习。

练功者不抽烟、不喝酒、不能吃辣椒。刺激性食物使人不能入静，也不能产生“气”，练功起不到作用。

44. 患有多种疾病怎样练功？

郭林气功是整体治疗，不是头痛医头，脚痛医脚。内气畅通，百病不生。要多请教有经验的老师，主攻主病，兼顾次病，辨证施治，灵活练功。

45. 青光眼患者练什么功？

眼是肝之窍，从肝治眼。肝由肾养，从肾治肝。要高翘脚尖做初级行功，加肝区按摩和青光眼功。治眼病还要做手棍功。

46. 白内障患者练什么功？

面朝东，练全套初级功加眼睛功。

47. 肝病患者练什么功？

肝炎患者做自然行功，一、二、三步点功和一步三点功，有功底者还可以做肝区按摩和吐肝音，治肝病还要做脚棍功。

患脂肪肝者练全套防治癌症功法，不练特快功。

肝硬化患者要加练快功、吐音功，千万不能补。因为肝在右边，为了调动肝经，一律先出右脚。

郭林老师特别为肝病患者创编了一步三点功，对各种肝病都有很好的疗效。

48. 感冒或低烧时练什么功？

应操练中快功，稍快一点的一、二、三步点功及松揉小棍功。发烧时可以吐“高、中、低”及“低、中、高”哈音。感冒好了，可根据病情选练各种功法。

49. 肺病患者练什么功较好?

肺炎、肺气肿、哮喘等，很需要氧气。要练风呼吸法自然行功，每天早晨一小时。头部按摩、小棍功要在中午或下午做。呼吸系统的病如慢性支气管炎、肺气肿，都要用风呼吸。

50. 高血压、心脏病、低血压要练什么功?

练升降开合有特效。

做自然行功、慢步行功。

吃午饭前做一两次头部按摩，这是补心，因为 11 点钟时经脉流注到心脏。

51. 慢性肠胃炎、消化不良、胃寒等应练什么功?

以中度风呼吸法自然行功，一、二、三步点功，慢步行功，小棍功为主，适当配合按摩功。

52. 萎缩性胃炎，又有心律不齐，应练什么功?

炎症需要用风呼吸法，每天做两次一、二、三步点功。为了照顾心脏，练三步点功时自然呼吸，闭目练习。

53. 红斑狼疮患者应练什么功?

按癌症治，练全部癌症功法。

54. 慢性炎症如肝炎、肺炎、肾炎、肠炎、关节炎、气管炎，应练什么功？

以自然行功和一、二、三步点功为主，消炎之后加慢步行功和松揉小棍功。

55. 月经不调、经痛时练什么功？

自然行功、定步功、慢步行功、松揉小棍功。

经期用自然呼吸，升降开合，小棍功不下蹲。

56. 什么情况下不能补，什么情况下不能泻？

高指标者不能补，一补会更高；癌症、实症者不能补。感冒和炎症不能补。虚火厉害时不能补，要泻；月经来时不能泻，也不要补，而需要调整。

57. 练郭林气功时，还可以练其他气功吗？

不同的气功有不同的套路，练功的目的也不一样，调动的经脉也不相同，如果同时练，会在经脉里面撞气，在五脏六腑里冲突打架，所以，不要同时练两种气功，防止出偏。

58. 学过太极拳的人能否练郭林气功？

可以。但是应该用郭林气功的方法来打太极拳，这样容易调动内气。郭林气功不能眼看着式子，不可意落于形。

59. 练功时身上发热好不好？

练到身体感到温暖、微微出汗但一会儿就过去了，这是好的、正常的。如果练得像一把火烧到身上，引火烧身，全身出大汗，这种热不好，要马上做三个开合，深呼吸，把热散一散。夏天练特快功一定会出汗，这属于正常情况。

60. 为什么有时练功身上热、两手冷？

因为大脑没有放松入静，势子不软，手不松，气血不通畅。手臂放松，两手气血一通，一分钟手就暖了。

61. 练功时睁开眼也会站不稳，为什么？

若一只脚还没有站稳，就松另一只脚，或者手脚配合得不对，重心移得不好，两脚走“天桥步”，没有走两条平行线，都有可能站不稳。

62. 练功中出现外动好吗？

练功治病的人体质虚弱，经不起大震动，故而不主张外动。轻微的外动或肌肉跳动几下属于正常，有意识地控制一下，不要大动。

63. 遇到惊功怎么办?

一般只有意念导引的功如慢步行功、头部按摩、脚棍功、涌泉穴按摩可能会惊功。

遇到惊功，不要睁眼，保持放松，做中丹田三开合，或做三个不下蹲的升降开合，接着做中度风呼吸法行功，就能及时消除受惊的逆气。

如果立即停功不练，就会留下后遗症，造成偏差，可能需要花费很大的力量来纠偏。

64. 癌症患者练太极拳好不好?

太极拳很好。对老年人关节保健和防跌特别有效。

癌症患者要想抗癌治病，我建议学练郭林气功，病情稳定数年后再考虑练太极拳。我教的学员中，有不少太极拳高手，也有太极拳老师，他们多数患的是肺癌和消化系统的癌病。2007 年，一位 66 岁的老人对我说，他 13 岁就开始练太极拳，一天都没有停过，但现在得了食道癌、胃癌、肠癌三种癌病，实在想不通。我认为，要抗癌，练郭林气功最好。

65. 练功时为什么有针刺感?

若这种感觉在练功结束 2 小时后基本消失，属于正常气感，是练功产生的生物电引起的感觉。若长时间仍有针刺感，就需要找老师查功指导。有些人对气功过分敏感，练功后一天 24 小时都麻酥酥，周身痒，这类人则不宜练功。

66. 内分泌失调练什么功?

练全套基本功，脚掌竖得高一点，另外加练肾腧按摩。

67. 严重神经衰弱练什么功?

自然行功，一、二、三步点功，头部按摩，头颈松静功，手棍功。也可以练其他基本功。

68. 皮炎练什么功? 硬皮病练什么功?

皮炎练全套初级功。皮肤癌练癌症功。

硬皮病早上练风呼吸法快功、中快功，中午做头部按摩，晚上做肾腧穴按摩、关元穴按摩、涌泉穴按摩，最好加做慢步行功。

69. 癌症患者在抢救阶段应练什么功?

自然行功，升降开合吐哈音，特快功，中快功，稍快功，一、二、三步点功。重点是风呼吸法行功和快功。

70. 病情稳定、体内没有肿瘤的患者，还要不要做特快功?

体内没有肿瘤，但仍有癌细胞者，需要做特快功清除癌细胞。如果没有心脏病，特快功最好做三年以上，每天一次。三年以后不定期地练习特快功，不适合做特快功的可做代特快功或其他快功。

71. 还在上班的癌症病人怎样练功?

上班者也要保证每天有足够的练功时间。3 期及以上的癌症患者，前三年每天练功不能少于 3 小时。1~2 期的癌症患者，每天练功不能少于 2 小时；医生已判定为癌症晚期、只有几个月生命的患者，每天练功则不能少于 5 小时。不能麻痹大意，轻敌贻误，要早起身，早睡觉。功时不够，达不到疗效。根据身体情况慢慢增加功时，在工作时间以外尽量多练功。

【验证实例】

G 小姐是一位教师，2000 年患 3 期卵巢癌，医生说她将在两年后复发。由于生活需要，她必须上班工作。我建议她八小时工作之外每天保证练功 3 小时，休息日练完整套功法。两年后复诊前她很害怕，我听了她的吐哈音后说，你放心，不会复发了。至今她已健康地存活了 10 年了。

72. 练功时有时放屁、打嗝，为什么?

如果消化系统功能不正常，肠胃胀满，练功时打嗝、放屁，之后很舒服，我认为这很正常。

若消化系统没有毛病，功法练错了或是各种配合不对头，打嗝放屁，越来越难受，这是出了偏差，应该找老师查功。

呼吸和意念导引都可能使气不能沉到丹田，产生这些出偏的现象。

73. 癌症患者要不要忌口？

忌烟、酒、辣椒，少食油、盐、糖及腌制、含食品添加剂的食物。多吃新鲜水果，粗茶淡饭，天然食品，营养要全面，不要择饮择食，暴饮暴食，品种多样化，不要过分忌口。

74. 刚做完治疗，身上没有癌瘤，练什么功？

身体内没有肿瘤了，病理分期在3期以下者参考练功方案：自然行功，升降开合吐哈音，特快功，中快功，一、二、三步点功各一次，再加脚棍功或涌泉穴按摩。重新上班者，平日最少也要做前三个功，公休日、节假日要做完全套功。

脑肿瘤者吐喔音，加做头颈松静功。

肺癌患者加做手棍功，三五年后，根据病理分期和身体情况，可以少练或停练特快功，哈音可以改吐高低音调整功法。五年后每天至少一个行功、升降开合吐音、头部按摩、脚棍功（或手棍功、涌泉穴按摩）。

75. 肚子胀气练什么功？

自然行功、点步功，特别是三步点功；松揉小棍功、升降开合松静功。饭后松静站立10分钟，也可以排气打嗝，缓解肚子胀气。

76. 肠梗阻练什么功?

【验证实例】

Z先生为胰腺癌4期，手术后曾经肠梗阻，住院几天不能吃东西，瘦了好几斤。他抗癌用心、用脑，发现肠梗阻是因为食物滞留。后来每次出现症状时，他及时调整呼吸来放松肠胃，用手按摩小肠，帮助食物一点一点地慢慢通过，至少成功防止了十几次肠梗阻。

77. 练功可不可以针灸、按摩、跑步、游泳?

可以，但最好相隔一段较长时间。例如上午练气功，下午再针灸或按摩，同时不要按摩病灶和相邻部位，以免刺激癌细胞。肿瘤和附近部位一定要慎重。曾经发生过在肿瘤附近进行针灸，却顺着针眼生肿瘤的个案。

练完功平静下来再做跑步等其他活动，跑完步平静下来再练气功。

练完功15分钟后就可以游泳。

78. 收功时流眼泪是怎么回事?

有的可能是有眼病，练功对眼病有治疗作用。有的是练功入静好，越入静越流，这是正常气感。

79. 练功时咳嗽怎么办?

停下来咳，把痰吐干净，三开合，点脚，继续练。

80. 口水很多，一边走一边吞好不好？

郭林老师说，吞口水要过三关：喉头关、胃脘关（上脘、中脘、下脘）直达“气海”才能气化。边走边吞容易呛着，不能“玉液还丹”，也浪费，所以不要匆匆忙忙地一边走一边吞。

81. 郭林气功会不会走火入魔？

郭林气功走向社会40年，没有走火入魔的个案。功法掌握不好时，出偏差是有的，改正后就没事了。行功一般不会走火入魔。

82. 坐骨神经痛练什么功？

中医认为坐骨神经痛是胆经不通，敲胆经效果不错。敲胆经的四个穴位：环跳、中渎、风市、膝阳关，每天两次，每次3~5分钟，有些学员收到立竿见影的效果。

83. 脚跟痛练什么功？

练脚棍功。一位患者脚跟痛了两年多，练脚棍功一个星期就好了。此外，也要配合练行功。按摩功法是对症按摩太溪穴和照海穴。

84. 膝盖痛练什么功?

练脚棍功时手放在膝盖，十指放在膝眼和膝盖四周，有显效。也可以做膝盖水肿按摩功，按摩阳陵泉和阴陵泉穴；随时轻轻按摩膝盖36圈，有的学员收到不错的效果。

85. 郭林气功可以缩减“大肚子”吗?

我见过不少学员坚持天天练功，数月后，腰围明显减小。有的学员说，最大的收获是“大肚子”没有了。松腰带胯转脊柱，缩减腰围的效果十分理想。

86. 脚棍功为什么要做肾俞按摩?

脚棍滚进来顺肾经路线，为补；滚出去逆经，为泻，一补一泻为调整，加强肾功能。治病功法需要补泻，就要从肾俞按摩和呼吸上来做补泻安排。肾俞按摩是为了补肾。

87. 脚棍功的原理是什么?

用意念导引使大脑中枢神经的生物电从印堂往下导引到中丹田，用滚脚棍是经络中的内气即生物电从涌泉穴上到五脏，使神经系统和经络系统结合，使阴经和阳经配合产生丰富的内气。

88. 脚棍功中最重要的是什么?

最重要的是意念导引。意念从上丹田下来，意识到五脏，导引内气到中丹田。练脚棍功就是要发信号。初学时没有功力不要发信号，排除杂念，意念集中就行了，以免出偏。

做脚棍功一定要放松，否则效果不理想。

89. 呼吸配合不好，会有什么偏差?

呼少吸多会胸闷憋气，呼多吸少会呼吸几次就要做一次长抽气。

吸吸呼之间注意要有自然的间歇停气，每次呼都要呼到舒服再开始吸，不要急躁。

如果已经出现偏差，最好先自然呼吸练习一段时间，然后再配合轻轻的吸吸呼。

90. 郭林气功对免疫系统有什么影响?

1999 年香港大学和玛丽医院的专题研究证明，郭林气功可以提升人体的免疫力。论文已经在国际会议上发表。

91. 郭林气功能治失眠吗?

阴跷脉发生病变，会使人阳气衰微，阴气偏盛，出现嗜睡症状。

阳跷脉发生病变，则使人阴气衰弱，阳气偏盛，出现不眠症状。

郭林气功高翘脚尖的步行功，能调动阴阳二跷脉，调整人体阴阳平衡。从脚到膝、胯、腰、脊背、头，全身无一处不动，充分调动神经系统和经络。所以，练郭林气功能吃、能睡、不易感冒。

肾虚引起的失眠要做涌泉穴按摩；神经衰弱引起的失眠要做头部按摩；睡前做松揉小棍功，特别是睡前做头颈松静功，可以收到立竿见影的效果。

92. 学过其他气功的人，可以学郭林气功吗？

可以。不过其他气功习惯守丹田，意领气，这和郭林气功的内气运行套路不同，可能会出现问题和偏差。所以，要注意不要意守体内，不要意领气，要以行功、动功为主，调心、调息、调身，三关分渡，可以学练郭林气功。

93. 练功时为什么会头晕？

意念太紧张，过分认真，不能松静，就会头晕；头转得太大了也会头晕。如果入静很好，脑电图会发生变化，有犯困的感觉，这是正常气感，但头脑是清醒的。

94. 升降开合边吸边上升对吗？

错了。这样练一定会出偏差，会胸闷、憋气或腹痛。做上升和下降时一定要自然呼吸。

95. 气呼吸有什么功能?

(1) 益气：增加肺的通气量和换气量，提高血氧饱和度。

(2) 活血祛湿：促进肺部血液循环，利于残气和代谢物的排出。

(3) 舒肝安神：刺激肺泡牵张器，引起副交感神经兴奋，缓解紧张情绪，使人体处于养尊处优的状态，加强自我修复能力。

96. 风呼吸的功能是什么?

(1) 吸气可以兴奋交感神经，抑制副交感神经；呼气可以兴奋副交感神经，抑制交感神经。而急速吸气的风呼吸，能较强地调节植物神经，加强生物电脉冲。

(2) 1993 年，解放军总医院呼吸科主任黄念秋教授的研究证明，吸吸呼后潮气量增加了 81.38%，每分钟通气量增加 120%，可以强化肺的功能，力度大大超过气呼吸。

(3) 风呼吸使纵隔、肺部、腹部产生快而猛的震动，使脏腑得到快速、有节律、持续长时间的按摩，改善微循环。癌症患者都有微循环障碍，练功以后有改善，改善程度与功龄成正比。

97. 头颈松静功的功能是什么?

脊椎内有骨髓，又是中医的督脉所在。脊柱的拉开、旋转、上下、前后、左右、倾斜伸缩运动，有利于纠正脊柱周围小关节的紊乱，适当刺激骨髓、督脉和脊柱两旁的神经根，促进生物电的流通，产生丰富的内气，达到调理大脑和五脏六腑功能的效果。

98. 不吐音可以治好病吗?

认真练好基本功，也可以治好病。

99. 白血病患者怎样吐音?

高指标的吐“哈”音，但不可太长，收快一些；一高一低或一高两低配合吐。低指标的吐“羽”音，一高一低地成对吐，不吐哈音。

100. 红斑狼疮患者怎样吐音?

练完自然行功，吐“哈”音，再做至少一个行功，吐“羽”音。低指标者不吐哈音，只吐羽音。

101. 子宫肿瘤患者怎样吐音?

一高一低成对吐“哈”音，6的倍数。

102. 甲肝、乙肝、丙肝患者怎样练功?

三种肝炎病人都可以做自然行功和点步功。

甲肝加慢步行功；乙肝、丙肝加中快功，都可以吐“角”

音。

指标高的，吐高下滑“哈”音。

103. 受七情干扰可以练什么功?

不能练静功，不练闭眼的功。可以睁眼练自然行功，睁眼练小棍功，睁眼练升降开合，睁眼吐哈音。

104. 肺积水、腹水、脚肿、腿肿的患者怎样练功?

(1) 行功走慢些，双手全部指尖向下，分别沿阴经任脉和体侧阳经上提下放，腰带动身体做转腰转头的动作，松腰转腰，腰转大些，不少学员取得了相当理想的效果。

【验证实例】

H 先生是失去西医治疗机会的肝癌患者，用这种方法成功消除积水，继续用这种手势练功，肿瘤完全消失。

W 先生有中风史，行功不方便，又患有肝癌腹水。他坐着转腰转头、吸吸呼，指尖向下上提下放摆动，每天坚持两小时，小便多得像吃了去水丸，两个星期后脚肿消失，腹水减少。

注意：肿瘤消失以后，要改成手心向下的泻法。

(2) 配合呼吸做升降开合，成功消肿、消水。

【验证实例】

C 小姐乳腺癌转移、肺积水，行功困难。C 先生患肝癌，腿肿脚肿。我只好让他们坐在床边配合呼吸做升降开合，特别要求每一次开时口呼气、松腰、逐节松脊椎，松肩沉肩，合时身体不动鼻吸气，不吸不呼身体还原。每天三次，每次做 6 的倍数，至少 36 个。两个人均成功消肿、消水。

105. 预备功和收功中都有三个气呼吸，三个开合，作用是否相同？

不相同。预备功三个气呼吸，三开合，是为了把气运行到四肢。收功的三个气呼吸，是为了使内气稳定在中丹田，并使意念活动恢复到平常生活态。

106. 涌泉穴按摩能够益寿延年吗？

【验证实例】

肝癌患者 Z 先生病情危急，医生告诉他太太，他只有半年生命，因为没有小便，胃出血。我让其太太给先生做涌泉穴按摩，顺经轻些，逆经重些，半小时做一次，每次 15 分钟。8 天后，这位太太告诉我，她先生的小便现在特别多。

107. 头部按摩可以调理大脑吗？

【验证实例】

一天下午，脑病患者 H 先生由家人陪同来到气功班，面部不停地快速抽搐，自己不能控制，痛苦万状。而他并不是癌症患者。他是男性，属阳，脑部经络阻滞。我在百会、囟会、神庭分别做指针按摩，18×18×18，泻—补—泻，向右转实，回来虚，让患者配合做三按三呼吸，先鼻吸，后口呼，呼气时松腰。让他意念想天高云淡和一望无边的大草原。三轮按摩之后，休息 3 分钟，又按补法：补—泻—补，分别做三个穴位 18×18×18 的按摩，三按三呼吸用补法，先口呼后鼻吸。只有几分钟，他面部的抽搐基本停止了。患者十分激动，用手比画着说：太神奇了，我觉得脑袋里面好像有条虫在悠悠地蠕动，然后就好了。

我自己都觉得惊奇，指针按摩的飞经走气真是了不得。之后，他每天坚持做头部按摩，睡前做涌泉穴按摩。他说，最喜欢天冲穴按摩，脑袋里会响，肚子里也叽里咕噜响，很舒服，后来身体完全康复。

108. 慢步行功的特点是什么?

慢步行功是慢性病人的主功，对各种慢性病疗效显著。以意念导引为主，动静相兼，是它最显著的特点。癌症患者完全康复后，也应该适当选做慢步行功。

109. 什么是自然呼吸?

平时正常的生理呼吸，与生俱来的本能呼吸方法，不要着意。

110. 什么是顺腹式呼吸?

是吸气时腹部外凸，膈肌下降；呼气时腹部内收，膈肌上升的呼吸方法。

111. 什么是逆腹式呼吸？

是吸气时腹部内收，呼气时腹部外凸的呼吸方法。

112. 中丹田三个气呼吸，鼓肚子吗？

中丹田三个气呼吸是丹田呼吸法，是一种膈肌和腹肌协调收缩运动、吸气和呼气都伴有强大腹压的呼吸，不鼓肚子。

113. 丹田呼吸有什么特点？

由于丹田呼吸形成强大腹压，可以使腹腔内脏的静脉血以较大的力量回升到心脏，并获得动脉血，是一种极为有益的强化内脏功能的呼吸方法，会给机体功能带来惊人的效益。郭林气功的风呼吸和气呼吸，都属于丹田呼吸。

114. 怎样做好三个气呼吸？

除了功法中提到的基本要领外，还要注意缩口唇。缩口缓慢呼气会使气阻力加大，支气管内压增加，支气管口径加宽，方便肺泡内的气从容排出，减少肺泡内的残气量，使呼吸更完全。另外，缩口呼气会使周围静脉压增高，防止肺充血，并能促使肺部罗音消失。

115. 三个气呼吸和升降开合，为什么不能一边吸气一边起身？

势子升，是把气引导上来；而呼吸的吸，是把气导引下去。升的时候吸气，在身体内会发生撞气，一定会出偏差，出现憋气、胸痛、腹痛、打嗝、放屁等问题。改正以后偏差就会消失。

116. 脑动脉硬化，怎样练自然行功？

脑动脉硬化需要用风呼吸法，但是一定要轻，不要太强烈。45 分钟的自然行功，每次换脚，都要做三个开合，另外加三个深深的、长长的、慢慢的气呼吸，调整一下，疗效很高。癌症晚期的患者，要用强烈的风呼吸导引，如果太强烈而致使病人受不了，也可以每次换脚时加三个深长的气呼吸。

117. 血沉快怎样可以降下来？

血沉快要练快功，做快动作的功法，跳郭林气功五禽戏的鹿戏。做升降开合时，每个动作都要快。

118. 怎样才能练出口水？

(1) 练功时最怕有杂念，有杂念就练不出口水来；不放松，特别是舌头和肩部不放松就没有口水。

(2) 要认真做好预备功，松静站好以后，想一下我心情舒畅，全身随之放松，口水立即涌出。在十分放松平静的状态下练功，一定会产生很多津液。

(3) 高翘脚尖，会使津液更丰富。

119. 舌尖轻点上腭的作用是什么？

练郭林气功的各种功法，必须舌点上腭，目的是接通任督二脉，这两条脉打通了，人体哪条经脉都能通。舌尖轻点上腭，不要用力，特别强调一个“轻”字，舌放松，调动舌神经。

120. 头部穴位按摩怎样进行意念导引？

不要想你的手指或你按摩的穴位，你的意识要想到你是什么脏腑病（癌症除外），或按意守原则意念放在中丹田，或者默数数字。郭林老师说这就是意念活动。

例如，你患的是心脏病，按摩鼻梁时想鼻梁上通心脏的穴位就不行了，而应若有若无地想你的心脏。手指有电流，一点下去，马上就和底下接通了。练功有功底的，可以若有若无，不盯、不追、不抓地意守中丹田。

如果为他人按摩，按摩者和被按摩者都要想着按摩者的指梢，指尖发出的气和穴位的气两者“气到”相触，就会产生极大的感应。

121. 下雨、下雪天，癌症病人是否可以停功休息？

不能。你休息，癌细胞不休息。郭林老师说：“一日不练，十日无功，十日不练百日空。”治病阶段要天天练。完全康复后，可以少练一些，但不能丢功。下雨下雪天，空气最新鲜，氧气很丰富，要找能避开雨雪的地方练功。要天天在户外吸新鲜的氧气，提高免疫力，才能抗癌。

122. 按摩中的三按三呼吸怎样配合？

按摩中轻按为补，重按为泻；顺经按摩为补，逆经按摩为泻；呼吸的吸为补，呼为泻。按摩的补泻和呼吸的补泻要搭配一致。如果两者矛盾，一个补，一个泻，达不到疗效。

123. 数字怎样安排补泻？

按摩和吐音的数字都有补泻。补阳的基数是 9，补阴的基数是 6，都可以加倍。阴阳调整的基数是 18，有 9 又有 6，也可以加倍。

124. 功法这么多，可不可以只练一个？

靠一个功治好一个重病，功力不够，效果是会有的，但不够大。病好了，练一个主功就可以维持。

125. 长骨刺怎么练功？

“肾主骨”，骨刺要从肾来治。要做行功、肾俞按摩。

腰椎骨刺也可以在痛点直接按摩，方法是：用剑指的中指尖取穴，轻轻按下去，千万不要太用力，揉一下，向哪个方向揉比较痛，就向哪个方向轻轻揉，很多患者收到不错的效果。

126. 偏头痛、头痛，练什么功？

不是头部癌症的患者，练头部按摩功就可以解决。头部癌症患者练头颈松静功。练各种点步功转腰转头时，腰往后、胯向前，胯和脊柱像扭毛巾似地转动，效果比较好。

127. 练功后肩膀又痛又累，为什么？

松得不够。沉肩、坠肘、放松之后就好了。

128. 练完功小腿痛、脚跟痛，为什么？

走大步会小腿痛，脚跟用力着地会脚跟痛。要半步半步地走，脚跟轻落地。松腰带胯，胯带大腿，小腿不用力，走起来很轻松。

129. 练完功心慌、心跳怎么办？

身体虚弱、气血亏损会心慌、心跳。练功不要过于劳累，功目之间要有足够的休息时间，肚子饿时不要练功。

130. 练完功手脚冰凉，为什么？

因为练功中杂念较多或势子僵硬，没有做到“圆、软、远”，气血运行不顺畅。要多做升降开合和松腰功。练功时适当多穿一些衣服保暖。

131. 怎样做好“圆”?

“圆”是要求各项活动都呈圆弧形，都圆滑而有规律性，规律性的活动效率最高。例如肢体各关节，都要保持圆形或弧形，并且都沿着各自的圆心做有规律的弧形运动。每一次呼吸都要有一次有规律的平气。

132. 怎样做到“软”?

“软”是要求“张力适度”，不僵硬，使运动时体能消耗最少。意念活动做到“若有若无”，肢体活动的“张弛适中”，动作柔软，体态轻盈，神情自然。呼吸的深度和强度“留有余地”。

133. 怎样做好“远”?

意念活动“注于体外”，视线保持平视远方，呼吸面向氧气来源，早晨练功面对树木，晚上练功在空旷的地方，背对树木。

134. 行功中先出左脚和先出右脚有什么不同?

中医阴阳学说认为：天为阳，地为阴。男为阳，女为阴。左为阳，右为阴。实为阳，虚为阴。气为阳，血为阴。腑为阳，脏为阴……左脚跟着地吸，右脚跟着地呼，阳升阴降。反之，右脚吸，左脚呼，阴升阳降。所以，一般人男左女右先出脚。肿瘤属实症，属阳，先出左脚。肝、胆、眼病按病情所在右侧先出右脚，心脏病按心脏所在左侧先出左脚。

135. 怎样掌握“火候”？

练功治病，不能急躁，必须根据身体情况安排最适合的功目，最适当的步行速度，最适宜的练功时间，最正确的补泻调整，功与功之间还要有足够的休息气化时间。最佳的功目+最佳的补泻+最佳的练功时间=最佳的治疗效果。

136. 行功的基本特点是什么？

(1) 外动内静，动静相兼，动中求静。练功时，大脑不想“思”，眼睛不想看，耳朵不想听，身体不用力。

(2) 松静为主，意气合一。思想和肢体都放松，心安神静，心平气和，以“意”引气，以“气”引行。

(3) “八纲”辨证，补泻调整。按中医的阴、阳、表、里、寒、热、虚、实，辨证施功。凝神练气，练津化精，练精化气，练气化神，锻炼“内气”，治病防病，强身健体，抗癌养生。

137. 肾功能不全练什么功？

【验证实例】

我的师兄刘焕新，1987年确诊肝硬化，1992年患肝癌，1999年又患慢性肾功能不全。他为了治疗自己的肾病，除了坚持练主功自然行功、点步功及肾俞式定步功之外，每天还吐 12 对肾音（愚雨），再吐 8 个哈音防止肝癌复发。中午练头部按摩，午睡后练手棍功，晚上 17:00—19:00 练脚棍功，临睡前做涌泉穴按摩，同时配合服药，三个月后肾功能恢复正常。他今年 78 岁，红光满面，至今仍在北京龙潭湖公园教功助人。他撰文说：“郭林新气功治好了我三种要命的病。”

138. 肾结石练什么功?

【验证实例】

河南郑州的刘英才患膀胱癌康复后，又患双肾结石，很多大的 0.7 厘米，小的不计其数。中西医治疗一段时间，病情无变化。他考虑是肾功能低下，决定增加吐肾音，从 6 对逐渐增加到 24 对，同时坚持练习脚棍功和点步功。半年后，腰酸胀、背痛均减轻了，最后，没有感觉到尿出结石，双肾的结石全部消失。

139. 癌症患者身体虚弱，可以吐羽音补吗?

必须在老师的指导下吐羽音。癌症宜泻不宜补。郭林老师曾经同时教过两个肾癌患者，开始都吐高哈音，用其他功法调整补泻。其中一位因脸色青白，改为吐羽音补一下。郭林老师到外地教功一个月后回到北京，吐羽音患者的太太哭诉说，癌细胞转移到肺部了。于是让其改回吐高哈音，一个月后其肺部阴影消失了。一直吐哈音者没有出现癌细胞转移的问题。

特别虚弱需要补的癌症患者，可以吐沙音，或者先吐哈音，做一个行功，再吐羽音。

郭林老师生前讲授摘录：

我们研究的新气功疗法宗旨，就是完全以调动人体各部器官机能和自身的免疫自卫系统来根治各种疾病为其主要目的的。所以它也是一种主要强调以内因为主的整体疗法。学员通过一定的功式功法的锻炼，以自身产生出来的“内气”来代替药物功能，以达到治病保健的目的。气功同针灸、按摩一样，具有“通经络，调气血”的功能。我们可以毫不夸张地说，气功治癌具有疗效高、病程短、安全和无痛苦等特点，尤其在攻治各种癌症的过程中，它可以改善患者在接受放射疗法或化学疗法过程中产生的损伤和副作用，疏经活络，消肿散结，吐故纳新，更新气血，增强体魄和提高免疫能力，使许多已被医生判定为最多只能活三个月或半年的晚期癌症患者，通过一个阶段的气功锻炼和辨证施治的特殊功法治疗之后转危为安，有效地改变了他们的心理、病理与健康状况。练功成绩显著的，可以使癌瘤、肿块很快地变小、枯萎和消失，大大延长了病人的存活期和寿命，这一点已被实践所证明。

（注：引文的著作权属于郭林老师）

附录一

郭林气功群体健身抗癌及国家肿瘤防治史料
——纪念郭林诞辰百年和郭林气功造福人民40年

郭林，女，原籍广东香山县（今中山市）三乡平岚洪堡。原名林冠明，又名林妹殊。1909年6月8日（农历4月21日）出生于气功中医世家。父亲林昌绵（又名林保、林文）是辛亥革命殉难烈士。母亲姓郭，生育3女，她是老二。她是著名体育家，岭南派山水画家、艺术教育家、气功改革家、抗癌健身气功大师。生前是北京画院专业画家，群体抗癌健身养生新气功（Guo Lin Qigong for Anticancer, better health & longer life）编创奠基者，中华全国气功科学研究会顾问，新气功疗法研究会首任会长。她作画时印章自号“清溪痴人”“岭南老人”。晚年传教健身抗癌气功时开始用名郭林，是取父母两姓以纪念先人。

她自幼随祖父（乡村草医，医灵庙道士）流落澳门，6岁习练道家童子功，8岁习练家传手脚小棍功和华佗五禽戏，为患癌后自救而改革古气功创编新气功筑下根基。她的祖父、伯父、叔父和堂兄都练气功，在乡间自采草药行医开店。她的母亲得享高寿102岁，直至晚年还每日练坐功、松柔手棍功、脚棍功。她从小深受传统中医和养生气功熏陶，造诣深厚，晚年更是炉火纯青，独步江湖，皆因其家学渊源，连绵久长。

1923年，林妹殊14岁，独身到广州求学，先读商校半工半读，为免学费和食宿费，后改入广东省立女子师范艺术专科，师从著名岭南派画家黄君璧。她聪明过人又特立独行，喜穿男装，系领带，披风衣，留短发，善辞令，才思敏捷，曾被推选为学生会主席。

1931年九一八事变后，她曾任广州市学生抗日请愿团副团长，率队赴南京向国民党政府请愿。她是当年的广州奇女子，颇令校方反感，为防止同学受其“传染”，校医散布她患肺痨的流言。主课考试让她以0.1分之差不及格。她不屈服，凌晨4时起床翻墙出校，上街练习长跑。

1932年毕业时，她举办了首次个人画展。毕业后投身教育，在广州中小学任体育主任兼全市中学童子军团长。童子军规定女童必须穿短裙，她却要穿男童式短裤。校长找省长批评她奇装异服，她断然反驳：不袒胸露背，怎叫奇装异服？她爱好体育强身活动，如骑马、游泳、长跑，曾获广州市女子自行车赛冠军。

1934年1月6日星期六，作者轩渠在《大汉公报》汉声版刊文《林妹殊与林妹妹》：林妹殊为广州市有名体育家，亦即第二次环市赛跑女冠军也。忆其初出风头，名未显著，报章记载每误为林妹姊或林妹妹。

1937年七七事变后，林妹殊投身抗日救亡，在广东省社会局参加救国抗日团，任团部总务主任。广州沦陷前被日军飞机狂轰滥炸，林妹殊为抢救受伤同胞而被炸伤右腿，转往香港养和医院治疗，没等痊愈就出院参加抗战宣传。她和学生张乃梅、吴村人等人在香港新界办起同德和华南书苑及林妹殊画院，均自任院长。她和4个女学生同住沙田孤岗茅舍，在简陋的茅舍里开小小画室。经费严重困难，但她仍坚持了三年八个月。林妹殊带苏海秦、莫徘徊两学生到澳门避难，在雨芬中学教美术课。1941 年 12 月 8 日，日本发动太平洋战争那天，她和学生林晓结婚。她曾在澳门发起组织“未来画社”，以研究艺术为目标，联络动员青年返内地抗日，参加画社的青年多达 200 人。日军侦探获悉后对澳葡当局施压，勒令林妹殊解散“未来画社”。

她在战乱时期颠沛流离海外，居无定所，不能入静，曾停练家传气功，其间罹患肺病、严重的心脏病、全身性关节炎等多种慢性病，饱尝疾病折磨。

1946 年抗战胜利后，林妹殊到广州再转赴上海，创办私立女子艺术学院，任院长兼美术教授，致力于教授绘画。

1947 年 11 月，她应香港妇女会邀请举办画展，所得款项全部捐给香港福利会及托儿所。

1948 年 3 月返家乡中山县举办画展，展出“风静引闲人”“步履逐泉声”“带醉忆重逢”等画作。孙干先生曾评论：“林妹殊绘画资历不浅，精于山水，绘画之天才，多有过人之处……就二十年来所知，（中山县）绘画成名者，仅林妹殊一人耳。”

7 月，林妹殊接受暹罗（泰国旧名）华侨领袖、警察副总监坤针连夫人简丽初邀请，赴暹京游历，后往印度、缅甸漫游。

同年，我国现代肿瘤学科奠基人吴恒兴（1912—1986，出生于非洲毛里求斯的归侨，曾在比利时布鲁塞尔肿瘤研究所、布鲁塞尔医学院、英国皇家医学院肿瘤医院、皇家放射学院和伦敦大学附属医院进修）回国，任上海中比镭锭医院院长，兼江苏医学院放射系主任及上海同德医学院教授。

1948 年秋，林妹殊到台湾游历绘画，滞留在台北建国中学任美术教师。旅居台湾时绘写之台北“碧潭”胜景，笔法类似八大山人。友人诗评她的画艺：“艺海乘风破浪行，女中豪者见铮铮，望将落纸云雨笔，天下名山尽写成。”她父亲的生前至交李济深（1885—1959，时任中国国民党革命委员会中央委员会主席）、其子李沛瑶（1933—1996，后曾任全国人大常委会副委员长）写信给她，要她回上海参加民革的地下反蒋组织保康会。她应召回沪协助解放上海，曾任保康会总务处长。

1949 年初，她在上海时突患子宫癌，做了全切除手术，从此开始了她历时 35 年的抗癌自救。

1950 年，应中央副主席李济深之邀，林妹殊到北京汇报工作，并留在北京的煤炭部工作。

1956 年，周恩来总理照顾林妹殊的绘画专长，由文化部推荐她参加中国画院的筹办，任专业画师。

1957 年，郭林在北京中山公园举办个人画展。

同年，河南省林县县委书记杨贵在全国山区生产座谈会上说：林县“三不通”，水不通，路不通，食管不通——食道癌特别多。会议简报引起周恩来总理关注基层群众的肿瘤防治。当时国内只有几个医生搞过肿瘤临床，大医院对肿瘤也简直束手无策。

1958 年 1 月，全国侨联主席陈嘉庚在北京协和医院检查出鳞状上皮癌，周恩来总理亲自关照派专家会诊。国务院批准成立我国第一所肿瘤专科医院，周恩来指派吴恒兴教授（军事医学科学院二所所长、放射生物学系主任兼华东医院特级顾问）和李冰（1921—2002，曾在延安中央医院当过毛主席保健医生）负责筹建医科院日坛医院，分别担任院长和党委书记兼副院长。周恩来交代任务：到林县了解当地食道癌情况。

5 月，陈嘉庚的癌病复发，住进上海华东医院，周总理安排北京肿瘤医院院长吴恒兴和上海专家会诊治疗，还亲自到华东医院探望。6 月，陈嘉庚病情转危，开始口述遗嘱，交代后事。五官科、眼科、消化科、营养科各路专家均主张暂停放射治疗，先恢复体力，唯独吴恒兴院长坚持再放射治疗一星期。两种意见相持。周总理主张让肿瘤专家拍板决定。继续放疗一星期后，陈嘉庚又恢复正常活动。三年后，陈嘉庚病情再度恶化并出现脑溢血，周总理又到陈嘉庚的北京住所，指令医务人员采取一切措施抢救。1961 年 8 月 12 日，陈嘉庚在京病逝。

1959 年，郭林的癌瘤转移到膀胱。

1963 年，郭林在鼓楼医院做第六次手术切除膀胱。当时肿瘤又大又多，濒临死亡边缘。面对死神，她在手术床上痛苦反思，中医、西医不能攻克癌关，先后多次手术也不能根治，传统古气功也不能抗癌。她立志自救，决心改革古气功，探索编创治癌健身新气功。她在病床上练功，直至麻醉失去知觉。手术成功的喜庆之余，她开始下苦功夫钻研中西医学，苦读病理学、生理学、心理学、解剖学、经络学和唯物辩证哲学，例如《黄帝内经》《针灸甲乙经》《难经》和巴甫洛夫（Pavlov,俄国生理学家、心理学家、高级神经活动学说创始人）学说。

她废寝忘食，如醉如痴，写下心得日记几十本。有些书她买不起，就在书店边看边抄，卖书人被感动，借给她拿回去抄。她借绘画写生之便，游历名山大川，遍访深山古刹，寻求隐者高人，广交气功名师，博采众长，融会贯通。对传统古老功法进行大胆改革，古为今用，推陈出新，取其精华，去其糟粕。她采用道家不用佛家禁用的“风呼吸”法，加大吸氧量，变静功为动静相兼，把古气功的“三关共渡”改革为“三关分渡”。她把中医的八纲（虚实、阴阳、寒热、表里）辨证施治，把现代科学的生物电、人体自愈、吸氧等引入气功功理，创编出吸吸呼吸吸转、脚翘手摸、辨证调功等独具特点的整套功法，例如消肿瘤的王牌功法吐哈音功。

她在日记中回顾：1963 年死去活来，我曾有个誓言，我只要活着，只要有一口气，我就要尽力帮助癌症患者从痛苦中解救出来。我力量有限，但有一分做一分。这就是推动我进入东单公园教病人练功治病的原因。能帮助一个正在被痛苦折磨难受的病员，我从心里得到一份安慰和幸福。从此，她自救康复后又助人济世。

1966—1976 年的“文革”期间，气功被当做封建迷信或巫术横遭批判封杀，不少气功名家被当做牛鬼蛇神批斗甚至受迫害致死。

郭林身处“文革”动乱年代，自身还有“复杂的海外关系”等容易被上纲上线的辫子，但她甘愿冒险，不怕气功被批判是“歪门邪道”，坚持潜修练功，身体力行，自己担当做疗效试验的“白老鼠”。十多年功夫终究不负有志苦心人，她的癌症再也没有复发，风湿病、肺病、心脏病、关节炎和高血压等多种慢性病也不治而愈，练功之后都奇迹般地痊愈了。日积月累，包括初级功（抗癌消瘤）、中级功（健身养生）、高级功（防病益寿）的成套功法功目、自成体系疗效显著的（郭林）“新气功疗法”终于在北京诞生了。

画家林妹殊身处乱世却心忧天下。她暗自思量，若创新的气功真能治疗癌症和慢性病，将是对人类健康的大贡献。推己及人，同病相怜，她深知癌症病人的心境和痛苦，当年她身背一堆政治帽子，丈夫挨整被发配新疆、保定劳动，但她宁愿自身再冒风险，帮助在死亡线上煎熬挣扎的慢性病、疑难病和癌症病友，在病友临床和社会实践中收集积累第一手资料，继续检验充实发展新气功。

那时许多人胆小怕事，不敢接触被当做“封资修”的气功，郭林就以病人身份去附近医院挂号，和病人一起排队搭讪聊天，询问病情症状，说有一个功法可以治病，问大家愿不愿意学功。她把病友引到东单公园学功。

老工人张怀涛是第一个跟郭林学功的病人，他练功治好了心脏病，又介绍阀门厂工友、61岁的刘丙戌来。肿瘤医院已经确诊刘是晚期胃癌，嘱告家人为其准备后事。

1970年8月1日，刘丙戌开始跟郭林学功练功，这是郭林帮助的第一个癌症病人。

1971年9月1日，各大报纸重新刊登了毛泽东的题词“发展体育运动，增强人民体质”。林妹殊深受激励，几个昼夜反复思考，深信自己教功治病是救死扶伤，是为人民服务，是实行革命人道主义。她终于下定决心，于9月4日清晨走进中国首都城市中心的东单公园，公开传授健身抗癌新气功。此后每日清晨，她都以郭林之名练功并教功，传授新气功治病从此取代了她的主业——国画。

古往今来，郭林是中外气功界第一人走向社会大众、在城市露天公园对百姓众生用浅白话语和真实例证，传授治病抗癌功理功法，由此开创了医学气功史和人类抗癌史及肿瘤防治史的新篇章。

1971年的北京东单公园，是郭林“致力新气功，造福为人民”的起始点，是郭林气功群体健身抗癌史的里程碑。

30多年后，北京气功研究会副秘书长、郭林早期亲传弟子、慢性病肝炎康复者李永，撰文《为完成郭林老师未竟事业而努力》深情忆当年：东单公园藤架下太极拳场地空了下来，一位华侨模样的老太太开始活动，戴着大墨镜，胖胖的。公园常客知道，这是位陌生人，围观的群众里三层外三层。东单公园位居市中心，是精英汇聚地，但从未见过练五禽戏。这场表演，真令人耳目一新，大饱眼福，轰动了整个东单公园。这老太太的艺术家风格、学者的谈吐，给人的印象是学习这种功夫高不可攀。我晚饭后到公园遛弯儿，又巧遇胖老太太，我喜出望外，毫不迟疑上前主动搭话，自我介绍并表白仰慕之情。原来恩师就住在苏州胡同，我很快就成了她的入室弟子。

郭林的每个病人都有编号登记，报名学功时要出示工作证和医院确诊证明，学功练功之后还要有书面小结交给郭林留存。因此，郭林多年来积累的疗效实例，都是医院确诊再加患者自述的真实个案。例如红斑狼疮患者杨新菊，曾经每天吃 12 片激素也医治无效，天天高烧，有时烧到 41℃，一度丧失了活下去的勇气。1971 年在郭林的鼓励下坚持学功练功，终于康复了。

1972 年春，刘丙戌练功两年后康复，又上了全日班。1973 年在肿瘤医院复诊拍片，胃癌全部消失。张莀民患血癌（即白血病），也曾被医院判处了“死刑”，练功 60 天后化验指标转为正常。

郭林老师人格高尚，功德感人，功理服人，功法救人。她不求名利，无私奉献，义务传功讲课从不收取学费。这一切，吸引着人们从各地来到郭林教功的公园，成为新气功的追随者，紧紧围绕在老师的身边，逐渐形成群学群练携手抗癌健身的动人场面。病友、功友及亲友们口碑相传，把老师的抗癌功法和自救互助理念传播到四方城乡。病人渴望求生，学员感激虔诚，坚定了她用新气功助人济世和造福社会的决心。学功人越来越多，需要分班学习，由辅导员辅助老师教功，为了给辅导员购买公共汽车月票，才开始收取一些学费。她曾被怀疑，受到侮辱，被民兵小分队或公安监视驱赶，但她信念坚定，不动摇不屈服，“明知山有虎，偏向虎山行”。

1972 年 1 月 1 日起，郭林开始写教功日记，认真记录她教功治病辨证施功的心得和学员练功的健身效果。5 年间她写下了 24 本约 200 万字的日记。

1972 年 9 月 27 日，郭林写日记：从我的小工作室走入大医院和公园，投入群众怀抱，获得了无限的愉快和幸福。10 月 15 日写道：20 多名练功有突出疗效的重病学员，谭仁元半身不遂，张荩民白血病，赵明青光眼，李永肝炎，杨智英糖尿病，王文英高血压等，结合自己练功体会写了报告。10 月 25 日写道：我还希望自己能当个气功治疗法的大夫，能为人类做出更大的贡献。当年冬，郭林带领 500 多学员在天坛公园练行功，有外宾来游园，保卫人员命令他们停止活动，立即出园。年底的日记，她总结了练功配合按摩，治疗赵振国的便秘、李涛的眼膜炎、田莉和蒋贵的神经衰弱等人痊愈的经验。这些都不是一帆风顺，而是阻力很大，困难重重。

1973 年 6 月 3 日，郭林把 1972 年 20 名典型病例学员练功治愈疾病后所写的个人体会汇编成册。郭林教功治病又育人，她挑选了一些学功快康复好的学员，成为协助她教功的第一批辅导员。她不再单枪匹马，先后开办了高血压、肝炎、肾炎、糖尿病、心脏病、青光眼和癌症专班，数千名患者参加了新气功锻炼，凡是能认真坚持练功者，大都取得了可喜的疗效。原来学西医或中医的医务人员也开始被郭林新气功所吸引。

8 月 9 日，庞鹤鸣（后改名庞明）大夫也持介绍信来学功，协助刻写蜡版以便油印，后装订成105页的《内功治疗法漫谈》的小册子，作为1972年度郭林教功的总结。

10月31日，北医研究院的吴兆祥心脏病痊愈后的总结、胃癌病愈的刘丙戌写的稿件、徐国瑞腰痛病愈的总结等，也一并收入1972年度总结的附件（70页），油印40册。没有教材，只好油印一些材料发给大家。郭林老师摘下手上的戒指换钱，才解决了纸张、油印的费用。

1973年12月，北京文艺界曾在长安戏院开大会，北京画院的李起在会上公开批判郭林，四条罪名是：用假名郭林聚众教功招摇撞骗；无组织行动；吹捧自己；不搞文艺革命。

1974年2月，北京画院再次批判她不务正业和招摇撞骗，审查扣押了她7本教功日记，拒不发还，还限制她在星期日到公园教功。郭林理直气壮地回答：这是我的时间，我有权支配。我不能不去教功，好多病人在等我。她还对丈夫林晓说：我是为救人，我知道病人的痛苦，知道人在生死关头对人生留恋的心情。我的功能救人，为什么不去救？做人要生得有意义，死得才有价值。它得到了丈夫和家人的理解和支持。他们的儿子林健，当时还是小学生，有时也会帮着刻蜡版、油印教材。当年普通人家没有电话，公用电话也不普及，孩子就会去送信或找人。林晓为郭林拍摄了很多珍贵的历史史料照片，郭林逝世后，他出任新气功研究会第一副会长、秘书长兼文献组长，整理郭林遗留下来的大量日记、录音带和学习笔记。

3月，北京中山公园的警员说他们“不是社会主义的练功法”，劳动人民文化宫拒绝他们举办练功活动。东单公园也正式通知，不许郭林在园内教功。教功救人却被扣上“迷信”“骗人”的罪名被驱赶，她只能带着自发而来追随不舍的病友们不断转移练功地点。

4 月 18 日，画院领导又点名批她“招摇撞骗”。郭林在当天的日记中写道：检查了又检查，批了又批，这真使我想不到。我想起“应该经得起群众审查的考验”。我不会经不起考验。这么多重病的病员，患了不治之症的，不少人经过我的帮助，一批批回到工作岗位参加生产，为社会主义建设服务。为了他们，我愿受尽一切痛苦和折磨！4 月 22 日，她向市文化局申诉，决定为了继续教功而要求退休。军代表答复说：“阶级斗争这么尖锐，你集合了那么多人在练在教，那是不行的。”“退休还得由街道管，不可能自己想做什么就做什么。”

1974 年 6 月 9 日，郭林在《1973 年总结汇编》中收入 25 个学员的验效个案。例如：陈玉珍（瘫痪）的《我获得了第二次生命》，刘丙戌（胃癌）的《我要和癌症作斗争》，杨新菊《气功疗法对红斑狼疮有疗效》，李清谦（半身不遂）的《驱走病魔重获自由》，李文（青光眼）的《气功使我的眼睛重见光明》，李则涵的《气功治愈我的多种疾病》，杨彩球（脑鸣）的《气功疗法使我受益不少》，杜文秀的《气功消灭了我常年低烧的痛苦》。刻印了 200 册，分送各大医院及国家卫生部。

郭林日记：9 月 1 日，星期日，我们大本营第一次搬家，搬到城东南的龙潭湖公园。来了不少要求加入练功治病的新人，场面真热闹，使人忘了这是练静功的好地方。龙潭湖是个广阔天地。郭林率领众多弟子群策群力，传播气功健身综合治疗群体抗癌康复理念，龙潭湖公园成为新气功的露天大学。

此期间在龙潭湖班学功的有：杨彩球、杨殿学、韩秋生、张明武（1979 年底，此四人背师自立门户）等。至今仍在世的老学员有：88岁的李平，82岁的蒋金吾和李力，80岁的礼俗方、赵成、王迎新、王雅舟、刘洪修、王若平，78岁的杨新菊，77岁的杨建华，75岁的庞鹤鸣，74岁的徐锦胜，韩天仙、71岁的向阳，69岁的张淑云，68岁的单长礼，64岁的具本艺，60岁的王健等，均已康复35年以上。其中多人从病魔手中解脱后，成为教功辅导员。

9月5日，首都医院党委副书记叶德蓉（肝炎，郭林的学员）雨中来家访郭林，想要组织医院的慢性病职工和大夫练功。

10月9日，按摩大夫张弼元老人眼病30多年，失明7年，开始练功治疗，练功50天后重见光明。

10月26日，郭林在龙潭湖开抗癌班，其他各辅导点如有青光眼、癌症和其他不治之症也送到龙潭湖。

截至1974年12月31日，郭林辅导的病员有2600名。

12月24日郭林日记：彩球要求教她五禽戏。姿势不是五禽戏的重点要求，必须结合练内气运行，学会姿势只是空架子，一无用处。品性好，能勤学苦练，才能有所成。五禽戏第一班郑华珍（猴），李永（熊），韩长文（虎），杨彩球（鸟），杨新菊（鹿）。我告诉彩球，要写自愿书给我看，保证坚持到底，不得半途而废。12月31日，郭林开始传授。在我家吃过团年饭后，我给他们讲课，讲课之前，郑华珍领着大家向毛主席像行礼，又向我和伍真行了一个礼。拜师书写得严肃而整齐。学生签字，监证人伍真。年底，北京陆军总医院张喜录院长主持，在医院内开办郭林气功大夫班。在此期间，郭林白天在龙潭湖教功，晚上在家中斗室向辅导员授课，或研讨病例及教功方案。郭林对辅导员在家中开小班上课一直延续到1981年，才转到中科院植物所礼堂开大班讲大课。

1975年1月1日，五禽戏学员约郭林早晨去龙潭湖教授第一课。在皎皎明月映照之下开始教，红日升起，骄阳照耀在愉快的笑脸上。19日，郭林收到张弼元老人的长信，汇报练功治愈眼病的情况。2月，冠心病人、冶金部老干部李平开始在地坛公园跟郭林练功。

5月，郭林及弟子们续编《1974年新气功疗法汇编》。郭林与李淑一（1901—1997）结伴同行去沈阳中医学院，探索气功和中医结合抗癌治病的新路。

7月1日，郭林给周恩来总理写信汇报了气功治癌，建议周总理考虑用气功疗法治疗。

8月，郭林把1972—1974年三年的总结报送北京市卫生局。9月，当时的卫生部长刘湘屏对总理办公室转来的郭林1974年《气功治癌症总结》及请示报告上批示："送防治各部门和中医研究院调查研究。"

同月，北京邮电学院两位院长家访郭林，商定组织一批经过中西医治疗未见效而愿意练功的病人，集体学功。

10月，龙潭湖工人民兵小分队在郭林正在讲课时突然把她看管起来，抄走了教功资料数据，随后又拘留了教功的两个辅导员李泽涵和杨彩球，押送公安局关了18天，没收了业余研究小组刻版油印的教材，到老师家抄走了龙潭湖新气功疗法业余研究小组的图章。

12月，新气功中级班学员写了40份练功总结。

12月25日，郭林日记：辅导员李永、加华、李丹来家聚餐。我说，1975年真是不简单的一年，年年有斗争，气功疗法是从斗争中成长的，今年的斗争更尖锐了。10月13日，彩球和李泽涵被民兵抓送公安局又放回，××上书公安部告我三大罪状（一是有反革命特务活动；二是反对社会主义；三是反对党的领导)，但是却破产了。我们经过大风大浪的锻炼，使我们气功疗法这个新生事物更加成长壮大起来！我们要永远在阳光下建奇功！龙潭湖，你将是我精神上永远的归宿、愉快和幸福。

同年，郭林老师迈进了北京邮电学院和铁道学院，宣讲气功疗法。1975 年底，在北京习练郭林新气功者，登记编号的已有约 6000 人。

例如学员徐金生，当年患肝硬化病，因练功出偏，来拜求郭林老师纠偏。他生活贫困，冬天练功只穿单鞋，郭林就送棉衣棉鞋给他。后来他在北京气功研究会和《中华气功》工作。1995 年他撰文《北京气功研究会的奠基人——郭林》：郭林新气功早已享誉中华，传遍世界。郭林老师万古流芳，青史永垂。

肿瘤防治的经验和教训，既来自正规医院和专家，也来自民间的如郭林气功，每一次成功或失败的个案逐渐积累而上升为概念或理念。理念正确与否，还要接受实际效果特别是病患者的验证。郭林气功的丰富实践说明，人类要真正战胜癌症，必须反思几十年来肿瘤治疗的惨痛教训。现代主流医学奉为经典的肿瘤治疗概念：要延长癌瘤患者的生存期，要通过各种治疗手段尽可能达到无癌程度。换句话说，治疗癌症必须杀灭或清除最后一个癌细胞，才算是治愈。为此专家们追求根治手术、强化化疗、根治性放疗等。然而事与愿违，迄今为止，无论中外，如此治疗能达到的最高疗效仅仅是临床治愈，癌瘤复发和转移仍是一个难以解决的难题，患者治疗后普遍出现体质和生存质量下降，甚至不能耐受继续治疗而加速死亡。这里存在一个恶性循环，肿瘤手术、放化疗后，身体虚弱，免疫防御和自愈修复功能低下，引起复发转移，再做手术、放化疗切除、缩小肿瘤，身体更加虚弱，免疫防御功能更加低下，又发生复发转移，身体更弱，免疫功能丧失，最终导致死亡。

无数类似的医疗实践告诉人们，单纯靠手术、放疗和化疗等，并不能根治癌瘤。癌瘤是一种全身性疾病。在强调整体医学或整合医学的今天，现代主流医学历来都主张把癌瘤完全杀灭，这个概念已逐渐显现出弊端，它往往会造成肿瘤的过分过渡治疗，甚至加速肿瘤患者的死亡。

目前国际上已将提高肿瘤患者的生存质量、延长生存时间作为重要指标，列入肿瘤疗效评价标准。

1976 年 1 月，国家航天局卫生处处长请郭林和辅导员韩秋生（以恒）等，到首都机场医务处讲课并辅导病人。当时郭林把内气叫做“自电”（自身体内生物电），把她创编的气功叫做“自电理疗法”。

1 月 31 日，学员张明武（心绞痛康复者）向郭林拜年，他跪地三拜说：“老师，您是我的恩人，您救了我的命！我谢谢您！”

4 月 12 日，郭林讲授、单长礼等整理，以“龙潭湖新气功疗法业余研究小组”名义编写的《新气功疗法第一册》书稿，由韩以恒（秋生）手刻蜡纸版，孙金生等轮流在王若萍家油印，装订了 300 册。虽然印数很少，但为辅导员教功、病友学功和功友练功提供了珍贵的教材，这是郭林气功初级功教材内容的奠基之作，为郭林气功书早期版本传世留下了珍贵记录，是目前存世极少的文物珍本。

22 日，解放军驻南苑 5110 部队，请郭林指导气功治疗。

6 月 10 日，郭林新气功《1975 年总结汇编》油印 500 册。

9 月 6 日，油印教材《新气功疗法——治癌与防癌》初版500 册，介绍“两吸一呼功法”。早期郭林曾用“行功”或

"吸吸呼"之名，也曾用"自控疗法"，最后定名"新气功疗法"，以和传统古气功相区别。

10月17日和11月1日，"龙潭湖新气功疗法学员经验交流会"举行，典型发言的共有30余人。

11月23日，郭林阅读《参考消息》上转登香港《大公报》文章《美国征癌计划失败》。美国为庆祝建国200周年，曾雄心勃勃地提出要向人类奉献两项礼物，一是阿波罗登月，人类征服月球；二是人类征服癌症，各投入了200亿美元。结果登月计划取得胜利提前实现，而征癌计划则宣布失败，癌症不但未被征服，发病率反而不断上升，征癌计划负责人也引咎辞职。

12月21日，郭林和她的小组油印《1975年总结》《初级功第一册》和全套5种过冬功，共3册材料。12月31日，北京最有名的拳术家之一孙德胜肺癌晚期，碍于面子不肯向郭林学功，让张明武偷偷地辅导，但为时已晚。

1977年5月8日，晚期肺癌患者、军官高文彬（1921—1998，成功抗癌21年）来学功。他于1976年7月被解放军总医院确诊患晚期肺癌，8月31日开胸探查发现纵隔淋巴和肺部淋巴结已有癌细胞广泛转移。医生认为救治为时已晚，失去了手术机会，只好再缝合创口，改用放化疗治疗。专家曾判定其存活期不到一年。他练功三个月后，精神、体力都好起来，食欲、睡眠大为改善，拍胸片复查病情稳定。于是他更加刻苦练功，一年后就恢复了工作。当他存活期达到一年时，主治医生高兴地说："不简单。"第二年医生又说："真不简单。"第三年则说："真是个奇迹。"第四年以后，专家教授们一致认为："出乎我们意料之外。"他病愈康复之后，写了一本书，题为《癌症康复者谈抗癌》。

郭林在龙潭湖公园为各界百姓和老干部首长共400多人讲大课。这么多人聚在一起，引起了公安人员的注意和干预。

6月18日，印刷全套《1976年总结》500册。龙潭湖公园又驱赶他们。高文彬用车较方便，就拉着老师和学员“打游击”换地方。先后改到安定门外六铺炕护城河边或青年湖公园，继续开办辅导员学习班，设立辅导点，还在地坛公园、紫竹院、八一湖（玉渊潭）开办了抗癌治疗班，逐渐覆盖北京全城，并遍及各省，传播海外，这既是中国气功界两千年历史的首创之举，也是人类抗癌史的新里程。

7月18日，星期五，郭林日记：我给辅导员讲课，气功是我5年来的生活主流，气功疗法占去了我的美术创作地位。画院院长对我说，不要为了气功疗法的活动而放下美术创作工作，而我认为扶救人命才是最重要最重要的！

8月，油印本《新气功疗法第一册》书稿再版重印。

11月，北京师范大学党委书记张棂和教师陶秉福（曾任北京师范大学图书馆馆长、中国气功科学研究会副理事长、《中国气功科学》杂志主编）等人有远见卓识，保护郭老师脱离逆境，每星期日接她到校内教功，得以连续顺利地举办新气功学习班。郭林走进大学内开大课，系统讲授功理功法，听众把大礼堂门口、走廊、窗台都挤得满满的。北京市第六医院也为郭老师培训辅导员开设小课堂。科学院政治部副主任倪弄畔（原中国科学技术情报研究所所长兼党委书记，曾身患肝炎、糖尿病、冠心病等多种疾病，后来通过郭林气功锻炼，各种症状逐渐消失），“北师大新气功疗法业余研究小组”陶秉福等，和北京各站点的新气功辅导员们通力合作，为全国科研大会总结了近1000个成功病例，写成10万字报告《新气功治疗各种癌症疗效的调查报告》，准备上

“内参”，并向国家卫生部呈送报告，公开宣布：“气功可以参与中、西医综合治疗癌症。”

11月7—10日，香港报纸连续4天刊出郭林用气功治癌。

1977年，膀胱癌患者许仁保经过4次手术后仍然复发，双肺弥漫性致癌阴影，双肾积水，放射性结肠炎，药物性肝炎，从安徽转院上海再转北京肿瘤医院，医院判定只能活15天，通知其单位把他带回去。在九死一生之际，经任弘毅介绍投奔恩师郭林足下为徒，得到老师亲授，身体奇迹般地好转。15年后担任安徽郭林气功会的副会长。

从1975到1977的三年间，郭林因坚持公园教功，被公安部门7次传讯。她的工作单位北京画院也是大会批小会斗，说她不务正业，专搞歪门邪道。她在美国定居的女儿和女婿要她到美国定居，安度晚年，或到国外去传授功法。郭林说：“气功是中华民族宝贵的文化遗产。我创编的新气功疗法是属于人民大众的，首先应该让祖国人民受益。再说我若走了，这些病人怎么办啊？”“在祖国生活条件虽然苦一些，但我热爱我的祖国，热爱气功事业。我要是能为祖国人民提供一种战胜癌症的新武器，这将是我一生中最大的欣慰！”

1978年春，直肠癌患者、军人于大元，手术后未再化疗和放疗，开始跟郭林学习气功抗癌，后来在海内外向3万多名学员教功，他在此后30多年把全部身心投入到传播郭林气功抗癌健身法工作之中，他的名言是“希望在你心中，生命在你脚下”。

北京体育学院（现北京体育大学）医务处邀请郭林，拍摄16毫米电影片《气功五禽戏》。

中央电视台主任导演王新华，为郭林拍电视片《气功五禽戏》，时长达60分钟。

上海《自然》杂志记者沈元庆等采访郭林。1978年底8期《自然》杂志报道了郭林气功抗癌的事迹。

9月10日，在北京师范大学召开“新气功疗法经验交流会”。高文彬介绍练功抗癌，郭林演练五禽戏。某诗人观后赞曰：举止轻灵，意境潇洒，步法混脱，流利顿挫，年届古稀，神采青春，古今之世，实为罕见。另又分别题为：熊沉着，鹿机警，虎威武，猿灵敏，鹤娴静。在北师大召开了3次全市辅导站参加的“新气功疗法经验交流会”，吸引了高级干部和知名人士到会，也为卫生部向中央专题汇报提供了资料。

9月，成立北师大新气功业余研究小组，集体讨论，分工撰写（例如，蒋金吾写涌泉按摩、李力写松柔小棍、陈福荫等写慢步行功、张明武写头部按摩），老师审改，准备《新气功疗法》修订稿。

10月8日，陶秉赋等文字加工整理完成的《新气功疗法》，自筹资金，以北师大新气功业余研究小组的名义首次铅印，内部发行。

卫生部部长钱信忠曾在北海公园当面邀请郭林参加卫生部中医药局主办的1979年夏季气功汇报会，但临开会前郭林却因所谓的海外关系而未能参加。

12月，十一届三中全会后，拨乱反正，形势好转。

至1978年，习练郭林新气功的学员，仅北京就超过万人，其中还有不少高级干部和知名人士。例如，铁道部副部长郭鲁夫妇，国务院物资管理局局长高福友，国防科委某部长王力华，国务院副总理王震的夫人王季清，铁道研究院院长茅以升和夫人，哲学家艾思奇的夫人，外交部驻瑞典大使王栋，对外友协会长王炳南，北京京剧院院长欧阳山尊，北京歌剧院院长马可，著名歌唱家郭兰英，著名音乐指挥李德伦，中央统战部秘书长连贯，罗瑞卿大将的夫人，空军副司令员曹里怀，王树生大将的夫人，陈云长子陈元的夫人和次子陈方等，也先后向郭林学功。

1979 年 2 月 12 日（农历正月十六），山东菏泽教师李道显到北京拜师。1978 年他被山东省肿瘤医院确诊患食道癌淋巴结 3/7 转胰腺癌，更有多种慢性病如高血压、动脉粥样硬化、关节炎、肩周炎、痔瘘、脱肛、神经衰弱、脚跟骨刺。他在痛苦中看到电视中正播放郭林新气功和五禽戏，怀着一线希望向郭林写信求救。5 月，他在地坛公园和清华大学跟班学习了两个月，谨遵师嘱，练功不怠，原有的慢性病均不治而愈，癌瘤的转移病灶既未化疗也未放疗，不知不觉地在练功后消失，目前身体健壮，胜过病前。

春天，四川成都的万倪雯（乳癌转肺癌并侵犯心脏）来北京地坛公园学功，康复后在成都教功，后来开办了新气功康复学校。

4 月 8 日，星期日。北京刮了 7~8 级大风加沙尘暴，地坛公园仍有 32 名辅导员（其中不乏名人学者）聚会在郭林周围学练新气功，在不避风的露天地里，大家不顾风沙肆虐，每个人的身上、脸上都满是黄土，彼此相视而笑。北师大的陶秉福留下了一首打油诗：四八三二（日期和人数）会非凡，名人纷纷到地坛，风沙面前仍平静，气功救人义使然。

7 月 14 日和 19 日，卫生部中医药局向中央首长的气功汇报会，分两次在西苑饭店举行。14 日，国务院副总理方毅、耿飚、陈慕华，卫生部部长钱信忠、国家体委主任王猛及其他领导人出席。郭林新气功和医疗气功是主要内容，还有硬气功表演等。会上分发了《关于“新气功”治各种癌症疗效调查报告》共 20 个典型病例。海军政治部文化部副部长高文彬当场重点发言，回报练功治癌的切身体会。他正式建议开展郭林气功抗癌的研究。全国人大常委会副委员长谭震林赞许道："发言很好，值得研究。"同济大学魏墨庵教授说："气功是值得研究的学问。在生命科学面前，我们还很无知。"国家中医药局吕炳奎局长题词："练好新气功，能健康长寿。"

1979 年 10 月 25 日，天津《科学园地》刊登介绍郭林气功的《中度风呼吸法自然行功》，这是"文革"后国内报刊第一次介绍气功。

中央电视台在北京为郭林等人拍摄并播出《神功之谜》，新气功治癌受到社会普遍重视和欢迎。

12 月 14 日，中国第一个群众性气功学术团体——北京气功研究会成立。郭林的几个门生助手张明武、韩秋生等陆续脱离老师另立山头，声称"创编"了《自我控制疗法》或《自控气功》《调息补气功》。他们挂靠在北京市总工会，抢先发起成立了这个气功团体。郭林盼望成立"新气功研究会"遇阻，得到答复"要等到全国气功研究会成立之后，再由国家批准"。

同年，《辞海》首次收录"气功疗法"词条："气功疗法——中医学名词。用'入静'和'调节呼吸'等方法锻炼身体，防治疾病。一般分为静功、动功两大类。静功包括坐、卧、站等姿势，用'调息''意守'等方法，如放松功、内养功等。动功为柔和而有节奏的肢体活动和自我按摩、自我拍击等方法。静功和动功的锻炼，有疏通经络、调和气血的功效，可根据病人的具体情况，动静结合，适当选用。"随后，《体育大辞典》《实用中医词典》《康复医学词典》等相继收录了气功词条，注明是中医治疗养生方法。

1979 年，王莉曾在颐和园得到郭林老师亲传教功，后来她和丈夫赴德国定居，在当地传播郭林新气功。

4 月 13 日，郭林应邀到国内最高学府清华大学，在清华园开办首届郭林气功学习班，有 300 多名教职员工及家属参加，数月后，普遍反映体质增强，全休数年的教师学功练功后恢复了正常工作。5 年之后的 1985 年 4 月，又对坚持练郭林气功的 23 位癌症患者进行调查，已故 3 人，占 13%，健在 20 人，占 87%，其中正常工作者 13 人，占 57%。

1980 年 5 月，安徽出版《新气功疗法（初级功）》（前后 12 次印刷，总数达 74.7 万册，后来又出版《新气功疗法（中级功）》，4 次印刷 24.9 万册）。

1980 年 7 月 2 日，人民体育出版社主持“体育之春”茶话会，郭林正式提出治疗癌症必须三结合，即新气功同中西医结合。高文彬和于大元也发言谈健身抗癌的郭林气功。《体育报》向全国发表。

7 月 7 日，《体育报》发表北京市肺部肿瘤研究所蔡廉甫、传忠立、张秀茹三人的文章《（郭林）气功能增强肺癌病人的体质》：7 例确诊肺癌病人，2 例腺癌、4 例鳞癌、1 例未分化癌，在练郭林气功前，自觉症状明显，体质较差。其中 5 例已做手术治疗，2 例未能手术，一个是因高血压和心脏病，另一个是因为已有胸水。通过练功，三个月后自觉不适症状明显好转。在改善睡眠、增进食欲、预防感冒、增强体质、恢复体力等方面最明显。肺部 X 射线胸片对比，2 例没有手术的病人肿瘤阴影没有扩大，已做手术的 5 例，没有发现新病灶。免疫测定、免疫球蛋白和玫瑰花试验未见明显变化。在做可反映病人机体内部细胞免疫功能状态的 PHA 皮肤试验时，7 例中的 1 例练功前后都无变化，2 例在功后有反映，其他 4 例均较原有水平有所提高。7 例中有 2 例在练功前白细胞偏低，1 例偏高，练功三个月后都已正常。所以，气功能增强肺癌病人的体质，有利于肺癌的治疗。

9月，中央电视台播放节目，介绍郭林在地坛公园传授五禽戏和新气功抗癌。中国抗癌协会会长徐光炜、全国著名肿瘤治疗专家王秉章、郁存仁等教授也对新气功的治癌疗效进行了专题研究，并写出报告给予肯定，许多癌症病友学练新气功得以绝路逢生。

郭林开始着手培养大批辅导员，在北京几个大公园开办抗癌症新气功学习班，公开传授新气功抗癌疗法。中央电视台、《人民日报》分别报道了消息。全国各地的许多癌症患者纷纷进京学功。新气功疗法就这样从北京传到了全国各地。

湖南省癌症患者康复俱乐部创始人之一、省康复俱乐部现任顾问江德汉就是其中一例。他是膀胱癌患者，看完中央电视台节目后立即收拾行装，到北京找到郭林学练了3个月，之后坚持练功不辍。他1982年停服抗癌药，1983年恢复工作，1984年和功友一起在公园成立湖南省辅导站，和四五家医院、疗养院联合建点开班，后成立省癌症患者康复俱乐部，江德汉被湖南省郭林新气功委员会推举为主委。

1980年下半年，中华全国总工会主办全国职工气功骨干培训班，委托北京气功研究会承担，主要课程就是"郭林新气功"之支派自控疗法。

9月，《体育报》出版增刊《气功的妙用》发表巴珂的《郭林新气功简介》、郁存仁的《气功能扶正》和蔡廉甫等的《气功能增强肺癌病人的体质》，都是中西医生的推介文章。还有康复者江渝书的《晚期乳癌淋巴转移》《绝处逢生》，还有王红九的《顽症不顽》、葛娴的《一位癌症病人练功以后》、侯广灵的《练气功出现偏差怎么办》，共7篇文章介绍郭林新气功。

10 月 15 日，《解放军报》介绍高文彬练气功抗晚期肺癌的奇迹。

12 月，人民体育出版社《新气功防治癌症法》出版，发行 20 万册。

同年，中央电视台在广州白云山和肇庆鼎湖山为郭林录制《新气功五禽戏》。1980 年冬，郭林再应清华大学工会邀请开班讲课。

1981 年 1 月，上海科学技术出版社出版了郭林编写的《新气功治癌功法》初版印数 20 万册。人民卫生出版社准备翻译出版《新气功疗法第一册》的日文版。浙江《气功》杂志发表介绍新气功的董绍明的《练功心法》、陶秉福的《梅花香自苦寒来》。

2 月，广东省中华医学会、省卫生厅、省医学院及广州市体委联合邀请郭林讲学，为中医学院师生开课，在科学馆礼堂为 2000 多人讲大课。《南方日报》和《广州日报》跟踪报道。27 日，广东省电视台拍慢性病初级功电视教学片。

3 月 2 日，广州电视台拍新气功的全部初级功和中度风呼吸法行功教学片。上海《自然》杂志第 2 卷第 2 期发表郭林新气功疗法治疗各种慢性病、疑难病和癌症。

3—4 月，湖北省和武汉市及武汉军区党政军领导委派具嘉德教授专程来京，邀请郭林赴武汉传功，20 余天中有 1700 多人学功。报刊电视均予以报道，湖北掀起气功热潮。

3 月 22 日，《长江日报》报道骨癌病人练新气功后迅速好转，25 日晚在湖北省电视台拍摄专题电视片，31 日晚黄金时段播出。30 日，《湖北日报》发表郭林癌症班的治疗情况。同日《广州日报》报道郭林高徒黄笑松为广州 200 多名干部查功。31日及次日，郭林到华中工学院讲课，随后到体育学院为癌症班查功。

4月3日，在中医专科学校为500多人讲大课。5日，在省委大礼堂为约2000人讲大课。来访的世界冠心病协会主席、西德海德堡大学的薛德力教授也听了大课。

4月10日至5月31日，广东电视台为郭林和黄笑松拍摄《新气功初级功》粤语版全套10集，在广交会期间连续播出一个多月。

6月12日，中国农业科学院新气功班结业，成绩喜人，某晚期肝癌患者的成绩更惊人。24日，郭林搬家到海淀区万寿寺。7月3日，在邻近的紫竹院设立辅导站并开办癌症班。

7月《成都日报》报道：患乳腺癌切除两年后转移成肺癌的病人万倪雯，在一个偶然的机会结识了郭林治癌气功班的病人，练郭林新气功两年后，两肺清晰，康复后至今一直活跃在气功战线上。

8月2日，郭林和辅导员在北京共开了10个癌症班，其中地坛公园6个，紫竹院4个，病人都是医院治不了的。

9月，中华全国中医学会气功科学研究会成立大会暨首届气功学术交流会在北京召开。郭林作了大会发言，吕炳奎当选为主任委员。

10月4日，郭林腿受伤后花了500元定做了一辆人力三轮车，由辅导员单长礼和刘淑兰轮流载送老师练功及讲学。10月13日，南京晚期肺癌康复者岳荣富（南京东南大学教授）来见郭林，他汇报说1978年患右侧中心型肺癌，南京军区总医院胸外科做开胸探查，发现肿瘤包绕肺静脉无法切净，经病理检查证明为肺小细胞癌，医生判定他只能活3个月。他以郭林气功健身，恢复了健康。

11月中下旬，美国研究肿瘤的雷久南博士通过中科院找到郭林，在地坛公园采访学功的癌症患者。

12月，名作家柯岩（心脏病）、吴伯箫（肺癌转移食道癌）、北京文学研究所关所长、市文化局杨繁和曹里怀等名人，找郭林学功查功。

12月19日，郭林应邀到中央党校讲解功理功法，听课者坐满礼堂。

1981年郭林新气功受到德国医学界关注，德国第一电视台介绍了上海某医院教授郭林新气功的实况。柏林的Euelle博士把她在中国西安学到的郭林功法写进了德国最早出版的医学气功书中。

1982年1月13日，中央党校接郭林讲夜课，有千人以上听讲。30日，四川成都万倪雯来信，说开班一年建点几十个，学员已达2000多。

3月，美国德州大学安德森医院癌症研究治疗中心雷久南博士来北京执行中美学术交流计划，在北京肿瘤研究所工作3个月，特别考察了郭林及其气功治疗班4天，得出结论：郭林新气功治疗有特殊的科学道理。她返回美国后，在美国《东西方》杂志介绍郭林气功治癌。她给柯岩写信（柯岩把信件副本送卫生部，卫生部转中医医院）谈了郭林新气功抗癌有三项道理：

1. 癌细胞是缺氧的，缺氧造成它功能改变，以至不断生长。如能大量供氧，可以抑制它的生长或消灭它。高压氧能阻止癌细胞的生长，气功治癌强调大量吸气，完全合乎科学原理。

2. 情绪和生理功能有密切关系。生活紧张、情绪低沉造成免疫功能降低，同时改变各种荷尔蒙激素分泌及皮肤电阻降低。癌症病患发病前，多是精神遭受某种打击或闷闷不乐、对生活悲观等，如能改变心理状态，肿瘤有时会自然消失。郭林新气功强调心情平静，避免任何刺激，合乎医学根据。

3. 郭林新气功要患者大量培植生物电。肿瘤患者的生物电不同于正常组织细胞，肿瘤的电位总比正常组织低。比如肝癌，肝部位是负电位。如用正电或磁场治疗，可消灭肿瘤。练气功能放出磁或静电（生物电）。

1982年初，马来西亚的何平经过怡保名医许启顺医生再次切片化验，证实为“绝症”直肠癌。在那段惶恐的日子里，他到过英国找寻专家治疗，但只找到些适用的“造口”用具。再去台湾荣总医院检查，幸运地遇到贵人推荐气功。何平如获至宝，收集气功书刊杂志，直到买了多种郭林气功治癌疗法的书如《新气功疗法图解》，他喜出望外，满怀信心开始按书本指导，清晨到户外学练“慢步吸吸呼”。至1987年，再经专科检查，他已成功挨过了第一个五年的危险期。

4月，南京岳荣富寄教功总结给郭林，报告他在南京办了600人大班，当选江苏省气功协会副会长。

6月11日，同济大学声电子学专家魏墨庵和倪万琛教授为郭林测验吐音，做声谱图解分析。郭林的吐音频率为高频12700，低频15，其高频甚至高过男女高音歌唱家的水平。

7月1日，中央电视台国际部带日本佐藤访问团来紫竹院，拍郭林示范高血压和肺癌功法。

7月13日，《北京文学》第7期发表柯岩的3万字报告文学《癌症≠死亡》，被评为全国最优秀报告文学，介绍了郭林新气功和抗癌明星高文彬等人的康复奇迹。在人人谈癌色变、“十个癌症九个埋，一个没死不是癌”的时候，“癌症≠死亡”的响亮声音，对全社会产生很大影响，给癌症病人和家属带来希望，从此国内各地陆续开始了学习郭林新气功的抗癌热潮。这篇报告文学一经发表，立刻在全国尤其是癌症患者中间引起巨大轰动。这是第一次以报告文学的形式报道了郭林气功，它写出了以民间抗癌群体和郭林气功为主线、积极拼搏，顽强抗争，最终战胜癌症的感人故事。《癌症≠死亡》像一盏指路明灯，为广大癌友指明前进方向，鼓舞着他们沿着中国民间群体抗癌开拓者所开辟的具有中国特色防治癌症的道路不屈不挠地前进，使群体抗癌综合治疗的理念深入人心。

7月21—22日，郭林在涿县下胡良公社中医、西医、新气功三结合的癌防治院为100多人查功讲课，与县长和卫生局长座谈三结合防治癌症。这个小医院是全球第一个“中医、西医、新气功三结合”的肿瘤防治研究院，开创了中医、西医、气功及社会心理、饮食等身心整体综合治疗模式。

7月，郭林接待了美国哈佛大学行为医学教授本森的来访。

同月，军人李文坤被武汉军区总医院确诊为左精索癌转移盆腔。他在武汉跟随病友学习郭林气功出现了胸闷、头涨大等出偏症状，到北京找郭林查功纠偏，康复后遵照师嘱在武汉当地教功。湖北省肿瘤医院、汉口空军医院、广州军区武汉总医院、航空航天部364医院、湖北新洲县肿瘤防治中心、襄樊铁路医院及抗癌协会肿瘤康复医院等都聘他为新气功教师。他是襄樊新气功站站长。

12月，桂林市“新气功协会”和新疆石河子市“新气功研究会”成立，来信向郭林报备。

1982年，国内数十家报刊如《体育报》《人民日报》《北京日报》《光明日报》《北京晚报》《中国妇女》(外文版)《文汇月刊》《科学与未来》《中华气功》《气功与科学》等，大量宣传报道郭林新气功抗癌健身疗效显著的事迹。

八一电影制片厂拍摄了纪录片《癌症≠死亡》。

同年，上海体育学院生理教研室和同济大学体育教研室用仪器定量观测甲沟微循环血流量，证实郭林气功改善了体内血液循环。

1982年，日本绿书房出版郭林著述《新气功疗法预防和治疗癌症》。

北京画院领导、画家刘迅向顾平旦介绍说：郭林是一个伟大的女性，十几年来放弃已有成就和可以成名成家的画师之路，全心全意为广大在死亡线上挣扎的病人服务，无私地把自己创编的治癌功法奉献给人民。她放弃了女儿安排定居美国的机会，却要为中国人民提供防治癌症的最好功法。她宁可自己吃苦，一切物质待遇从不向组织上伸手。

同年，无锡市的晚期癌患者龚丽云到上海找郭林学功，后又在北京紫竹院和无锡学习，完全康复后重新享受到健康幸福的生活，并且担任了无锡辅导站的站长。同年，黄丽殊在上海卢湾体育场和人民公园开建新气功辅导站。她从1981年跟郭林学功，多种慢性病（心脏病、胆结石、失眠、畏寒）得到康复，她因为子女在“文革”中遭受迫害致使脑残而悲伤，学练郭林气功后才获得了精神解脱。上海各医院也开始介绍病人来公园学习，受益人员数千。

1982年，郭林老师定于每周二晚上在中国科学院植物研究所的小礼堂中讲授中级功，并开办静功学习班至1984年。

同年，美国安德森和汤姆生两位博士、日本汉医研究所所长都撰文，肯定和宣传郭林新气功，认为它是具有鲜明中国特色的抗癌治病东方艺术。

同年，李道显发起成立山东菏泽辅导站（后改名研究站)，并在济南、青岛、泰安、东营传功。1984年他在《中华气功》上发表《脱发重生　返老还童》。

1982年，李冰当选十二大中央候补委员。此前她是党的十一大主席团成员，按常理她可以就此走上仕途。领导上几次找她谈话，希望她出任卫生部副部长或中国医学科学院党委书记，但李冰不当，她拉着当总参通信部副部长的弟弟李力“走后门”，毫不动摇地说：“我这辈子就搞肿瘤，其他什么都不干。”

1983年1月25日，邓颖超为中国癌症研究基金会题词：群策群力攻克癌症。

3月7日，彭真题词：外国对针灸、针麻、气功等一部分比较容易掌握和应用的我国传统医药的科学研究，已经走在我们的前面了。我们应该走在他们的前面。

同年，郭林的早期女弟子、肾盂肾炎患者黄松笑随夫赴美国定居，也把健身抗癌郭林新气功的种子带到了大洋彼岸。

4月，中国人体科学研究会（筹）第四次常务扩大会议和中国人体科学功能态科学讨论会在昆明召开，张震寰将军（国防科工委技术委员会主任、国防科工委党委书记）、田夫（中国科协书记）、高占杰（云南省军区政委）参加。

6月2日，郭林第一次正式“接受传人”，柯明亮（新加坡医师，祖籍福建安溪蓬莱蓬溪村）、刘桂兰（心血管病、糖尿病等慢性病康复者）和单长礼（乙肝及晚期肝硬化康复者）三个门徒拜寿拜师。

7月，自称是郭林大弟子的余风翔在日本教新气功和五禽戏。

7月15日，卫生部通知，美国研究气功行为学治癌的代表团，定于7月25日上午到紫竹院专题考察郭林新气功。

同日，三位在中医院同时住院康复的病友顾平旦、李维亮和董伯进，协商发起成立“新气功疗法受益者协会”病人自救互助组织。郭林听取汇报后提出，要有全社会发展观点，要扩大包括新气功的研究者、爱好者和支持者。顾平旦随即向卫生部长崔月犁汇报。19 日，历经多年的漫长等待，（郭林）“新气功疗法研究会”终于在北京正式成立，宗旨是“致力新气功，造福为人民”。郭林出任首任会长，中国侨联主席连贯任名誉会长。21—23 日，影视学院陈工副院长同郭林商定，在学院内开办新气功老干部班。

8 月 9 日，研究会召开会员大会，万倪雯、黄松笑和具本艺三人拜师。21 日，郭林拍摄 5 套功：血气调摄功（龙调功）、降压功、下垂功、眼睛功、阴阳调（接马过桥接五禽戏）。22 日，开新课题：新气功防止儿童癌。刘桂兰辅导一个 10 岁男孩（患淋巴癌）。

9 月 1 日，郭林送 30 例病例汇编给国家中医药局吕炳奎局长。河南省体委来两人面谈。浙江省体委群体处派研究所来人请郭林讲学。28 日，北京画院书记过去不信气功，现在患了心脏病，来向郭林求助。

11 月 10—17 日，郭林带王健和唐伶俐在郑州传功，培训各县来的人员。

同月，广州科学普及出版社出版《新气功疗法图解》，首印 20 万册。

12 月，《郭林新气功（中级功）》在安徽出版，书内收录了中度快功功法。

12 月中旬，郭林和辅导员到上海传功，在体育场为辅导员培训班查功，在电影院为 1000 多人讲课：新气功治病的三个机理（增高氧气，平静情绪，提高电位）。

同年，日坛医院迁至龙潭湖东侧，正式更名为中国医学科学院肿瘤医院及肿瘤研究所，是亚洲地区最大的肿瘤防治研究中心，国家药品监督管理局国家药品临床研究基地。该院所集肿瘤医疗、科研、教学为一体，进行肿瘤预防、诊断及治疗研究。李冰任国家科委“六五”计划癌症攻关组组长，又是具体工作参与者。攻关计划项目如中山大学附属肿瘤医院承担鼻咽癌诊治，上海中医药大学附属龙华医院中医中药治疗原发性肺癌等。

郭林接待日本汉医学代表团，在紫竹院公园进行现场气功教学。中华气功进修学院林中鹏院长邀请郭林老师为全国气功培训班宣讲郭林新气功。

1984 年 1 月 3 日，新气功研究会在植物园礼堂欢聚一堂迎新年。4 日，《体育报》发表四川成都乳癌肺转移康复者万倪文的事迹，附有肿瘤医院两肺清晰的 X 光照片。11 日，河南体委秘书长杨秉礼来京告诉郭林，全省已有 1000 多个新气功辅导站，超过万人在学习新气功。

7 月 2 日，郭林在徐州大会堂教吐音功法，并建议培训当地辅导员。

9 月，来自全国各省市 200 多人参加了“全国首届郭林新气功辅导员培训班”。1984 年，中共中央发布《关于进一步发展体育运动的通知》。

10 月 4 日，北京郭林气功研究会常委讨论李维亮在全国气功总站开会的汇报。8 日，《新气功抗癌病例选编》定稿，共 144 页，郭林写前言，陶秉福写编后语，其余都是病员自述。

10 月，在北京大兴县建工医院开办中西医、新气功防治肿瘤研究班。

10月26日，中国癌症研究基金会成立，2005年更名为中国癌症基金会，致力于癌症防治。

同月，郭林在香港《百花》周刊上发表《新气功治癌三点原则》。

11月3日，血液病康复者徐焉撰文，总结新气功疗法的辨证施治。

12月1日，郭林应聘为中华气功进修学院首席专家。为全国气功培训班500人讲了两班课。分别时，郭林见林中鹏院长因多日未眠显得十分疲惫，便索要纸笔写下："中鹏老弟，健康就是幸福。"郭林半夜才回到家，在当天的日记里写下"筋疲力尽"。2日她留下日记："我给11月班查功，12月班今天开课。病员练功苦，苦练成效高。"直至晚年生命最后一刻，郭林仍一心一意地从事抗癌气功事业。

12月11日上午，郭林应家乡颐老院落成纪念仪式的要求，在画室伏案作画4小时，并加盖图章。午饭时她突然双手拿不住筷子，被搀扶到床上后昏迷，嘴角流血，被急送至北京空军医院，已经深度昏迷。曹里怀司令员赶到医院，命令一级护理并成立抢救班子。研究会立即决定轮流值班。然而无论人们怎样努力，经过三天紧急抢救终于无效。

1984年12月14日中午12时15分，郭林因劳累过度，突发脑溢血，病逝于北京，享年75岁，癌龄35年。

郭林在古稀之年不辞辛劳，应邀到武汉、广州、成都、天津、石家庄、沈阳、无锡、桂林、青岛、郑州、徐州等城市，宣传和普及新气功疗法或巡回讲学，足迹遍及半个中国。郭林本人先后被20多个省市及邮电学院、首都机场、北京第六医院、北京师范大学、清华大学、青岛医学院附属医院、辽宁空军疗养院等聘请讲学教功。

郭林因劳累过度而逝世，或许是因过度兴奋、难抑激动而喜极去世，她并没有死于癌症。她理应含笑闭目，死而无憾，不虚此生。她几乎梦想成真，功绩和声名远播海外，或许已经超越了梦想。她历经磨难开创的气功抗癌，携手康复事业，备受学员的赞誉，也让中西医权威专家默许或公开认可，得到国家和地方政府的肯定与支持，她创编的造福人民的新气功已经走向世界。

她生前已经看到，数以万计的毒瘤癌症、慢性顽病及疑难危重病人，认真坚持学练新气功，战胜了死神，延长了生命，重新投入了工作；新气功教材各版总印数已超过两百万册。抗癌健身新气功催生出各地病人自救互助团体，广泛传播，深受欢迎。

郭林言传身教，身体力行，培养了大批精通功法又功德高尚的辅导员做接班人。她孜孜不倦地倡导：气功治癌要与中医、西医、食疗相结合，要养成积极乐观的心态和宁静平和的生活习惯，要到公园或空气新鲜流通的地方练功，要自救互助，携手康复。她做出了抗癌健身的好榜样，倡导了中国特色的群体抗癌、共同康复的新路。

肿瘤防治和抗癌康复的历史，从郭林开始掀开了新的一页，由单一的西医治疗走向中医、西医、健身锻炼、饮食调理等综合治疗；由单纯的生物医学模式向社会的、心理的、生物的整合医学模式的转变，具有中国特色的抗癌模式在北京、在中国、在世界上产生着越来越大的影响。

郭林逝世后，新气功被后继者定名为“郭林新气功”，又名抗癌健身法，或身心锻炼法或体疗操，通常简称郭林气功或郭林功。循序而渐进，以抗癌治病为主的初级或初阶功法，以巩固疗效健身为主的中级或进阶功法，以养生益寿保健为主的高级功法，以及中西结合、辨证施治、身心锻炼、综合治疗的功理，构成郭林气功的完整而科学的体系。

前中国国防科工委秘书长、中国气功科学研究会员理事长张震寰将军称赞郭林为“中国气功高潮的带头人”！

天津中医学院教授李志庸著《中国气功史》，称赞郭林是“当代气功防治癌症实践的最杰出的代表，新气功已成为人们攻克癌症的重要手段”。

原中华气功进修学院院长、现任全国中医人体学研究专业委员会主任及世界医学气功学会学术委员会主委林中鹏说：郭林老师是“弘扬中华传统养生文化而鞠躬尽瘁的带头人，锲而不舍追求真理的榜样，真诚淳朴襟怀坦白的良师”。

郭林原籍乡镇政府表彰郭林的功绩，建郭林纪念碑和“郭林纪念亭”，亭柱的对联是“元化五禽传千古，郭林神功耀中华”。

北京市政府把病友们在玉渊潭公园集体练郭林功的话疗（聊）集聚地命名为“生命绿洲”。

前世界医学气功学会理事长、女将军、医学博士冯理达教授，倡议创建北京“中华气功园”，第一块丰碑是“著名气功大师郭林”。

郭林开创了“致力新气功，造福为人民”的伟大事业，健身抗癌郭林新气功从北京远播海外诸多国家和地区，造福中国和世界人民已经整整40年，即使历经“文革”年代的冲击打压，大浪淘沙始见真金，郭林气功总能经受考验磨炼而愈加发展。无数中晚期癌瘤和疑难顽疾、慢性病患者，因坚持习练此健身抗癌功法而康复受益者，已经遍及海内外。郭林百年之后，郭林气功受益者和传承者缅怀恩师，薪火相传，承前启后，发扬光大，在人类保健抗癌史上续写着中国特色的新篇章。

1985 年，北京肺部肿瘤研究所发表论文，肯定郭林气功防治肿瘤的疗效。

《新气功通讯》会刊第一期出版，后改名为《郭林新气功》，一直坚持出版到今天，内部订阅发行已经 25 年。

上海市统计参加郭林气功班的 1500 人，3 年后一切正常的占 58%。

12 月，国家体制改革委员会批准成立中国气功科学研究会。

同年，北京郭林气功研究会应日本东京气功协会邀请，派董伯进和具本艺赴日本传播郭林气功。日本（株）研启动郭林新气功事业化。

同年，金显宅会同吴恒兴教授等在天津建立了我国第一个肿瘤专业学会——中国抗癌协会。吴恒兴教授（1912—1986，中国医学科学院肿瘤医院、肿瘤研究所创始人，全国侨联副主席，国际抗癌联盟第 12—13 届理事，中华医学会肿瘤学会主席，中国癌症研究基金会主席，中国抗癌协会主席）次年逝世。

1986 年 2 月 23 日，中国气功科学研究会在北京成立，开始对气功进行多学科研究。

4 月 26 日，中国气功科学研究会成立大会召开，张震寰当选第一届理事会理事长。

5 月 3 日，国家科委正式批准成立中国人体科学学会，在北京召开代表大会，张震寰致开幕词，钱学森作了题为《人体科学研究的战略》的报告。名誉理事长钱学森说：中国气功科学研究会成立了。既用科学二字，责任就重大，任务也很艰巨，要有步骤地来实现。先把大量分散的经验系统化，建立唯象气功学就是第一步。唯象科学，就是只知其然，还不知其所以然。一旦从整个现代科学体系的大道理上知其所以然，就上升到现代科学了。但唯象科学是第一步，必不可少的一步。

贺永琰，女，桂林陆军学院退休教师。临床表现及综合治疗情况：肺右下叶有阴影，全身消瘦，咳嗽，咯血，发烧，胸痛。1986 年转北京 301 医院会诊，手术开胸探查发现肺内病灶由右下叶转移到各肺叶有大片病灶，无法手术。经病理检查确诊为“肺淋巴肉芽肿瘤”（三期），CT 扫描发现转移到肝、脾、腹部淋巴结，医院专家让家人准备后事。另据国际医学记载，该病存活期平均为 11 个月。术后进行放、化疗，同时练郭林新气功，每日清晨练行功 2~3 小时。后来身体越来越好，当癌龄达到 7 年多时，患者自己觉得练功后，对机体免疫功能、心脏、肠胃消化等均有很大改善。

1987 年，郭林新气功研究会成为中国气功科学研究会的直属功法研究组。5 月，顾平旦出任新华医院郭林新气功研究室主任。

1988 年，金盾出版社《郭林新气功》出版，后来接连出第二版和第三版，先后印刷 8 次，获全国图书金钥匙奖。日本还出版了此书的日文翻译版本。

同年，澳大利亚纽省大学及癌协开始传授郭林气功。次年，郭林气功在当地注册，成立澳洲气功科学研究会。澳洲的报刊、电台、电视台多次报道，常规疗法难以治愈的慢性病和癌病患者学练郭林气功后恢复健康。

抗癌明星高文彬失去手术机会后坚持练功不懈，又生存了 22 年，他完全康复后出任郭林新气功名誉会长全力推广郭林气功，鼓励引导成千上万病友走上郭林气功健身之路。他总结提倡“以患者为主体，精神与物质相结合，制约消灭癌细胞，延长生存期，提高存活率”。

1988年5月26日，钱学森致函高文彬："大作我已拜读，的确是开创性的、启发性的，是人体科学的重要文献。我把这部稿子交人体科学专家组认真研究，一定要从中探索出：1.抗癌的科学战略；2.对下一步人体科学研究的启示。此论著应早日出版。"钱学森建议建立人体科学和唯象气功科学，他说气功是人体科学的珠穆朗玛峰，需要我们几代人的探索与研究。

5月，中国科学院院士、生物物理研究所所长贝时璋(1903—2009，中国细胞学胚胎学创始人，生物物理学奠基人)题词："揭开气功奥秘，发展生命科学。"

土木工程学家、桥梁专家、工程教育家茅以升（1896—1989，我国工程学术团体的创建人）题词"开展气功科学研究造福于人类。"

6月，天津中医学院教授李志庸主编的《中国气功史》说：郭林防治癌症的新气功疗法是当代气功防治癌症最杰出的代表。

1989年2月25日，钱学森在中华医学会讲话："人体是对环境开放的复杂巨系统……如原海军政治部文化部高文彬同志自我设计综合西医的手术、药物、化疗、放疗和气功锻炼，以及中药来抗晚期肺癌取得了成功。"

4月7日，邮电部发行T136《群策群力攻克癌症》特种邮票一套两枚，纪念世界卫生日，唤起全社会共同努力防癌抗癌。其中"抗癌防癌"主图用红十字织成网，罩住螃蟹，寓意为动员起来，布下天罗地网，共同防癌抗癌；"热图像诊断癌症"主图是人体接受放射性核素显像时屏幕上的图像，右侧射进黄色射线代表有效的直线加速器放疗，寓意为不断研究探索采取有效方法，消灭癌症，保护人类健康。

9月，首届“精神行为内分泌和免疫多国多学科会议”在德国召开，中国医生介绍郭林气功治癌，引起各国代表的关注和兴趣。

1989年秋，郭林的学生高文斌和于大元，与上海的袁正平（晚期恶性淋巴肉瘤康复者）在北京八一湖畔商量，把分散练习郭林气功的人们组织起来互助抗癌。袁正平回沪后联合了志同道合者，在弄堂内送牛奶的小棚里成立了“上海癌症康复俱乐部”。

11月7日，上海《解放日报》发表长篇通讯《上海有家癌症患者俱乐部》标志郭林气功从北京走上了上海社会大舞台。

同年11月，欧洲肿瘤心身医学研究所主席巴尔托斯亲自来北京参观郭林气功班，认为它是“带有中国特色的心理治疗方法，有大量研究可做”。

11月16日，中国政府批准正式成立“世界医学气功学会”，总部设在北京。

1989年国家中医药管理局发布《关于加强气功医疗管理的若干规定》。

12月，北京郭林气功研究会用中英文发布《郭林新气功简介》，附有癌症康复者高文彬、张光微创作的《抗癌歌》。

至80年代末，北京各大公园和全国20多个省市，都陆续建立了不同名称的新气功辅导站，如上海郭林新气功学会、癌症康复俱乐部和癌症康复学校，以及北京抗癌乐园等。

1990年1月，北京郭林气功研究会名誉会长高文彬等发起创建了八一湖抗癌乐园（北京抗癌乐园的前身）。

1月23日，上海10名青年演员为习练郭林气功的癌症患者义演，市委副书记陈至立、副市长谢丽娟出席活动，朱镕基市长从川沙两次打电话表示支持，对全体癌症患者表示关切。

4 月 15 日，北京紫竹院郭林气功辅导站成立病友乐园，按癌症病种（肺、肝、肾、乳腺、消化）分组，还有合唱队、时装队、木兰扇队，为后来成立的北京抗癌乐园作了准备。

6 月，张震寰将军在中国人体科学学会首届理事会作学会工作总结，指出：人体科学是当代科学技术重大突破的前沿，一旦突破或有重大进展，对我国医药和生物学肯定会有深远影响，因此要严肃对待，遵循实践—理论—实践的原则进行工作。

7 月 23 日，晚期肝癌患者、原浙江省农业厅长、中国水稻所党委书记孙万鹏的第一部灰学著作《表现学》终于完成。被邓聚龙教授称之为“灰色系统理论研究的新里程碑”。这部被当做“遗书”写就的书，成了灰学的出生证，1987 年底孙万鹏肝胆相连处出现肿块，经杭州和北京大医院三次检查，确诊他患晚期肝癌，医生判断他只能活一年多。就这样了此残生？孙万鹏心有不甘，扪心自问：在生命的最后岁月还能做什么？他想何不利用余生研究灰学，著书立说。按国际惯例，在系统论和控制论中，以颜色显示信息度：信息确定（已知）的为白色，不确定（未知）的为黑色，部分确定、部分不确定的为灰色。灰色理论就是以信息不完全的灰色系统为研究对象的，运用特定的方法描述信息不完全的系统并进行预测、决策、控制的一种崭新的系统理论。5 年前他就细读过邓聚龙教授的论文《灰色系统的控制问题》，早就想从哲学高度研究灰色系统，现在，癌症全休是实现夙愿的机会。此念令他豁然开朗，彷徨困惑的阴霾消散，跳出了生离死别的悲伤，心海平静下来，精神进入高境界。他以垂危之躯在癌症病房开始了艰辛而深入的研究。绝望是人生最严重的癌症，而欢笑是治病的特效药。这使孙万鹏想到灰学“迭代”理论——千万次重复一个坏的或好的因素，事物的整体也会变坏或变好。他想让欢乐这只蝴蝶的翅膀经常扇动——“迭代”好心情和好信息，让体内刮龙卷风把癌细胞卷走。1989 年 9 月他病情加重，医院决定做手术。孙万鹏马上联想起父亲和妹妹都是手术后不久就离开了人世。他也想到了灰学的“非唯一性”原理：任何单一方法都有其局限性。父亲和妹妹把开刀作为治疗癌症的唯一方法，却都走上了不归路。有灰学的理论支持，他选择放弃手术，而是采用灰学中的“综防学”，将中医、西医、气功、食疗综合运用到自己的整合治疗中。1990 年 1 月 3 日上午，他铺开稿纸，写下《表现学》一书的第一行字……他与死神抢时间，做最后的冲刺，用所剩不多的生命活力不遗余力地写作，把著述当成写遗嘱，他把生死置之度外，到了完全忘我的境地，精神得到极大升华，他灵感勃发，沉迷于写作，文思泉涌，落笔成章，常在半夜感到身体舒服一点儿就起床写作。他又接着写了第二部专著《灰色价值学》。出版社出版了这两部专著，《人民日报》等 40 多家报纸发了消息。专家们认为，他创立了一种新思维方式——灰学思维，专著也标志着一门新兴学科“灰学”诞生。

1990 年 8 月，高文彬等郭林气功受益者发起，以患者为主体的医患结合的“中国癌症康复会”在北京八一湖畔成立，全国各省市 30 多个群体抗癌或癌症康复组织是团体会员。各地也纷纷响应，成立了癌症患者的康复自助组织 80 多个，正如中国癌症康复会首届理事长高文彬所说，这些“桃子”都有来历，皆源于郭林气功这棵“树”。这是在郭林气功的大旗下，团结百万癌症患者自救互助、群体抗癌、携手康复的创举。

"抗癌司令"高文彬、"话疗专家"于大元，带领着"抗癌明星"们，在"天做房，地做凳"的自然环境中，组织了"话疗会""联欢会""抗癌明星生日会""康复经验交流会""重大节日纪念会""医学专家报告会"，以及春游、秋游、参观访问等活动。抗癌乐园被誉为"癌症患者的解放区""抗癌路上加油站""群体抗癌大学校"。国内外许多报纸、杂志、电台、电视台均予以报道。

12月31日，《健康报》报道，新华医院综合治疗癌症，中医、西医和气功专家携手攻关。

同年，秦皇岛建立了郭林气功北戴河康复中心和培训中心，每年5月和8月开办郭林气功班。山东淄博鲁中医院和浙江建工医院，正式用郭林气功辅助治疗癌症和红斑狼疮，均取得良好成效。

1991年，《郭林新气功》（中国职工音像版）录像带出版。

3月30日，由上海市委副书记陈至立作序，《癌症≠死亡——上海市癌症患者俱乐部纪实》发行义卖，巴金老人也托人代为买书。

6月，上海癌症患者俱乐部对150名会员的生活状况进行抽样调查，写了《癌症患者的困惑与呼声》，新华社发了《内参》，市领导批示，此信息送至党政高层。

6月，马来西亚郭林气功受益者何平（当年他患直肠癌癌龄9年）连同当地病友功友开始在峇株巴辖政府大操场集体练功。练功的人多了，为了加强纪律，有组织有系统的练功，以期达到更完善的效果，一群好友筹组注册了"峇株气功研究会"。

7月，台湾中华电视台《海棠风情》摄制组为上海俱乐部拍摄专题片，在台湾播出后反响强烈。同年，德国郭林气功研究会成立，开办短期授课和师资培训班，在欧洲传播郭林气功，成效显著。

1992 年 4 月 15 日，上海市总工会和抗癌俱乐部联合主办“百名抗癌明星”表彰会。

5 月，“上海百名抗癌明星”报告团赴沈阳、大连、鞍山，作“理想、人生、奉献”主题演讲报告，辽宁省领导盛赞：“抗癌明星拼搏人生、奉献社会的精神，值得所有健康人学习。”

6 月 4 日，中国抗癌协会和北京郭林新气功研究会及其下属的北京抗癌乐园，组织京津沪联合评选抗癌明星活动，评出 258 名抗癌明星，中央电视台《天涯共此时》在八一湖畔现场全国直播“京津沪抗癌明星联欢大会”，被誉为抗癌史上举世无双的壮举。

9 月 5 日，美国英卡独立传播公司特派摄制组，在上海和杭州拍摄郭林气功专题片，在世界各地放映。

12 月，李平和日本的江头先生，分别代表北京研究会和日本新气功普及筹备会签订合作协议。

上海癌症康复俱乐部对 1054 名会员做了调查，63%的癌症患者已经得到康复，其中 85%的人学练郭林气功。

北京红十字新华医院郭林气功研究室发布信息，通过对 892 名有病历确诊的学功 5 年学员的随访，其中三期以上晚期癌症 829 人，占 92.9%，经三结合治疗后总有效率 73.3%。病人和家属送锦旗或牌匾表达感激之情。《人民日报》等 7 家报纸作了报道。

1993 年 1 月 12 日，北京郭林新气功下属的北京抗癌乐园在玉渊潭的河湖小礼堂正式成立，新闻单位作了采访报道。

3月8日，在全国癌症康复经验交流会上，上海俱乐部发表了“群体抗癌是癌症康复的有效手段”，指出当地癌症患者术后5年的生存率达到33.6%。

3月14日，上海举办声势颇大的癌症患者奥林匹克运动会，北京、天津、上海、台湾等16个省市26个代表队共1000余人参加。

6月19日，马来西亚肠癌康复者何平等人在大马同善医院中医部开班，正式教授郭林新气功。学练者超过100人，多为癌症患者或慢性病人。

10月12日，郭林气功胃癌康复者李守荣，应日本气功协会和日本癌友俱乐部邀请，赴日本讲授郭林新气功3个月。

1993年国家进行了第二次全国死因回顾调查（1990—1992）。此时全国人口12亿，这三年期间恶性肿瘤死亡率上升为108.3，比二十年前增长了29.42%。其中城市上升了22.63%，农村增长更大，为32.15%。以调整率为依据比较，城市恶性肿瘤死亡率与二十年前持平，而农村的增幅是18.02%。

1993年，在德国从医多年的李启端医师，受柏林两家教学医院邀请在医院里教郭林新气功。1994年又在Kassel癌症康复院开办郭林新气功班，有100多人来学功，该医院的入住率也因此而大大提升。郭林新气功给当地癌症患者带来希望，引起了医学界和新闻媒体的关注，德国抗癌协会、癌症自然疗法研究会、癌症自助协会和医疗保险公司，均主动将郭林新气功作为重要的治癌手段介绍给患者。

1994年4月，北京召开世界医学气功会议，国际医学气功理事长、北京海军总医院副院长冯理达，称赞郭林早在1971年就向世界弘扬中华民族瑰宝气功，代表了中华民族的正气。美国加州郭林气功健康中心黄松笑发表论文《郭林气功：增强免疫系统防止癌症复发促进康复》。许多外国医学界人士亲眼见识郭林气功受益者练功及成果，确信这不是一般民俗疗法，合乎现代科学的医学原理。

4 月 30 日，第二届中日癌症康复研讨会在上海举行，全国 20 余省市代表和日本、韩国、美国友人与会，从心理学、医学角度对郭林气功群体抗癌新模式给予肯定。

5 月，北京同心版《新版郭林新气功》出版。云南民族出版社出版《癌症病友康复新路——怎样练好郭林新气功》。

5 月 30 日，上海再对两千多名郭林气功练习者进行调查，死亡率仅占 8.9%。

6 月 11—17 日，为纪念郭林诞辰 85 周年，北京举办了“郭林新气功抗癌防病国际研讨会”，国内 24 个省市和港澳台地区及海外多国的代表共 500 多人出席，大会收到论文 224 篇。《会议材料选编》共收录 24 篇论文和 8 篇典型病例，都是代表们用实践用心血用生命写就的抗癌祛病的新文。北京郭林气功研究会李平会长赞颂了郭林老师的丰功伟绩，并在会上公布了北京地区的调查结果，癌症特效 5%，显效 25%，有效 70%，无效 5%；心脏病特效 10%，显效 30%，有效 55%，无效 5%；高血压特效 25%，显效 30%，有效 42%，无效 3%。大会编印了《忆郭林》《纪念册》等，提出郭林气功“团结、继承、探索、发展”的共同目标。郭林气功得到余桂清、郁仁存、徐光炜、张宗卫、辛育龄、黄孝迈、王建章和黄念秋等中西医肿瘤专家的支持，充分肯定了郭林新气功在治癌中的作用。

11 月 26 日，袁正平和周佩应邀参加日本气功协会年会，进行了演讲和传授郭林新气功的活动。

1994年，北京郭林新气功研究会、抗癌乐园参与组织了北京市评选抗癌明星和抗癌好家庭的工作，评选出明星257人，好家庭30户。北京市委副书记李志坚、副市长何鲁丽表示支持这项活动。

抗癌健身养生的郭林气功及其康复理念，已经由北京经过双向交流辐射到全世界。郭林的学生和郭林气功受益者例如黄松笑、王莉、李启端、钱帅仁、孙云彩、陈秀坤等多人，陆续移民海外，在美国、德国、澳大利亚、加拿大、香港定居后，把郭林气功带到当地，播种、生根、开花、结果。

1995年1月，北京郭林新气功研究会、北京抗癌乐园与中国癌症康复会共同举办了有1300人参加的全市癌友春节大联欢。中央电视台和北京电视台都报道了这一抗癌盛事。

2月，郭林新气功研究会编的《防癌抗病典型评介》与《抗癌防病探索》两书，在中国人事出版社出版。

国家自然科学基金会信息科学部资助北京联合大学应用文理学院查良琦教授等的《生物医学电子学项目——信息技术对郭林气功疗效检验与抗癌机理的应用研究》（1997年3月30日填报《国家项目成果登记表》），郭林新气功研究会参加了《探索郭林新气功防病抗癌的奥秘》《现代经络穴位生物电信息检测技术多媒体信息技术对郭林新气功抗癌健身综合效应的研究》等前后期子项目，参与人数共397人次。

5月，香港癌症基金会一行5人，在紫竹院专访郭林气功并观看演练。于大元赴日本教功。台北地区组团40人来北京学功。

北京新气功研究会同马来西亚的何平、陈振坤等签订合作协议，授权两本书在马来西亚出版并成为统一教材。

郭林气功在马来西亚受到欢迎。多个辅导站的辅导员和受益者都希望有一个合法的组织。筹委会主席阿米尔医生和总务邢福庄全权负责筹备申请注册事宜。经过辛苦的奔走和等待，马来西亚郭林气功研究会在1995年获得批准。

6月20日，国务院发布《全民健身计划纲要》“推广简便易行和适合不同年龄、性别、职业特点与体质状况的体育健身方法，挖掘和整理我国传统医疗、保健、康复等方面的宝贵遗传，发展民族、民间传统体育。”

1995年11月1日，中国气功科学研究会第五届全国学术交流会在南京召开，解放军总医院呼吸科主任黄念秋教授的三篇研究论文《郭林新气功锻炼中癌症患者335例调查报告》《郭林新气功对肺癌患者的预后及生活质量的影响》《郭林新气功对癌症患者呼吸功能和甲襞微循环的影响》获得大会一等奖。北京大学分校查良琦教授的两篇论文《现代科学技术对郭林新气功抗癌防癌的研究》《探索郭林新气功防病抗癌的奥秘》获得三等奖。

13—16日，日本万田一行9人来京专访郭林气功，要求通过录像证明练功与不练功的区别。日方表示，要组织癌症患者以10~12天的气功旅游团来北京学习。

同月，卫生部长钱信忠题词：“正确弘扬气功，造福人类健康!”“气功是祖国文化遗传之一，它在医学、体育、健身、长寿方面的应用，为公众所认识。值得深入研究，为人类健康服务。”国家中医药管理局局长吕炳奎题词：“练气功是一项无止境的锻炼身体、焕发精神的好办法，可以保持健康无病长寿。”

12月14日，北京郭林新气功研究会成为北京气功研究会的分会，基层组织登记证注册号：京气（隶）002。

同年，北京郭林新气功研究会5次配合中央电视台开展活动，拍摄《与癌症抗争的人们》，并协助科研院所做人体测试379人次，证实了郭林新气功对癌症康复的作用。

1995年，食道癌高发区的肿瘤防治研究获选当年全国十大科技成就。河南林县姚村卫生院进行的腔内放射治疗，获海牙国际会议近距离治疗核通奖（Brachy Therapy Award）。河北磁县食道癌防治研究，现场对农作物种子拌钼肥和叶面喷洒钼肥，作为防止食道癌的特别措施。在江苏启东，许多肝癌患者获益于早诊早治而长期存活。于树玉教授的补硒预防肝癌的研究，获国际生物无机化学科学家协会Klaus Schwarz奖。

中国癌症基金会倡导，将每年4月15—21日定为“全国肿瘤防治宣传周”，得到卫生部和各级相关部门的积极响应。

德国李启端医师在柏林正式成立了郭林气功康复中心，建有30多张床位，来自德国各地及法国、英国、奥地利、瑞典、意大利、挪威等诸多欧洲国家的病患者在中心集体学功、练功。

12月18—23日，中国气功科学研究会在北京召开第二届理事会，原青海省委书记兼省长黄静波担任理事长，理事中有近百名省部级领导干部、30多名科学院院士、研究员、教授和高工。理事长总结了近十年气功大发展及其经验教训。他说：早在1970年北京画院的郭林，顶住巨大政治压力，到东单公园教功，从此拉开了公园晨练序幕。郭林气功就是集健身、防病、治病于一身。郭林新气功疗法享誉海内外。实践证明，气功医疗同中西医结合，对疑难病症的调理治疗是卓有成效的。

1996年1月19—20日，国家人体科学工作会议在北京召开。科学家的学术报告表明，气功在全民健身和医疗中发挥了重要作用。伍绍祖传达了党中央、国务院领导批示的精神：人体科学工作组要在大力提倡科学、坚决反对迷信、引导社会化气功活动健康发展方面加强管理。要将人体科学研究作为正常的科研项目纳入规范化管理。

中国气功科学研究会副理事长兼秘书长、前国家体委群体司司长邱玉才发言说，据统计，现在我国有6000多万人在练气功，气功对老百姓的健身康复医疗是有益的，现在到各个练功点去，可以看到练功的人是非常多的。国家体委为贯彻《全民健身纲要》，提出要把好的功法纳入到健身方法里去，我们对气功健身是充分肯定的，是积极支持的。

2月6日，中国癌症康复会、北京研究会和抗癌乐园，在军事博物馆老干部活动中心隆重举办京津地区癌症康复者春节联欢及卡拉OK比赛，近千名癌症康复者参加。卫生部疾病控制司司长戴志诚、北京市委宣传部副部长刘树礼、卫生局长朱宇涵、原医科院院长顾方舟、北京肿瘤医院院长徐光炜、著名老中医余桂清教授等出席。

3月20日，卫生部部长陈敏章接见了中国癌症康复会的高文彬等人，对癌症康复事业和即将召开的癌症康复深圳会议作出指示。

9月4—6日，第三届世界医学气功学术交流大会在北京召开，国内外代表共298名，分别来自中国、美国、日本、澳大利亚、加拿大、丹麦、英国、德国、印度尼西亚、意大利、韩国、新加坡、瑞士、泰国、台湾、香港等19个国家和地区。山东淄博肿瘤医院发表论文《中西医和气功综合治疗120例中晚期食道癌》，认为新气功已成为西医、中医、气功三结合综合疗法中重要的新手段。

9月20—22日，第六届中外气功研讨会在上海奥林匹克俱乐部召开。来自中国、日本、韩国、美国、加拿大、法国的112名代表参加会议。会议的主题是：气功健康（即气功增进人类健康的作用和机理）与健康气功（即气功健康发展的方向和模式）。顾平旦在会上发表论文《郭林新气功治癌疗法的初探》。

1996年10月15日，北京举行灰学创始人孙万鹏灰学理论及文集座谈会，十多名著名专家教授和中宣部副部长刘云山、徐光春等，对孙万鹏的成就给予了高度评价。灰学是社会科学中一门新的哲学分支，它提出了一个新的自然观。灰学理论是灰色系统理论基础之上探索人类新的认识方法和思维方式的新兴综合性学科。从1991年至1996年，孙万鹏一鼓作气写成了11部灰学专著，共270多万字。孙万鹏创立了灰学，灰学也拯救了孙万鹏，当灰学在中国甚至全世界广泛传播时，癌症竟神奇地从孙万鹏身上消失了。1995年到医院检查，肿瘤奇迹般消失了，医生们无法做出科学的解释。孙万鹏认为，妻子的悉心照料，“温馨的家庭病床”是关键。家里没有任何干扰健康的因素，既没有医院里病人痛苦的呻吟，也没有病情恶化信息的相互传递，这使他的心境一直处在良好的状态，而精神状态良好可以提高人的免疫力。他按灰学综防学理论，采用中西医、气功、食疗并用的综合防治法。他在温馨的家中边治病，边研究，边写作，浑然忘我，忘掉疾病和生死。在大无畏的忘我者面前，癌症逃遁了。孙万鹏10年斗癌魔，证实了综合防治功效不凡。

1996年第四期《中国人体科学》发表解放军总医院呼吸科主任黄念秋教授的论文《郭林新气功对肺癌患者的预后及生活质量的影响》：郭林新气功自1971年向社会公开并义务传授以来已达23年，全国各省市学练此功者累计达150万人之多，不时获悉一些癌症患者通过郭林新气功锻炼不仅延长了生命，而且明显改善了生活质量……

上海癌症康复俱乐部公布，对1883名参加郭林气功锻炼的会员的综合调查，睡眠改善者占40.8%，食欲增加者占36.8%，精神振作者占64.1%。

1997年，郭林新气功研究会获国家体育总局颁发的“全民健身法”证书，在天坛、新华医院等地设立15个辅导站，有辅导员80余人，会员542人，外地通讯会员数百人。经统计，从1970年至1997年，国内外学功人数达168万人。

5月，全国征集体育健身方法办公室颁发证书，郭林新气功入选《中华体育健身方法征集第四卷》，成为11个全民健身气功功法之一，作为入选的“中华体育健身法”，收入伍绍祖主编的《中华体育健身方法》。

9月2日，第八届全国郭林气功辅导员证书班和癌症疑难慢性病康复班，在北京中西医治疗肿瘤医院开班。

1998年1月7日，北京郭林新气功研究会以北京气功研究会分会的名义，在新华医院举行第四次代表大会，选举出第四届37名分会理事，11名常务理事。选出正副会长和正副秘书长。

2月9日，北京气功研究会郭林新气功分会公布第四届领导分工名单。2月16日北京气功研究会批复同意。

3月6日，北京钓鱼台医院开设郭林气功培训中心。

6月，陈秀坤从北京定居香港后，应香港癌症基金会黄大仙癌协的周秀芳之邀，开始为癌症及其他慢性病人开班教功。

8月29日，北京市体育总会健身气功功法评审委员会审阅了郭林新气功功法资料，与会专家一致同意，建议国家体育总局批准郭林新气功为首批认定的健身功法，在国内外进一步推广。同时建议，郭林新气功研究会在注意癌症等顽重疾病患者康复的同时，更加重视广大群众的强身健体。

10月5日，郭林新气功被国家体育总局首批正式评审为“健身气功功法”，伍绍祖局长颁发证书给李平会长。专家评审意见如下：郭林新气功是已故画家郭林（林妹殊）在身患癌症不得根治的情况下，在家传气功基础上，根据自身实践而编制。在自身受益后，为使更多病人受益，郭林不顾气功当时的社会恶劣环境，冲破重重阻力，于1971年走向社会，开当代社会气功（公园气功）之先河。功理功法上，对传统气功进行了改革，特点是改秘授单传为公开教授，群体实践，三关分度，方便易行，不易出偏，将传统的风呼吸和吐哈音用于癌症患者的康复。近28年来群众性的实践证明，这些改革是行之有效的。在普及教功的同时，与中西医学者结合进行研究，曾获得了国家自然科学基金的支持。指导思想健康，遵纪守法，已在国内外广泛传播。建议国家体育总局批准郭林新气功为首批认定的健身功法，在国内外进一步推广。

10月，湖南癌症患者康复俱乐部公布：自1992年成立以来施行群体抗癌，按医学界五年存活率估算，通过调查得出结论，参加群体抗癌，五年存活率为65%，比世界卫生组织公布的比率提高了32%。

香港玛丽医院黄谭智媛院长，请陈秀坤在香港大学（HKU）医学院之教学医院、医院管理局港岛西联网之龙头医院（QMH）玛丽医院癌症中心（Cancer Center）开办郭林气功研究班，把郭林气功作为自然疗法辅助治疗术，首次引入政府公立医院，向癌症和其他病患者（如高血压）教授健身抗癌郭林气功，并招募受益康复者或健康人士志愿者开办辅导员培训班课程，配合香港大学医学院临床肿瘤学系及其他学科的教授学者，对郭林气功进行研究。多篇报告已以英文发表在国际专业学刊上或在会议上宣读。

此后，香港政府医院管理局开建港岛西区医院联网《心声廊》专栏网页，陆续发表郭林气功学员撰写的抗癌验效实例和心得体会。

12 月 7 日，台湾中央通讯社报道《香港医院实验以气功治疗癌症》：香港玛丽医院为癌症病人开办气功班，研究气功对治疗癌症的效用。这是香港西医体系首次引进气功疗法，为治疗癌症打开新页。香港肿瘤化疗学会主席绍祖德医生相信，气功确有强身健体之效。气功教人保持身心安静及呼吸空气的技巧，有助于舒缓癌症病者的心理创伤，加上病人齐集一起，令大家互相支持，这就是西方医学界的群体治疗法。

郭林气功在香港掀起热潮，开香港医界历史先河，引起当地中英文报刊和台湾媒体的连续报道。

6 月初，在北戴河举行“郭林新气功抗癌防病第二届国际研讨会暨纪念郭林老师诞辰九十周年大会”，出版《郭林新气功抗癌防病第二届国际研讨会文集》，汇集了 135 篇论文及经验病例，如解放军总医院黄念秋等的《郭林新气功锻炼中的乳腺癌 100 例康复情况调查》；日本万田靖武的《郭林新气功和对活性氧采取的对策》，探讨郭林新气功采用吸氧抑癌的风呼吸法，兼顾尽力减少产生有害活性氧。桂林群体抗癌组织报告，习练郭林气功的成员 5 年以上存活率的达到 80%。

11 月 16 日，香港大学和玛丽医院临床医疗心理学部主任李永浩在 Asia Pacific Hospice Conference 宣读研究报告。70 名不同程度的癌症病人修习一个月共 12 堂课的“郭林气功”课程，结果其中 37 名患者情绪放松，以往因罹患癌症而焦虑沮丧形成的压力明显降低。“郭林气功”有助于改善逾五成晚期及七成早期癌症病人的情绪、睡眠、食欲激活动力。另外，有四成病人在修习该课程后体重有增加迹象，三成患者的抵抗力更大幅增强四成以上。为研究郭林气功对抗及预防癌症的功效，玛丽医院同时开设普通修习班供身体健康人士修习，测试发现学员完成课程后第三、第七及第十四个星期，体内肾上腺素水平明显降低，这有助于人体防癌。在修习气功课程期间同时发现学员体内免疫系统中可杀死癌细胞的干扰素水平也相对提高。参加会议的美国等国医学界的专家学者，来香港玛丽医院访问郭林气功。

11 月 17 日，香港《东方日报》刊发“玛丽医院治癌气功班见效”。台湾中央通讯社从香港再发出电讯“香港玛丽医院发现修习气功有助抗癌”。英文大报《南华早报》当日以《气功造福癌患者》为题，向英语社会通报。

12 月 26 日，《苹果日报》发表“医院开设气功班”。

在香港中西区健康节上，陈秀坤老师代表玛丽医院向社区公众推介郭林气功。从国外回流香港的或回来看病的人，在学习了郭林气功后，又把郭林气功带返加拿大和澳大利亚传播。玛丽医院获得余兆琪医疗基金资助，为陈老师和学员拍摄郭林新气功 VCD 教材光盘，这是首版粤语配音繁体字版郭林气功光盘。

香港开始实施《中医药条例》，政府医院管理局总办事处内加设中医部，工作范畴包括服务管理、资讯及科研、教育及人力资源与中西医协作服务，其中肿瘤舒缓治疗及疾病预防纳入了针灸和气功，陆续在全港十八区各设立一间中医教研中心。这为在香港逐步正式推广郭林气功抗癌养生打开了空间。

从 1999 年起，中国医科院肿瘤医院每年 9 月份与加拿大驻华大使馆共同举办“希望马拉松”（又称“泰瑞·福克斯义跑”），纪念于 1980 年用 143 天时间跑步横穿加拿大的抗癌斗士泰瑞·福克斯，也为癌症研究募捐。至 2006 年已有 20 万人参加了这一义跑，既有大专院校的学生、医务工作者、癌症患者，也有政商名流和国际友人，募集的 300 余万善款全部用于中国的癌症研究工作，如太行抗癌工程、山西省贫困地区宫颈癌普查等。

2000 年 2 月 4 日，新千年世界抗癌峰会在法国巴黎召开，大会通过了由国际防治癌症联合会起草的《巴黎宪章》，号召“在研究人员、医护人员、患者、政府和媒体之间建立起一个牢不可破的联盟，携手对抗癌症及其三位‘盟友’——恐惧、忽视和自满。”峰会决定将每年 2 月 4 日定为“世界癌症日”，旨在倡导新的合作方法，在癌症研究、预防及治疗等领域取得进展，为人类造福。

9 月，刘树华赴德国传功。同年，北京抗癌乐园“生命绿洲艺术团”成立，成员全是郭林气功受益者。

2000 年，据世界卫生组织统计，当年全球癌症患者达到 1000 万以上，死亡者高达 600 万，到 2020 年将达到 1500 万，多数在发展中国家，包括中国和印度等。

据国家卫生部信息中心的数据，城市恶性肿瘤死亡率大幅度的上升比十年前的增幅为 30.24%，农村这十年间恶性肿瘤死亡率上升幅度为 5.44%。从 70 年代初到 2000 年，城乡恶性肿瘤的死亡率都有较大增幅，城市恶性肿瘤死亡率水平上升了 59.71%，农村上升了 39.34%。但从调整率看，城市恶性肿瘤死亡率水平 30 年来基本上持平，农村上升了 6.9%。恶性肿瘤在 70 年代初仅占全部死亡总数的 12.57%，20 年后因传染病死亡率大幅下降使其死亡率比例下降，恶性肿瘤死亡率上升。到 2000 年，城市恶性肿瘤死亡占总死亡的比重从 70 年代初的 16.25%上升到 24.38%，成为死因分类构成中的首位死因，农村恶性肿瘤死亡比重也由11.53%上升为18.3%，成为第二位主要死因。

2001年4月18—27日，应德国郭林气功研究会邀请，郭林老师的丈夫林晓和北京研究会会长李平访问科隆、波恩和哈乐，参观考察王莉女士开办的教功点并教功传功。柏林电视台作了专题采访。

7月5日，北京气功研究会根据国家健身气功部署，决定对优秀功法郭林气功立项科研。孙福立教授开题，李素芳等及功法组配合。

9月11日，刘书华参加国家体育总局健身气功管理中心“健身气功编创工作座谈会”。

9月15—17日，第八届国际医学气功学术研讨会在上海召开，这是在批判、打击邪教后，国内第一个国际性气功会议。

2001年第三期《中华养生保健》发表郭林气功受益者李道显（食道癌转淋巴，癌龄22年）的文章“只要努力，一定能迎来柳暗花明——面对绝症微笑着打败它”。

2002年，国家体育总局健身气功管理中心在北京九龙山庄召开“四个功法创编会议”，北京郭林新气功研究会奉献郭林老师亲自表演的五禽戏录像带。王健在创编简化“传统五禽戏功法观摩交流会”上作《五禽戏功法》主题报告。

陈秀坤在香港玛丽医院、癌症基金会、郭林新气功同学会和香港郭林气功同学会举办了20多次郭林气功功理功法讲座，并请郭林气功受益学员分享交流。

9月23日—10月21日，受德国气功学会和德国郭林气功研究院邀请，李平再次访问德国并指导柏林和朗道德郭林气功培训班，参加德国第五届气功大会（近千人到会）。郭林气功被纳入德国的癌症治疗体系，癌症专科医院请气功专家讲课，保险公司拨出经费支持气功治疗。

10月，北京抗癌乐园注册为法人社团，以“抗癌健身法”弘扬郭林气功，继续造福广大癌症患者和慢性疑难病患者。抗癌健身法的推广和指导写入了法人社团登记证书，成为政府赋予的职责，被国家体育总局健身气功管理中心誉为“科学、文明的气功健身方法”，北京抗癌乐园为此成立“抗癌健身法推广指导中心”，中央政治局常委贾庆林、国家体育总局党组书记李志坚、北京市常务副市长翟鸿祥对此表示祝贺。国家体育总局函称郭林气功是科学文明的气功。北京抗癌乐园5个分园的统计，其成员的5年存活率超过80%，其中八一湖分园达到85%。

上海召开第八届国际医学气功研讨会，蔡冠华等人的《肿瘤患者郭林气功法前后多项免疫指标的变化》收入论文集。

12月14日，北京研究会召开“学习贯彻十六大，以实际行动纪念郭林老师逝世18周年座谈会”，北京各辅导站到会同志一致表示：对于我们这些身患癌症和疑难杂症的郭林气功受益者，要积极努力，坚持锻炼，宣传郭林气功，让这种简便易行、有很好疗效的健身功法得到广泛普及和快速发展，为国内外人民的健康更好地服务，就是贯彻学习十六大的具体体现，也是我们以实际行动实现郭林老师“致力新气功，造福为人民”的遗愿。

2003年春，“非典”肆虐，香港医管局安排陈老师到九龙医院，为骨枯后遗症幸存者（西医用大剂量类固醇抢救患者所致），教授郭林新气功健身功法。

8月，杨增和主编的《北京抗癌乐园丛书：再现生命的光彩——66位战胜癌症的人》，由中央文献出版社出版，内容包括“我要拿个‘癌龄最长’的世界冠军”“我与癌症抗争46年”“与死神相擦而行的15年”“大难不死后的生命之光”等。

2003年，由香港玛丽医院医患双方及专业社工支持，莫庆祥等发起筹备，在QMH成立了“郭林新气功同学会”，谢丽芳和区咏章先后任会长，团结同学功友，康乐、联谊、旅游、聚餐，活动丰富多彩，多次在玛丽医院和麦理浩康复院举办郭林气功交流会，查功辅导和集体练功、话疗、笑疗。

年底，陈老师在香港赞育医院举办郭林气功心理支持讲座。

同年，郭林之子林健连同在美国的郭林弟子黄松笑在美国成立郭林基金会，精选郭林画作制成挂历。

同年，武汉群体抗癌组织统计，其成员10年以上存活率达到77%。群体抗癌组织中抗癌明星的癌龄在10年到20年以上的很多，癌龄最长的已达70年。在全世界癌症患者生存率普遍很低的情况下，这确实是个奇迹。

同年，上海市再对7951名癌症患者进行调查，生存期超过5年的患者中，85%以上常年坚持体育锻炼，其中的80%为郭林气功锻炼。2007年第三次对2000余名生存期10年以上的各种肿瘤患者的调查显示，50%以上得益于郭林气功的锻炼。

2004年，中国抗癌协会发起百万妇女乳腺普查，吴仪副总理和卫生部领导批示，卫生部疾病预防控制局同意，于2005年正式启动。

据不完全统计，我国每年有20余万妇女患乳腺癌，4万余名妇女死于乳腺癌，在所有肿瘤中，子宫颈癌和乳腺癌两种可以通过普查获得确认并治疗，早期发现，就可以使乳腺癌的死亡率降低30%以上。

4月4日，北京郭林气功推广会和华夏理达国际医学研究院合作设立郭林气功咨询培训部，向北京体育局群体部备案。

5月15—17日，在北京举行世界医学气功学会第三届理事会第二次扩大会，19个国家和地区的理事、学者、专家共149人出席，其中国外代表96人。

7月，世界医学气功学会主席兼国家体育总局健身气功新功法丛书专家评审组长冯理达教授撰文“‘抗癌健身法’源于郭林新气功疗法”。

8月19日，新华网报道：8月29日即雅典奥运会闭幕日、北京奥运会接旗日，由中华慈善总会和中国抗癌协会癌症康复会主办“手拉手迈向2008长走活动”，来自全国各地的近万名癌症康复者在北京以健身长走的形式迎接奥运会会旗。长走队伍从世纪坛进入玉渊潭公园，完成约3公里的长走后返回世纪坛。举办此次活动的目的是，呼吁全社会各界关怀帮助癌症患者共渡人生旅程，帮助正在和死神抗争的癌症患者树立战胜病魔的信心，同时希望癌症患者积极治疗，锻炼身体，相互关爱，迎接2008北京奥运会。除癌症患者外，参加活动的还有医护人员、奥运明星、大中学生、老年运动爱好者、外企员工等数千人。

12月12日，北京民间自发举办郭林诞辰95周年和逝世20周年纪念活动，缅怀郭林业绩，举办郭林画展。

中国抗癌协会康复会会长张宗卫介绍，近年来，我国的癌症发病率和死亡率都呈明显上升趋势，癌症已成为仅次于心脑血管病的“健康第二号杀手”。目前，我国每5个死亡人口中，就有一人死于癌症。

马来西亚郭林气功研究会主办第一届抗癌勇士庆生会，

186位癌龄超过5年的郭林气功受益者参与盛会。

2005年，财政部和卫生部将癌症早诊早治项目纳入“中央财政补助地方公共卫生专项资金”，即中央财政安排专项经费，在10个省市的13个县开展子宫颈癌及食道癌早诊早治项目。项目在严格的流行病学设计基础上，通过科学的选择人群、建立队伍、确定筛查人群和对照人群，根据已制定的技术方案完成筛查及早诊早治任务，并定期举办技术培训班和开展现场指导。其目的旨在提高癌症的早期诊断率、早期治疗率以及5年生存率，降低癌症的死亡率，提高基层医疗人员的技术水平，进一步完善筛查及早诊早治方案。4月1日，北京紫竹院郭林气功辅导站成立病友乐园。

7月，香港大学医学院和玛丽医院向新闻媒体通报，郭林气功的研究证实可以降血压。11日，香港《苹果日报》报道“气功降血压”，公布了港大的研究结果。《太阳报》同日也在《医知健》栏目报道：毋须常服药，长者易练习，气功降血压不输传统运动。

8月24日，台湾《苹果日报》财经新闻报道：碍于台湾法令，中医跟保险业务一向无缘。中医世家背景的人寿保险董事长朱炳昱说，台寿保有40万个客户购买防癌险，已在申请理赔的有16000人，等于每100个人中就有4人得癌，数字与卫生署统计接近。怎样让台寿保与中医背景结合，朱炳昱长期苦思，最近有了答案，要办“郭林气功”课程让保户远离癌症。他说，“郭林气功”对癌症防御相当有帮助，功效也经过实验。龙邦的董事10年前得了鼻咽癌，学了气功后一直没有再发病，而且越来越健康。

9月，北京研究会为各站点辅导员开办郭林新气功八段锦培训班，李素芳、向心道等教功。

9 月 15—17 日，北京郭林气功研究会的王健，出席中医研究院医史文献研究所和英国维康基金会医学历史研究中心联袂召开的中医历史图像国际研讨会，向中、英、美、法、日、韩等国家和地区的 60 多位医史界的专家演练传统五禽戏，深受马继行、温树德、酒井静、真柳诚、栗山茂久、罗维前等世界中医医史学界的著名学者的好评。

据世界卫生组织公布的最新数据，2005 年全球有 760 万人死于癌症。

2006 年 2 月 4 日，是世界癌症日。世界卫生组织报告：所有癌症死亡病例中，70%以上发生在中低收入国家。

2006 年 4 月，美国国立卫生研究院癌症研究所主办、中美双方联合召开的第一个中医药专题研讨会——“中医药与癌症研究”在华盛顿举行，中方中医药专家 40 余人专程出席，美国著名大学和癌症研究机构——哈佛、耶鲁、斯隆凯特林、安德森肿瘤中心等单位专家教授 100 余人出席研讨会。

6 月 23 日，世界中医学联合会在北京召开中医心理学专业委员会成立大会暨国际讨论会，美国、澳大利亚、新加坡及港澳台等 12 个国家和地区的423 名代表出席。向心道的论文“郭林气功与医学心理学”在大会交流，收入大会文集特刊《中国中医心理学论坛》。6 月 28 日，世界医学气功学会第四届理事会上，北京郭林新气功研究会林晓等 5 人当选为理事。

每年 4 月 15—21 日定为全国的肿瘤防治宣传周。尽管癌症在 2006 年被世界卫生组织定义为“可以控制的慢性非传染性疾病”，然而因为发病率高，死亡率高，仍让中国人谈之色变。中国癌症防治任务非常艰巨。数据显示，全世界 20%的新发癌症病人在中国，24%的癌症死亡病人在中国，目前中国的癌症生存患者和治愈患者仅为13%，这显示出中国的防治癌症的形势极为严峻。郝希山曾带领天津医科大学附属肿瘤医院一个研究小组，调查天津市的肿瘤发病率、死亡率等情况，结果显示，城市中男性肿瘤发病率依次是肺癌、胃癌、肝癌、大肠癌等，女性肿瘤发病率则是乳腺癌、肺癌、胃癌、肝癌、食道癌等。

2007 年 1 月至 2008 年 6 月，香港癌症基金会聘陈秀坤为郭林气功辅导治疗导师，在其支援网络中环和黄大仙两个癌协中心（Cancer Link）港岛西医院联网玛丽医院和港岛东区医院联网邓肇坚医院综合舒缓治疗日间中心等 8 处巡回教功，分设基础班、进阶班、查功班、辅导员督导班四类课程。香港癌协以中英双语出版物《In Youch》推介《练习郭林气功平心情轻松》。

4 月，北京郭林气功研究会刘书华秘书长上书国家领导人，希望政府通过调查研究评估管理，推广郭林气功，打一场抗癌的全民战争。

6 月，在北京市委刘淇书记、王岐山市长的关怀下，北京抗癌乐园组织举办了“首都癌症患者迎奥运、建和谐，抗癌健身送欢乐”大型公益活动。6 月 16—18 日，在北戴河召开“全国健身抗癌经验研讨会”，世界医学气功学会林中鹏教授肯定郭林气功健身抗癌对人类所做出的巨大贡献。他说，现在西方国家在抗癌方面对我们东方中医和气功非常重视，美国国会以前只拨给医学院研究费用，到 2004 年，中西医两方面都拨，拨给医学院 1.2 亿美元，却拨给中医学院 1.3 亿美元，说明西方文化对东方文化的信服和重视。湖南鼻咽癌康复者代表 19 省市的 56 名代表发言：先辈郭林老师为我们创造了一套能够抗癌治病的锻炼方法，我们有责任有义务去传承、去发扬光大，造福于人民！

7月21日，陈老师在香港玛嘉烈医院癌症中心主讲《癌症知识讲座之认识郭林新气功》，介绍郭林气功的独特疗效及其他一般气功的区别，宣讲郭林群体抗癌健身康复理念。

8月7日，西班牙32名来中国学中医针灸按摩的人员，专程到“生命绿洲”参观和学习自然行功。9月1日，新加坡炎黄312经络锻炼中心总会长黄玉成教授等也特地到“生命绿洲”观看抗癌健身法教学和演示。2007年9月，北京中体音像中心拍摄出版《郭林新气功初级、中级、高级功法》光盘。

11月12日，世界医学气功学会第四届第二次扩大会在北京召开，林晓和黄念秋等出席。德国、意大利、西班牙、日本、泰国等共18个国家和地区共200多位代表参加。北京郭林新气功研究会的王健演示五禽戏，抗癌乐园万柔柔、吴素琴、续梅、孟庆珍等4位代表示范郭林气功抗癌健身系列功法。

11月14—16日，刘书华出席“2007年上海郭林新气功研讨会”，这是由上海癌症康复俱乐部和北京抗癌乐园联合举办的。全国各地以及美国、日本、加拿大等国的代表参加。美国伊利诺伊斯大学、上海市癌症康复学校和上海体育学院签约郭林气功调研项目。袁正平作了《郭林气功的创新与发展》发言，还有北京抗癌乐园的《培养高水平高素质的抗癌健身教师队伍》、美国伊利诺伊斯大学博士朱为模的《关于郭林气功科学化的几点想法》、日本著名肿瘤专家带津良一的《整体医疗的癌症治疗——25年的经验与今后》、日本福岛气功养生塾塾长佐竹纪德《心中要有希望——郭林气功在东日本的发展》。大家一致确认郭林气功有益癌症患者康复健身，作为中华文化组成部分的郭林气功源远流长，要让郭林气功进一步推广应用，造福更多癌症患者。上海癌症康复俱乐部18年如一日，积极推广身心兼治的郭林气功疗法。癌友们在宝钢体育馆举行2008相约北京奥运郭林气功会操表演。在上海市第二届全民健身节期间，千名癌友向多国来宾表演郭林气功。

11月27日，香港癌症基金会和医院管理局副总监黄谭智媛支持重组“香港郭林气功同学会”。12月3日，《香港经济日报》社会要闻版以“气功针灸增免疫力”为题报道，香港医管局为病人提供另类治癌疗法，除了中药，还有气功和针灸，后两者均可增强患者免疫力。医管局中西医结合服务顾问黄谭智媛医生本身曾患乳腺癌，至今已过5年存活期，癌症并未复发。黄医生确认与锻炼“郭林气功”有关。她的一群同练郭林气功的同事，他们的肾上腺素会在早上下降，从西医的角度解释代表压力减低，显示气功令人心境放松，有助于提高免疫力。

2007年第10届全国临床肿瘤学大会及CSCO学术年会，向媒体公布2006年我国各项肿瘤的发病情况及死亡率等权威调查数据。肺癌位居男性恶性肿瘤发病第一位，乳腺癌位居女性肿瘤发病率第一位。在恶性肿瘤死亡率中，肺癌列男、女性恶性肿瘤第一位。2006年中国癌死亡人数为300万。专家预计，2020年，死亡人数将超过400万。专家们分析这组数据呈现三个重要变化：癌症发病率越来越高，较20年前增加一倍以上，这与环境和空气因素有直接关系；患者人群出现两个极端，即年轻人和老年人增多，其中有出生仅几个月的小患者；过去极为少见的结、直肠癌发病率激增，位列第四位，这与饮食的西化等有直接关系。

2008年2月，北京郭林气功研究会领导班子进行新老接替，王健接替年迈的李平担任会长。4月，北京郭林气功研究会成立6个专题组：癌症、心脏病、糖尿病、肝病、红斑狼疮、艾滋病。5月，王健参加国家体育总局健身气功管理中心和清华大学专题功法课题组召开的健身器具研讨会，表演郭林气功手棍功。

HKCF & HKHA联合安排，陈老师从历届郭林气功学员中推荐优秀者共8人，参加与北京抗癌乐园派来香港的老师合办7天辅导员取证班，都成功获证，把支持网络延伸至各区，在各公园练功点辅导。陈老师和同学会辅导员每周六上午做义工，为学员查功辅导，香港大学黄克竞平台成为群体练功话疗、笑疗的生命绿洲抗癌乐园。

5月18日，北京抗癌乐园与原北京郭林新气功研究会在坦诚友好的氛围中商谈后发布通告，决定团结起来联合发起，在2010年共同举办“郭林老师百年诞辰”纪念活动。

6月14日，中国老年学会科学健身与长寿研究会在北戴河召开首届“科学健身养生大会”，卫生部副部长出席。王健介绍了郭林和郭林气功，表演了五禽戏，刘书华等表演自然行功和点步功，获颁授“医疗气功最突出贡献奖”等三项殊荣。

7月，国家决定成立国家癌症中心，依托于中国医科院肿瘤医院，整合中国抗癌资源，加强中国癌症防控力量。

自2008年7月起，经香港医院管理局统筹安排，陈秀坤老师在以下各医院及浸会大学中医诊所开始兼职教功：医管局仁济医院及香港浸会大学中医诊所及临床教研中心，陈老师被医管局指定为郭林气功“香港首席导师”；香港浸会大学及医管局伊莉莎白医院协办之陈汉贤伉俪现代中医治疗中心；医院管理局浸会大学及香港工联会合办之粉岭中医教研中心。

2008年9月起，香港工联会业余进修中心梁启力主任请陈秀坤老师开办郭林气功班，至今连续数年反应热烈，报名踊跃。

9 月 26—28 日，德国郭林气功研究院在科隆郊区举行“郭林气功首届世界大会”，王健应邀参加，演示五禽戏和吐音功。中国、德国、奥地利、瑞士、俄罗斯等多国的 60 多位代表出席。德国气功学会会长苏珊娜博士赞誉近十年来郭林气功在德国取得的好成绩。《科隆日报》《德国气功太极》杂志予以报道。

2009 年，香港安美癌科治疗中心请陈秀坤老师开办郭林气功班。陈老师编写的郭林气功讲课教材提纲，被正式列入安美癌科中心的《肿瘤治疗指引》（*Cancer Guide Book*）。安美癌科中心是纽约 Sloan–Kettering 癌症纪念中心的合作伙伴，以香港为基地，致力于在亚洲推广发展全面的癌症护理的医疗机构，其创办人是首屈一指的诊治癌症专家，曾在美国接受严格先进的训练。郭林气功和西医结合抗癌疗法，使得安美和患者双方得益。

从 2009 年开始，中国连续 3 年用中央财政专项补助经费，为 1000 万农村妇女开展宫颈癌检查，对其中 120 万农村适龄妇女进行乳腺癌检查。中国抗癌协会受卫生部委托，在三十多个省市进行“中央财政转移支付乳腺癌筛查项目”，覆盖人群 53 万，是世界上最大规模的乳腺癌筛查项目。

2009 年 6 月 5 日，中央电视台播音员罗京患淋巴癌医治无效在解放军 307 医院逝世，年仅 48 岁。从发病到逝世，他一直坚强地与病魔斗争了 10 个月，忍受着化疗的痛苦，医生护士都说罗京是他们见过的“最坚强的病人”。罗京之死引发网上热议，这位人人皆知的著名播音员，从发现癌症到病逝，前后不到一年，就英年早逝，令人唏嘘。

名人的早逝引发互联网上的热议：近年因患癌而逝者何其之多？女演员李钰年仅 33 岁，比罗京还小 15 岁，也因淋巴癌病逝于北京协和医院；《红楼梦》中饰演林黛玉的陈晓旭，因患癌未愈，寄望于“超度”而削发为尼，却也未躲开死神。《健康时报》载，北京肿瘤医院权威人士认为，“淋巴癌是目前公认可以治愈的恶性肿瘤之一”，那么像罗京和李钰们致死，又该如何认识呢？

8月，郭林气功研究会在北戴河培训推广慢性病功法，来自15个省市的22名辅导员参加。

9月，香港郭林气功同学会获政府批准正式注册为非牟利慈善团体。

10月，北京抗癌乐园举办“抗癌明星五整年生日大会”，1000多名癌症患者参加。

10月24日，卫生部陈竺部长在第三届亚洲国家癌症中心联盟会议上讲话：在各种公共卫生问题中，癌症日益成为威胁人民健康和生命安全的重要危险因素之一。中国也已成为世界第一癌症大国，每年新发癌症病例和癌症死亡人数都居世界首位，癌症已成为造成农村及城市低收入人群因病致贫返贫的重要原因，严重地影响着社会稳定。

11月，北京郭林气功研究会在海南绿洲抗癌乐园开班，有六省市的25人参加。

同年，年近8旬的癌友、沈阳医学院教授王元，在新浪网上发表博文《罗京因癌英年早逝，治癌教训理应吸取》，向政府和社会发出呼声：国家为抗癌花费巨大资金，拉了经济建设的后腿。有的癌症患者因癌返贫，治癌卖房，债台高筑，最后还是人去财空，遗恨于世，难以瞑目。有的老人患癌，不愿拖累儿女，自走绝路。放疗如同炸弹，既炸死癌细胞，也杀死正常好细胞，同时降低免疫力，但炸不绝癌症基因，被炸时逃走的癌细胞又会死灰复燃，东山再起，继续致癌。应该说，许多癌症患者是被西医“只攻不守”“狂轰滥炸”致死的，至少是加速了其死亡。因其抑制了人体的造血功能，使肠胃功能紊乱，破坏免疫力，对此西医应当有先见之明呀。这是我拒绝放化疗的重要原因之一。

中医是宏观医学，需要向微观发展，而西医是微观医学，需要向宏观发展，二者各有所长，各有所短，中西医结合能提高疗效，原因就在于此。中医有悠久历史，博大精深，辨证施治，天人合一，药食同源，上医者治未病，享誉中外。中医以整体观念重视内因，特别是人体自身免疫力，设法提高正气，战而胜之。中医主张“正气存内，邪不可干”，免疫力强了，就很少得病。现在得到证实：90%的疾病与免疫力有关，故可以采用辨证施治的整体疗法，以正压邪。西医的器械先进，诊疗设施科学，值得中医学习应用。西医学受德国病理解剖理论影响，主张局部的病理解剖生理学，看重局部疗法，但却忽视了人是整体的观念，对于癌症也主要以施行手术、放化疗等局部疗法为主，而忽视了整体疗法。

医学应当重视病人的机体免疫力、病人的思想情绪心理状态与癌症或其他疾病的关系，如果中西医结合就更显完美，成为具有中国特色的医学，更有利于治癌抗癌或防止其他疾病，走中国特色的医学道路。根据国情，高举中国特色医学大旗治癌抗癌战病毒，主张中西医结合的独具特色的医疗方式，提倡以人为本、关爱生命、人性化、人文化，内外因结合，辨证施治，心身兼治，提高人体免疫力和健康素质，战胜癌症。但愿有关方面，吸取以往教训，在科学上少走弯路，少留下悲痛和遗憾。治癌时应用中西医结合，或认真倾听中医药和养生保健人员的建议。不要墨守成规，故步自封，对各种癌的防治制定出切实可行的、科学的并有治疗效果的方案来。

2010年3月，在已建立的国家基本药物制度中，307种基本药物纳入基本医疗保障药品报销目录，但一些肿瘤化疗药物未列入目录，看大病报销难，容易导致群众因大病致贫。针对民众关切的这些问题，卫生部部长陈竺回答记者："今年将考虑增加基本药物数量，目前的307个药品品种，仅是《国家基本药物目录》基层医疗卫生机构配备使用部分，今年要出台其他部分，包括大医院配备使用部分，考虑把癌症、肿瘤等大病用药、儿科用药等纳入目录。"

郭林天健（北京）文化有限公司承接原北京郭林新气功研究会的《郭林新气功（会员季刊）》，发表桂林医学院骆降喜的论文《郭林和郭林新气功引发了一场医学革命》。

2010年4月6日，郭林老师的丈夫、87岁的林晓老人亲笔题词："纪念郭林大师百年诞辰。为陈秀坤老师主编香港版郭林气功培训教材而题：自救互助济世，抗癌健身养生。"

2010年4月15日，人民体育出版社新版《郭林气功为什么能治病抗癌》出版。

4月18—20日，中国群体抗癌与癌症康复研讨交流及世界华人百名抗癌明星表彰大会在北京召开，全国人大的顾秀莲和何鲁丽两位副委员长，卫生部和北京市领导人，全国各省市、海外癌症患者代表共计900多人出席。李克强副总理和卫生部领导表示支持。卫生部陈竺部长批示："发挥群体组织优势，确可促进抗肿瘤事业。"大会收到论文和抗癌事迹报告200多篇。

5月，人民体育出版社出版《郭林日记》。林晓供稿，郭林气功研究会整理，体现了郭林老师在新气功功理功法方面辨证施治的实践

6月6—8日，北京隆重举行民间自发主办的"纪念郭林

老师百年诞辰”大会，郭林天健（北京）文化有限公司主办，原北京郭林新气功研究会承办，全国各抗癌康复组织参与。出席会议的有：北京画院及国家体育总局气功管理中心的领导，中国人体科学研究院研究员陈福荫，解放军总医院原呼吸科主任黄念秋，北京抗癌乐园法人代表杨增和，上海癌症康复俱乐部会长袁正平，德国郭林老师的亲传弟子王莉，美国郭林老师的亲传弟子黄松笑，著名女作家柯岩，冯理达将军之子罗悠真等数十位专家成员及世界各地的郭林老师的亲传弟子、学生和友人共500多人。

2010年8月18—21日，第21届国际抗癌联盟世界抗癌大会（UICC WC）在中国深圳召开，中华医学会和中国抗癌协会联合申办，这是世界抗癌大会首次在中国举行。

8月24日，《星洲日报》和马来西亚郭林气功研究会合办，马来西亚国家癌症理事会和癌症协会协办，癌协成立15周年暨第二届抗癌勇士庆生会在大学宴会厅召开。为癌龄超过5年、10年、20年的抗癌明星颁奖，同时由3名医生在癌症讲座上交流经验。

12月，应马来西亚郭林气功研究会之邀，赵继锋老师前往马来西亚培训学员200余人，马来西亚各家媒体作了报道。

2011年2月6日，湖北孝感的乡村林医生上书卫生部领导并在网上公开发布博文，题为《癌症彻底康复，郭林气功是保障》：我不幸于2005年被诊断为中晚期肠癌。在绝望、迷茫、恐惧之际，有幸找到了郭林气功，潜心学习，刻苦练功，综合治疗才得以康复。我想将我抗癌成功的经验传授给癌症患者，让他们知道，有中医气功——郭林气功做保障，癌症是可以战胜的，癌症不等于死亡。1995年6月20日，国务院发布全民健身计划纲要，国家体育总局批准郭林气功为健身功法，为响应党的号召，我作为一名医生，一个获得新生的人，应义不容辞地为人民的健康做出应有的贡献，特别是给癌症患者以帮助。郭林老师提出西医、中医、气功三结合的抗癌理念，孕育出了中国特色癌症康复的灵魂，掀起了中国民间群体抗癌的浪潮。郭林气功实用价值高。我国是发展中国家，大多数人经济水平不太高，而癌症的治疗，往往会花光很多人一生的积蓄，甚至负债累累。修炼郭林气功则不需要花什么钱，只要有信心、决心和恒心就够了。练郭林气功能够使癌症患者的情绪稳定下来，有利于其更好的恢复，还有利于家庭的幸福和社会的稳定。近年来我国癌症的发生率呈上升趋势，关怀这一人群的生命生存迫在眉睫。总之，郭林气功是中医瑰宝，是国人抗击癌症的智慧结晶，是一门新兴的抗击癌症的科学。所以我要用毕生的经历将其发扬光大，希望得到卫生部门领导的热心支持和帮助。

3 月，《Tungtex Club Newsletter》报道，香港上市公司同得士（集团）深明企业公民责任，关心员工身心健康，开办了郭林气功健身班。健身会刊登图文《郭林气功——抗癌防癌健身气功》：养生气功，参加了郭林气功班，令同事们精神饱满，冶情养性，心境开朗，平静下来，做事更是事半功倍！

2011 年 4 月 3 日，山东济南癌症康复会在千佛山开办郭林气功班。4 月 18 日，北京紫竹院郭林气功健身气功辅导站集会，纪念开办 30 周年。

4 月，香港首席郭林气功导师陈秀坤编著《抗癌郭林气功》由香港工联会出版发行。

5—6 月，台湾癌症基金会（财团法人）聘请老师，为癌症病友及其家属开办郭林新气功课程。通过简单的气功运动，提供癌友另一种健身养生的方式，同时经由气功的呼吸调节及步行运动，达到身心舒缓的状态，保持宁静乐观的心情，进而提升免疫功能。癌友免费，家属酌收行政费。

2011 年夏季，陈秀坤老师在工联会开办郭林气功抗癌/健身（初阶/进阶）九个课程，另外在香港浸会大学医管局伊莉莎白医院现代中医中心和安美癌科治疗中心等中西医机构开办了初阶和进阶课程。

2011 年 5 月 14 日上午，国家体育总局健身气功管理中心副主任吕实明深入一线基层调研，亲临龙潭湖健身气功活动站，现场视察健身气功郭林抗癌功，亲切鼓励大家健身练功并合影留念，表达对功友、病友、癌友的关心和支持，受到北京郭林气功研究会会长、龙潭湖站老师和癌友的热烈欢迎。他听取了彭文荣站长介绍了情况，观看健身气功五禽戏和郭林气功初级（自然行功、升降开合功、点步功）和高级功法（杨新菊演练鹿戏，向阳演练熊戏）。吕主任即席发表讲话："看了你们的表演，听了汇报，很受感动。看到你们精神面貌很好，由衷地为你们高兴。国家体育总局健身气功管理中心应该说是为你们服务的，为你们创造更好的条件，为你们无论在技术上、学术上、练功方面提供更多保证，让你们的健身气功活动站点更好的发展，通过健身气功不断提高身体健康素质。健身气功管理中心已经成立 10 年了，也在不断作健身气功方面的探讨，也希望提出更多功法适应不同的人群。现在我们的健身气功，包括郭林新气功都是非常有效的健身功法。希望我们这个站点继续坚持下去。"

2011 年 8 月 8 日，第三个全民健身日。淮南市体育局在政务公开动态专栏报道，庆祝"全民健身日"大型群众体育展演活动在市体育场隆重举行，市抗癌俱乐部的病友伴着舒缓优美的旋律，40 位抗癌勇士认真表演郭林气功。这些抗癌明星在一招一式、举手投足之间，用不畏病魔、积极健身的精神激励大家，懂得崇尚生命，学会热爱生活。当写有“群体抗癌，超越生命”的8块字牌在他们响亮的口号声中举起时，人群爆发出由衷敬佩的喝彩声和掌声。全市各健身团体、晨晚练点、运动协会和企业上千位体育爱好者参加盛会，展示体育健身风采，传递“我运动，我健康，我快乐”的讯息，向全市人民发出“锻炼一小时，健康每一天，幸福一辈子”的倡议。市人大常委会副主任、市委宣传部长、副市长、市政协副主席等也来到现场，和数千市民一同观看展演，并号召全市人民共同参与健身运动，乐享低碳生活。

同日，国家体育总局正式发布第九套广播体操，以“科学简便、普及实用、因地制宜、健身趣味”为原则，提高机体各关节灵敏性，增强大肌肉群力量，促进循环系统、呼吸系统和精神传导系统功能改善。由此得到启示：可以预期具有中国特点的郭林气功抗癌健身操必将得到更大范围的推广普及，例如针对癌症和慢性病人或老弱人群，在公园或疗养院提倡郭林气功自然行功（或命名为老人/亚健康人健身操）等基本功法。

8月11日，郭林老师风雨同舟、相濡以沫43年的丈夫、88岁的林晓老人，为陈秀坤老师简体字新版《健身抗癌郭林气功》亲笔题词代序，并授权出版：“陈秀坤老师主编《健身抗癌郭林气功》，在海内外弘扬郭林创编的郭林气功抗癌健身法，成绩卓著，令人高兴。吾妻郭林泉下有知，如此众多优秀弟子能继承遗志并发扬光大，她一定会欣慰有加。我和家人同意并乐见陈秀坤老师再出新版，百尺竿头，更进一步。老翁欣然命笔，为此书新版题词、代序并授权出版。郭林气功久经考验，薪火相传继承发展，群体抗癌健身益寿，关爱生命造福人民。林晓，时年八十八岁。”

郭林气功，抗癌健身，养生益寿，国之瑰宝。郭林气功群体抗癌身心康复的旗帜，召唤海内外千千万万癌友和疑难危重病友团结携手，坚定地走上综合整体治疗和共同康复幸福的大道上。

附录二　郭林气功在香港

香港验证实例

陈老师的很多学员受益于郭林气功，更有出于朋辈关怀携手康复之善心者，乐于同功友病友们分享交流。下列均为香港病友的真实个案，或在“香港医院管理局港岛西区医院联网”的心声廊等网站上，或在“香港郭林气功同学会”网页之“成功个案”上，或在同学会之交流会上公开发表过，本书中稍作删减。为尊重并保障个人隐私，隐去提供者姓名。如需交流或查询，可与陈老师或香港郭林气功同学会联系。

香港郭林气功同学会（Hong Kong Guolin Qigong Students’club）

邮政总局邮政信箱 8704 号（G.P.O.Box No.8704,HK）

一、个案分享　肝癌转移肺癌

四口之家

我是一个念电子工程和电子计算机科学的特许工程师，是两个小女孩的父亲。我不吸烟也不饮酒，每天早上坚持跑步 10 公里，生活一向正常，我们一家四口生活得其乐融融。

噩耗初闻

我的家族每个人都是乙肝带菌者。1999 年 7 月，我姐姐要做例行身体检查，她要我跟她一起去，这是我第一次做相关检查。检查包括验血和腹腔超声波扫描，结果发现右肝有一个 14 厘米×14 厘米占位性肿瘤。医生初步认为肿瘤太大，有可能不能做手术切除，只能用化疗处理。

当时我还算冷静，一方面作了最坏打算，心想多年工作下来，家人的生活和孩子的教育费应该不成问题；女儿还小（当时分别是 7 岁和 3 岁），她们对我这个父亲的印象很快便会模糊下来，应该不会太难过；太太和我其他姐弟应该可以承受得了。但我最担心的是我的母亲。另一方面，我理解到只有积极面对这一事实，才有机会找回我的明天，终日怨天尤人和愁眉不展，只会给自己和家人带来沉重的精神压力，而且于事无补。

手术之旅

得朋友介绍，到玛丽医院找到范上达教授，非常幸运的是，范教授认为我的肿瘤可以进行外科手术切除。由于教授要到外地开会，手术要等他回港后才能进行。在等候手术期间，我买了些有关癌病的书，其中两本是有关郭林气功的，郭林气功在我患病前已从杂志和电视上认识了。这时候我开始吃中药和灵芝，早上还继续我的晨练，只是由跑步改为急速步行罢了。我希望把身体调整到一个良好的状态，以面对日后的疗程。

1999 年 8 月开始了我的手术之旅。手术醒来后我问太太的第一个问题是当时的时间，因为我知道如果时间短就是情况不妙，结果手术共做了8小时，进行比较顺利，一个像小西瓜般大的肿瘤被切除，肝脏剩余不足三分之一。转眼两星期过去了，除了胆红素每天升高外，伤口的痛楚已经减退了不少，胃口也开始恢复了过来，早上医护到来给我除去切口上的手术钉，一场噩梦好像已离我而去。

意想不到下午医生过来告诉我一个坏消息，在第一次手术时切断了一根胆管，要立刻再动一次手术，我当时的沮丧之情是不可言喻的。刚开始收口的手术切口将又一次打开，又是一次8小时的手术过程，这次是把切断了的胆管直接接驳到小肠去。两星期后，我终于可以离开医院返家，结束我的漫长的手术之旅。9月初出院时除了面庞消瘦得有点难看外，精神还是可以的。

练功岁月

还在医院时我已经报名参加玛丽医院的郭林气功班，第一课就在我出院后没几天开始。肚子上还连着小喉管，就开始了“吸吸、呼”的另一旅程，行功就取代了我每天早上的跑步锻炼。八字脚、生硬的摆手、挺直的腰板、急速的步履是我初期练功的写照，有没有带动内气我不知道，但个人感觉还是挺不错的。2000年1月查功期间，陈老师指出我腰不松和严重外八字脚，经过老师的悉心指点和自己努力求变，我练功才稍像点样子。而不再是在练“鸭步行功”了。

惊　变

2000年1月的例行验血，甲胎蛋白（AFP）上升，电脑扫描发现左肝长出一个1.2厘米的小肿瘤，确诊为肝癌复发。范教授认为不宜再做手术，只能做一种介入治疗，叫肝动脉栓塞化疗（Toce，即所谓大腿针）。2 月的“情人节”当天做了第一次介入治疗，由于甲胎蛋白并没有降回正常水平，随后更加止跌回升，3 月份再做胸腔和腹腔的电脑扫描，发现肝癌已扩散到肺部，左右肺上下肺叶都长出了很多小肿瘤。姐姐跟我太太曾经拿着我的 CT 片向一位医生朋友问症，朋友是一位肿瘤科的顾问医生，他说我的情况并不乐观，存活期可能只有三个月左右，一个月后我便有可能卧床不起。这是姐姐后来告诉我的。

中药与气功

玛丽医院认为全身化疗是唯一方法。那时我看的中医是从北京中医院来港短期工作的饶教授，他说全身化疗的疗效并不显著，与其活受罪不如先吃中药看看。最后我决定不做化疗。那时除了吃饶教授开的中药外，我也调整了练气功的时间，当时我早上练功 4 小时，午间和晚饭后各加练中快功及特快功 1 小时，睡前做涌泉穴按摩。4 月份验血，AFT 奇迹般地向下回落，之后我每两星期验一次血，AFT 持续向下。5 月份进行了第二次介入治疗，随后 AFT 便回落至正常数字了。8 月份我做了第三次介入治疗，在血管造影中确定原先在肝脏的小肿瘤已经消失了，之后便停止了相关的介入治疗。

没有西医的日子

其后两年我再也没有接受任何西医治疗，而中药和气功锻炼却没有一天停止过。虽然肺部的肿瘤还是慢慢增大，但并没有增多，也没有扩散到其他地方去。我每天背着十来斤的背囊上斜路去行功时一点也不觉得吃力，可以说是脸不红气不喘。两年来个人气色不错，胃口很好，精神愉快，没有人会相信我是一个带瘤生存者。

光子刀与“反应停”

2002年年初，吐出的痰中带点血丝，肺部的肿瘤最大一个已长到4厘米。从朋友处得知广州南方医院的光子刀（立体定向适形放射治疗）可以对付肺内肿瘤，于是带了CT片往南方医院了解情况。光子刀治疗分为定位和三维照射两个部分：定位时病人要躺在一个尚未定型的卧垫上，然后固定体位，确保以后治疗时体位能够精确重复。医护人员利用CT扫描系统把肿瘤靶区精确地决定下来以后，病人就可以离开，时间就等于做一次电脑扫描一样；随后的日子就由医生利用电脑设计出照射野和计量分布的最佳治疗方案来，做放射治疗时，病人躺在自己个人的模垫上，半月形的放射仪以病人身体为轴，在电脑驱动下在不同角度向病人的靶区照射，使放射高剂量分布区与肿瘤高度适形（即形状大小互相吻合），从而既可达到消灭肿瘤，又可大大减少对正常组织的损伤和后遗症的目的。

根据我的定位扫描，肺叶内可见的肿瘤有18个，医生把它们分成两组，每组8个靶区，每星期做一组，同组的各靶区需隔日分三天重复照射。整个疗程共用了6天，在两星期内完成。其实放射仪对每个靶的放射时间只需几分钟（包括放射仪调整放射角度的旋转时间）。由于我要处理的靶区较多，一天的疗程需时约50分钟

2002年4月，在我小女儿生日后的第二天，便开始了我的光子刀治疗。光子刀比手术刀对我这个病人来说实在是好得太多太多了。因为光子刀治疗进行时和做完后都是没有任何感觉的。由于我太太要照顾孩子，所以大部分时间都是我一个人

到广州去，光子刀疗程对我来说是颇为轻松的。那时我早上照常练功，回家洗澡后吃点东西便乘直通火车到广州，从东站转乘出租车到南方医院需10—15分钟（车费在25元人民币以下），做完当天的疗程后便乘火车回港。术后，光子刀部门主任陈龙华教授提议我服用一种叫“反应停”（又名“沙利度胺”，台湾称为“沙利宝迈”）的药，可能有抑制血管增生的作用。从2002年5月到现在，我每天都服用这种药，分量是每天100克（“反应停”是一种旧药，原先用做产妇的安静剂，后来发现有副作用而禁用了好几十年，近年来才被医学界拿来用于抑制肿瘤方面的研究）。

其后多年的CT检查中，原先的18个肿瘤已经不复存在，肺部仅留下一些疤痕，这是靶区肺组织经照射后被纤维化的结果。

2004年5月，由于肺内一个原先固定的可疑病灶有变大的趋势，又做了一次光子刀，之后除了服用“反应停”外就再没有进行任何西医治疗。每4—6个月做一次电脑扫描，每月验血一次。

自我调适

得了这个病症，我倒不曾太过伤感，也没有任何抱怨，更加不会自暴自弃，因为我知道这样对家人和自己都没有好处。记得六年多前的一个早上，在泳池旁看到一个父亲把小女儿轻放在石凳上，为她绑鞋带和细语叮咛，我也曾不期然感触下泪。我知道女儿同样也需要我的关爱和照顾，之后我便收拾心情，继续我未完成的功目，调理好自己的身体便成为我的责任。多年来我积极乐观地面对自己的病，而身体状态也真的蛮不错。我感到欣慰的是父母和家人们没有需要为我太过担心难过，特别在孩子们的心目中我始终是那个“健康”、笑容满面、有点小糊涂和馋嘴的爹爹。

郭林气功讲求“松、静、自然”和“圆、软、远”，这是自我放松和自我调适不可多得的手段。虽然我的势子功法练得很一般，但我练功是认真和有恒心的，出院后没几天便开始学功和练功，直到现在，几乎没有一天停下来。刮风下雨停不了我，雾暑寒冬我也坚持练功，“一日不练，十日无功；十日不练，百日空”是我用来告诫自己的座右铭。郭林老师说，每天吃药可能会有副作用或抗药性，但每天练功却可以把调整身体的效果一点一滴地积累下来，令人受益无穷。既然我们想方设法四处去寻找好的西医和中医疗法，为什么自己本身不也出一份力，为自己、为家人带来一个新希望呢？

我的练功安排是由早上5点多开始，一个自然行功45分钟，休息15分钟；升降开合后吐“哈”音，休息10分钟；一个中快功或特快功20分钟，休息20分钟；最后做1小时一、二、三步点功。晚上睡前做涌泉穴按摩。在前三年，下午和晚饭后会再安排多一段行功时间，各做一个中快功和一个特快功。自从知道肿瘤扩散到肺部后，练功时我站立的方向便由东方改为西方，而吐音的数目亦由8的倍数改为9的倍数。

我的饮食虽然有一定的节制，但绝对不是苦行僧似的，均衡营养对癌症病人非常重要。辛辣、腌渍的一律不吃，无鳞鱼不吃，虾、蟹基本不食，动物脂肪尽量少吃，肉类中我只吃鱼和猪肉，其余以蔬菜、菇类和豆类为主。每日最少吃四份水果，在三餐间进食。每天早上会吃一碗薏米粥（行功中段休息时吃）、一杯无糖或低糖豆浆，一个番薯和少量果仁，包括杏仁、腰果（为的是我自小就喜欢吃）、南瓜籽等。偶尔我也会“偷”吃一块鸡肉、一块羊肉、一颗虾肉馄饨，甚至一块北京填鸭，细细品尝个中滋味。

每天都服用由关天瑜教授开的中药（关教授已于两年多前返回北京，我们每月用电话和传真通讯）。中药分两次服用：一次在早上一、二、三步点功之前，另一次在晚饭后一小时。保健抗癌食品方面我服用灵芝孢子粉、云芝胶囊和虫草胶囊。

细味人生

细嚼每口白饭，我们可以感觉到它那份甘甜和独有的原始芳香，其实我们的人生又何尝不是如此！尝试走到野外去，听听那鸟唱虫鸣，你会警觉个中大自然的乐章是如何的和谐动听；吸一口空气原来可以是那么香甜，这是我们一路下来所忽略的；试试漫步在绿茵地上，念念一些少时读过的唐诗、宋词，也可以是“般若心经”，又或是一曲“楼台会”、一首“茉莉花”，甚至是时下的流行歌曲；试试多些和家人闲话家常，跟孩子们说说笑话，尽情放开自己的怀抱，好好地细味人生。

感　恩

能够看着大女儿由一个读小一的小孩子，成长为一个念中二的大女孩，我要感谢生命中遇到的很多人：范上达教授，我的外科手术和主治医生，他把我从死亡边缘一手拉回来，他永远照顾到别人的感受，令彷徨无助的病人得到慰藉；陈龙华教授，南方医院光子刀部门主任，他在术前给我不厌其烦地解释光子刀和我的情况，术后仔细地跟进；饶燮卿教授，我前期的中医师，他使我逃过全身化疗的煎熬，非常用心地为我调理身体；关天瑜教授，我近几年直到现在的中医师，她对我的病况至为清楚，全心全意地为我治病和调养身体；吴碧恩师傅，我学郭林气功的启蒙老师，她对每个学员都关怀备至；陈秀坤老师，我的气功老师，她把我这个连松腰都未掌握好的气功土包子纠正过来，经她的悉心指导，使我对郭林气功有了较深彻的体会，她对学员们的着意和关怀着实令我非常感动；当然我需要感谢玛丽医院肝胆外科、K21病房、TOCE部门和南方医院光子刀部门的所有医护人员；最后我要多谢家人多年来对我无微不至的照顾和支持。

祝　愿

希望每一个病友都能够勇敢积极地面对眼前的逆境，为自己、为家人创造出美好灿烂的明天！

两个女孩子的父亲

2006年2月

二、个案分享　小细胞膀胱癌

我坚信郭林气功的效用

本人今年45岁。2001年5月3日发现有血尿，马上找医生诊治，但被误诊为尿道炎，几经医治不见好转。最后转看另一位医生，他证实我换上了膀胱癌，肿瘤的类别为“小细胞”，是癌细胞中颇为恶毒的一种。当时心情十分难过，但伤心过后，唯有接受现实。

在家人和朋友的鼓励和支持下，我接受了用内窥镜切除在膀胱的肿瘤的手术，接着就是电疗和化疗。在治疗的过程中，不用细说也不好受。幸好有我先生及乖巧的女儿的关怀、妈妈的靓汤，更重要的是上苍的保佑，使我能顺利完成整个疗程。

我相信所有的癌症患者都很清楚地知道，就是今天的癌细胞在体内消失，并不表示它永远不会再出现，所以当务之急就是如何防范它不再出现。当我从朋友处得知玛丽医院开设了郭林气功班，便马上报名参加。在学习期间，由于掌握得不太好，曾有放弃的念头。幸得陈老师悉心教导，渐渐明白过来。现在每天送女儿上学后，便开始练气功。经过差不多半年的学习，精神比以往好了很多，而我的肩周炎也不知不觉地消失了。

6月中旬到医院检查，做了“正电子扫描”，得出的报告是没有癌细胞的痕迹，我和家人十分开心，同时也令我坚信气功的效用。

在我学习气功期间，我体会到最重要的是恒心，因为行功要花不少时间，而且在炎热的天气下，大汗淋漓，实在是相当辛苦，稍有松懈，便会懒惰下来。但当我想到在努力之后就有健康的体魄，而且能和家人快乐地生活在一起，我便下定决心，继续努力。

最后，希望各位能互相勉励，迈向美好的明天。

Ms　L

2003年7月12日

三、个案分享　肠癌转移肝癌

本人认定气功对患有肿瘤的病者有莫大之功效。

本人不幸于1996年9月发现患第三期肠癌，随即做切除手术，继而化疗医治。1997年6月发现已扩散至肝脏，再次做切除手术。1998 年 6 月再次发现肝脏里有肿瘤，又做了第三次切除手术。就这样，我在 21 个月内做了三次肿瘤切除手术。

1999 年 5 月我在做了第三次化疗以后，参加了玛丽医院所办的气功班，由陈秀坤师傅悉心教导加以中药辅助，数月后体能渐渐恢复，可以每次练功 2 小时，现在则可以每天练功 3 小时了。现在病情已进入稳固期，一切生活与平常人无异，可以做任何事情。

本人已届 78 岁高龄，每日仍可上半天班，做策划和思考及书写工作。本人因此认定，气功对患有肿瘤的病者有莫大之功效。

本人的练功时间安排：逢星期一至星期五每天练功 3 小时；星期六和星期日练功时间折半，为 1 小时 30 分钟。

我将持之以恒，永不间断。

L 先生详述

2002 年 3 月 21 日

四、个案分享　四期子宫颈癌扩散到腋下和颈淋巴

2000 年开始，我长期咳嗽，久治不愈。最后，那打素医院确诊为颈部淋巴患有恶性肿瘤，要等待进一步的检查。家人赶紧把我送到法国医院。2005 年 5 月，确诊为第四期，癌细胞已经扩散到腋下淋巴和颈部淋巴。法国医院要我做子宫切除手术。考虑到昂贵的医疗费，我转入威尔斯医院接受治疗。威尔斯医院的医生对我说，做手术对第四期的癌症没有用，因为是晚期，医好的机会很渺茫，要有心理准备。

当时，我真的不知如何是好，特别害怕，好像被判了死刑一样。那种恐慌、绝望的心情，没有亲身经历过的人，是永远体会不到、理解不了的。泪水情不自禁地涌出，后来都不知道痛哭过多少次。遵照医生的指示，我做了化疗和电疗。幸运的是，经过西医的治疗，淋巴的肿瘤消失了，但子宫检查仍有癌细胞。

完成西医的治疗之后，我选择吃中药、练气功作为康复的出路。2001 年 3 月，经过朋友介绍，知道玛丽医院癌症中心为癌症病人开设了郭林气功学习班，我立即报名，学习气功以后，我坚持天天练功，每天不少于 3 小时，完成好老师布置的功课。我早上 6 时前来到公园，做自然行功、升降开合吐哈音、特快功、中快功；下午做一、二、三步点功；晚上练脚棍功。

半年之后，身体状况渐渐好转。到医院复诊时，医生对我说："你吃什么了？肿瘤不见了。你的情况比我们预期的好！"当时我真的好开心。我觉得气功真的对我有帮助，于是我下决心每天练 3~4 小时。

练功初期，觉得很辛苦，特别是夏天，大汗淋漓，蚊虫追着咬，皮肤斑斑伤痕，奇痒难忍。而且每天练功所占用的时间也很多，使得我一度曾想到过放弃。为此，我要真心地感谢陈老师多年的教导和鼓励，她要我牢固地树立"三心"，即信心、决心和恒心，特别是恒心。练功要花很多时间，一定要有耐心，要持之以恒。我衷心地感谢家人和一对乖巧儿女的支持、关心和真爱，他们的爱使我十分感动。

一想到他们的关怀和期望，我什么苦都能吃，没有什么困难可以难住我。不知不觉已经五年多了，练功以后，我能吃、能跑，伤风感冒都减少了。希望所有的患癌症的朋友都能和我一样战胜病魔，拥有一个健康、快乐的人生！

Ms　N

2005 年 7 月

五、个案分享　晚期前列腺癌

学习郭林新气功　增强医治癌症信心

我是一位刚退休的公务人员。2005 年 2 月 25 日是我毕生难忘的日子，身体检验报告告诉我，我的前列腺抗原（PSA）是 55.5。三天后，经由泌尿科专科医生的诊断和再验血，PSA 升到 71。其后接受正电子扫描检查及抽取组织化验，确定患上前列腺癌并已到晚期，癌细胞已经转移到颈部和背部淋巴核。幸好其他器官保持正常。

当我知道患上了这种癌病时，心情非常低落，但毕竟我是一个性格坚强的人，我阅读了几本有关医治此病的书籍，同时请教几位医生的高见，最后我选择荷尔蒙治疗。2005 年 3 月 31 日，我参加了由玛丽医院癌症中心主办的郭林气功初级班，其后我开始配合吃中药和饮蔬果汁。

我每天早上 5 点左右起床到公园练功，风雨不改。我练习自然行功、特快功、中快行功、升降开合松静功等，并在星期三或星期六参加中心的查功班。自从练了郭林新气功后，我感觉精神饱满，情绪稳定，患感冒的次数比以前减少了。

2005 年 6 月 7 日，我回到医院接受第二次荷尔蒙注射时，得知我的 PSA 降到 1.6，证实我的 PSA 已经恢复正常。我的心情非常兴奋。我过去两个多月来的勤练功、接受中西医治疗及食疗得到了很好的回报。

自从学习了郭林新气功后，我增强了医治癌症的信心，因为很多临床实践证明，练功可以大量地吸入氧气，使身体内部失调的阴阳恢复平衡。大量的氧气可以抑制癌细胞的生长，国内有很多癌症患者通过练功，成功地令身体康复。

我明白癌症是一种需要长期与之斗争的病魔，我必须有坚强的求生意念，必须具有战胜病魔的信念，不要半途而废，或者由于治疗期长而心灰意冷。为了消除病魔，除了接受中西医治疗，配合食疗，保持心平气和的稳定情绪之外，勤学郭林新气功是必须的。

最后，希望各位癌症病患者相信，癌症并不可怕，凭着我们大家坚定的意志，勤练功，互相支持和鼓励，我们一定能够早日康复。

Ms S

六、个案分享　鼻咽癌复发转移脑癌

鼻咽癌在广东和香港地区是多发癌瘤。

我是一个56岁的中年男子，平时只喜欢工余时与家人一起活动，看书、下厨，不抽烟不喝酒，又没有夜生活，故多年来身体一直十分健壮。但可能因为工作压力大，先是在2003年患上高血压和糖尿病，接着便患上肺纤维化。当时医生看我还年轻，便给我服食分量较重的类固醇，目的是控制我的免疫系统，因为攻击我肺部的并不是细菌，而是我自己的免疫系统。医治了大半年，当我已经将类固醇减至5克剂量时，发觉自己伤风流鼻涕已有几个月了，加上分泌物有些腥臭，便到耳鼻喉专科医生处做鼻咽检查，却发现自己患上鼻咽癌二期。在屯门医院做了 33 次电疗之后，加上没有多少后遗症，我以为病魔从此会离我而去。但好景不长，只过了 11 个月，2007 年农历新年后的一次复诊，却发现鼻咽癌复发，那一刻，真是晴天霹雳，整个人也呆了。幸好我太太冷静下来后，便为我安排了一系列的治疗。首先请了本港一位首创切割鼻咽癌手术的韦霖教授，将那颗 25 毫米×25 毫米的肿瘤切割了，再进行 25 次电疗和 4 次化疗，整个疗程又苦又辣。同年的圣诞节和翌年的农历新年，因为鼻咽膜严重腐烂，染上了绿杆菌，分别在圣德勒撒医院和玛丽医院又各住了 30 余天。60 日当中每天都要打吊针 3 次。杆菌终于消灭了，但我却又踏上另一个苦不堪言的状况中，就是因为面部过度电疗，多组神经受创，我已经变成一个半残废的人，口无法张大，左耳聋了，左眼有复视，即左眼珠向外侧斜，不能回到正中，令我看任何物件都出现左右或上下双影。这种状况令我不能驾车，走路时常会跌碰或失衡；声带受影响，以前我说话声如洪钟，但现在声音沙哑，别人有时候听不清我在说什么；头颅 24 小时都在痛，每日要靠吃止痛药来止痛。但最恶劣的还不止这些，我的咽喉因神经受电疗影响，缺乏收缩力，不能下咽，只能向上推入鼻咽（所以我每日要洗鼻 7 次），或者错入气管而令我咳嗽，甚至因为食物或水进了气管而造成肺炎，我的身体因为不能进食、缺乏营养而日渐消瘦。医生说我会因此而饿死，建议我入院造一条胃喉，每日在胃喉中注入营养奶，以维持基本营养。但我觉得这样吃食物，对我这个喜欢吃东西的人来说简直生不如死，便决定放弃胃喉，依照营养师的指示，每日喝 6 次奶，并将固体食物用搅拌机搅烂，强迫自己喝下去，以维持每日身体所需。

2008年8月，我在网上看到陈老师教郭林气功的资料，便抱着姑且一试的心态，从9月起便跟随陈老师学习气功，学了六堂课的初级班，又学了六堂课的中级班。谁知到了2008年10月中旬，在内地番禺做MRI，骇然听医生说我的鼻咽癌复发，回香港后我又做了一次脑和鼻咽癌的MRI，确诊我是患了脑癌。私家医生和公立医院的医生都建议我用标靶治疗加化疗，但也只有三成把握可以痊愈，而且先试药6个月，费用大约60万港币。事情发展至此，我考虑了很多个晚上，由于经济原因（第二次鼻咽癌复发治疗，已用完了我的全部储蓄），这种庞大的开支是我所无力再负担得了。我告诉医生，放弃药物治疗，医生也无奈，只好让我去做一些自己需要处理的事情。

在一次上课完毕后，我将情况告诉了陈老师，老师立即给了我极大的安慰，她鼓励我，既然真的要放弃西药治疗，就要加倍勤奋，学习气功，锻炼气功，要求我每天由锻炼两三小时增加到六七小时以上，如果有脑癌，加上头颈功会更加有效。当晚陈老师便在海傍天桥底下教我头颈功，学习了一个小时，回家吃晚饭时，我便发觉吞咽方面好像有了些改善，咳呛减少了，颈部的胀和痛也好像减弱了。这种好转，带给我极大的信心和鼓舞，感到气功能够帮助我。我想，虽然脑癌未必能痊愈，但希望能减慢其恶化或稳定下来。

因此，我更加勤勉起来，每日早上五时就请妻子载上我到大棠郊野公园练四个小时气功，中午及黄昏太太要上班，我便在阳台行一个多小时气功。行气功期间，身体状况没有太大变化，但人却很精神。同时我每天喝两剂中药和一些健康食品。

但太太仍放心不下，因为有医生说我的脑癌使我最多活一年，甚至半年便会有变。所以她在12月中旬便把儿子和女儿从加拿大召回来，让大家享享天伦之乐。女儿因此休学一年。

锻炼气功一直到2010年2月，农历新年后，我做了一个EVB、DNA测试，得出的结果是零，没有EVB病毒。这个结果真令人鼓舞，但为了更准确，喉科医生建议再做一个全身电子扫描，结果更令我喜出望外：全身都没有癌细胞。此时，我除了感谢上苍对我的眷顾外，我对郭林气功治疗疾病有了另类感受，我希望借此与大家共同分享。

第一要有“恒心”。我相信每一个病友，他们的病情、心理和生理、自身环境和周遭环境各有不同。而我得知患了脑癌，因自身环境与经济状况已不许可用西医治疗，于是整个人都豁出去了，心情反而平静下来，之后将所有希望都放在练行功上，配合陈老师所说的：“行功是救命，但真正救命得靠你自己。”我太太也对我说：“七个小时不算多，有休息、有吃饭的时间，售货员或推销员一天也要干十个小时，你就当是做推销员好了。”为此，我没有借口让自己懒惰，只能积极地去练行功。

其次是要有“信心”。在整整三个多月的行功练习中，我的精神不断地改变，因行功、休息、再行功，我的精神和气色好多了，人变得神采飞扬起来。曾经因贪睡、天气不好，偶尔偷懒一两天，女儿便会告诉我：“爸爸偷懒了，因为样子好衰。”吓得我下午赶快恶补两三个小时。不由你不信，勤奋了一两天，我面颊上的油黑色减少了，人也容光焕发些了。最高兴的是我的头痛减轻很多，不知不觉中已经将止痛药戒除了。这一点给了我很大的信心，因为我的行功成绩基本上已经给了我一个好的治疗。当时我信心很足，相信气功可以治疗我，但没想到的是它能在那么短短的三个月内让我痊愈。但陈老师仍然给我忠告，说这只是刚开始，若要完全康复（不让它再复发）则还要努力五年以上。于是直到今天，我完全不敢松懈，还要努力下去。

以上种种便是本人患病五年来的经历。在此过程中，我受尽折磨，吃了不少苦头，其间更因头痛、食不下咽、入错气喉等事件，曾令我萌发了不如死去的念头。幸亏郭林气功的帮助，令我有能力及勇气奋斗下去。女儿曾经因为不堪忍受我的病况而得了抑郁症，见到我能够康复，她也变得开朗多了。儿子也恢复了他努力工作努力储蓄，每年三次旅行的生活方式。只有我太太仍要为家庭经济而继续工作外，还要暗地里担心我的病情不致再影响家庭生活。我要坚持练功，小心饮食，早睡早起，凡事保持乐观、轻松的态度，对人对事不再执着，开心享受抢回来的每一天，更希望回馈社会，与更多的病友分享经验，给予大家支持和信心去面对自己的疾病，衷心期望每一位都能早日康复。

虽然我已基本康复，但正如郭林气功强调的，要有决心、信心和恒心。我会继续努力练下去。

Mr　L

七、个案分享　鼻咽癌复发

本人姓李，现年50余岁。我于1993年初次发现患了鼻咽癌，8年后，于2001年复发。我先后接受了化疗及电疗。其后的九个月内，经多次检查，仍有部分肿瘤，并且似乎有扩散的迹象。在等报告期间，每日生活如坐针毡，茶饭不思，明日之事也不敢多想。

经过多月的折磨，深深感觉这样生活实在太苦了。听说郭林气功有预防、抑制癌病复发的功能，于是到玛丽医院报名，参加郭林新气功班，开始学习郭林新气功。经多月学习后，感觉身体似乎没有什么进步，开始有了放弃的念头，因为每天需花费颇长的时间去练习（约 2~5 小时）。

后遇好友，赠送一书《癌细胞可以变成快乐的佛细胞》，从书中悟出两条专治癌症的良方，相信用此良方，对预防癌症有莫大帮助。本人依用良方数月后，日前报告得悉，怀疑扩散之处消失了，令我觉得此两种良方值得向外推介。一种是“贵药”，相当昂贵，另一种是“平药”，几乎免费。运用方法如下：

——“贵药”：长时间之运动！

观乎本人对中西医治疗皆不能治本，还觉得有后遗症。但中西医均认为运动对防治癌症有很大帮助。运动的最大投资是“时间”。对很多人来说是太“昂贵”了，所谓“一寸光阴一寸金”，每个人都推说忙，没时间，但当发现自己身体不济时，又后悔为什么不抽出时间来运动。因此我自定每天运动四小时，同时告诉自己，我虽付出了这黄金般的四小时，却可以令我能够得到宝贵的二十小时，这二十小时可以活得开心，更健康，饮食及睡眠有改善，那四小时的“贵药”是值得的。郭林新气功这种带氧气功运动是最适合癌症病人不过的了。

——“平药”：笑一笑！

该书提到笑的各种好处，笑可令人松弛身心，可令免疫力增强。因此我自定每天隔两小时服一次药——“笑一笑”！初始是勉强的笑，苦笑，小小的微笑，自我傻笑，在地铁、巴士也笑——何须理会他人！但如不想失仪，也可考虑在洗手间“服药”——只需几秒钟的笑一笑便可。相信常服用此良方后，即使不能保证百分之百根治癌症，但起码对复发的恐惧感会减少，家人的压力也会减少，他们见到我们常笑也会开心一些。

坚持常服此良方是不易的，须时常自我鞭策，亦须家人及朋友的鼓励支持，希望他日我们再回玛丽医院气功班查功时，各位同学多鼓励对方坚持练功，即使过了五年，仍需执着，永不放弃，坚持到底。

Mr L

2003 年 9 月

八、个案分享 鼻咽癌

我是一个鼻咽癌患者，在参加郭林新气功班以前，我一直心情不安，对未来也抱有消极悲观的心态。

但完成气功班的学习后，我发觉自己的生活情况起了很大的转变。情绪方面，心境比以前平静了很多，舒服了很多。当心情紧张的时候，不由自主地就会做“松静站立”来平静自己的紧张情绪。

饮食睡眠方面，鼻咽癌的电疗过程使得我没有唾液分泌，时常口干，每晚要多次起床喝水。但学习气功后，引水次数减少，晚上只起床两次，睡眠时间比以前延长。最让我高兴的是，我感到唾液分泌的多了，这对我来说是很重要的。

生活及体重方面，总的来说，生活质量提高了，体重也有了一定提高，这对我来说已经是很大的鼓舞了。我深信，为了自己的健康，我会尽力持之以恒。

最后，更要衷心感谢陈老师，她确实是一位很仁慈、很有耐心的老师。希望玛丽医院能继续举办“气功学习班”，令更多的癌症病人得到实惠。

九、个案分享　香港郭林新气功学员（鼻咽癌）的心声

10 年前我已经学习了金刚气功，而且每天都在练习。今年（1998 年）却仍然患了鼻咽癌。电疗后 5 个月鼻涕中还有鼻血，左边脸部时时作痛，耳鸣、口干、眼痛、失眠，每晚都是眼睁睁到天光。电疗后遗症的影响，使得我的心境和精神很差。

在电视上看到北京的癌症患者在公园练郭林新气功，他们翘着脚尖走路，手左右摆动，一边走一边用鼻吸吸呼气。如此简单的动作也能改善癌症病人的体质吗？我练习气功 10 年了仍然患癌，郭林气功治癌病真的有效吗？

1998 年 11 月，我抱着半信半疑和求知的心态学习郭林新气功。经过郭林新气功导师陈秀坤师傅的悉心教练，学习郭林新气功几个星期后，电疗后遗症症状已经减轻，唾液增加，早睡早起，没有失眠，精神和体力均有进步，每次连续练习郭林新气功两小时以上也不觉得疲倦。

经过自己的亲身体验，使我对郭林气功充满信心，希望各位癌症病友学习郭林气功，增强体能，战胜癌魔。

Mr　L

十、个案分享　四期肾癌转移两肺

近期气功陈老师来电，请我写一篇关于我治疗肾癌的经历。借此与同学们分享我的喜悦并给他们一些鼓励。癌虽然可

怕，但不是绝症，如果进行适当的治疗和有足够的信心，大有机会康复。

2000年1月9日，上午10时去小便，发现有血尿，但是不痛。因为是星期日，只好留待明天再去看医生。到下午3时半，连续尿了两次血尿，不得不立即去玛丽医院急症室求诊，医生开了一星期通尿丸给我吃。16日复诊，医生让我转去玛丽医院泌尿科检查，但排定的检查日期是9月14日，足足要等8个月。第二天早上我去看我的家庭医生，他提议我不要等，还替我约见了一位泌尿科郭医生在当天下午诊治，随后的四天接连做了验血、照X光、超声波、盆腔内窥镜及电脑扫描等检验。1月21日下午，郭医生证实我患了晚期肾癌，左肾有一个鸡蛋般大的肿瘤，也有癌细胞扩散到左右肺部，要尽早作手术切除左肾。

当时我脑海里一片空白，不相信医生所说的话是真的，内心的矛盾、惊讶和感受非笔墨所能形容。很快，我平静下来，询问医生手术的成功率有多高，生存的机会大不大。经医生解释后，我决定在23日上午做手术（我这么快作出决定的原因是，我先生2月8日要去纽约，和外商已有很多个约会，我希望做了手术后，他可以安心地去纽约，却不知道后来他把所有的约会都取消了，一直在家看护我）。

做手术的前后日子里，我的家人都在医院陪伴着我，女儿也从多伦多赶回来照顾我，坐了十几个小时的飞机，在我手术的当晚整夜陪在我的床边。住了十多天医院，在农历除夕出院，我很开心能和家人一起吃团圆饭。

手术后，我的主治医生郭医生写了一封信给我，让我去见玛丽医院肿瘤科的蔡医生。蔡医生说化疗和电疗对肾癌细胞是没有用的，只能定时到医院复诊观察。他开了一只荷尔蒙药

Megace Megestrol Acetate 给我吃，他说这药对癌细胞有效。吃了这种药之后，我的体重增加了十几斤。

之后我看过多位肿瘤科医生，听取他们的专业意见。有一位肾癌医生建议我做免疫自体干血移植，可以治疗扩散到肺部的肾癌细胞。这种移植是要采集病者本身的干血细胞来冷藏。同时病者需进行深切治疗，待深切治疗完成后，再将先前采集的干血细胞输回病人体内。假如不能从病人本身抽取干血细胞，可以用适合的代替物，通常从四个同父母的兄弟姊妹中会有一个吻合。

经朋友的介绍，3 月初我去见了一位血癌教授，他是一位敬业乐业的医生，我很敬佩和感激他。他看过我的病历和听了我描述见过各位医生的情况后，详尽分析了我的病情。

1. 如果要做免疫自体干血移植，他主张我去美国的癌症中心做，因为他们已经做了很多个案，成功率很高。香港现在仍属临床试验阶段，疗法成效仍未证实。他还指导我怎样从网上找资料。

2. 他说从以往的个案中，5%的肾癌病人在切除主瘤后，扩散到其他器官的癌细胞会自动缩小或自动消失（其实在未做手术之前，有一位医生也提过会有这种机会，我也从一篇治肾癌的文章中看到，机会只有 2%）。

在朋友的帮助下，芝加哥的 ST.LUKE MEDICAL CENTRE 接收我为门诊病人，同时寄了验血的针筒来。正当我们想办法怎样能在 24 小时内把血液送到芝加哥医生手里时，我要求再做一次电脑扫描，如果癌细胞缩小，我会考虑延迟去芝加哥。幸运之神终于降临在我身上，扫描底片显示肺部的癌细胞完全消失。这给我、我的家人和亲戚朋友一个极大的惊喜。

最后，我选择用中西医结合和做气功治疗。手术后初期，身体很弱，但我坚持每天早上做自然行功、升降开合，其间也做一、二、三步点功即吐音功，中午做头部穴位按摩，黄昏时做手棍。练了气功后，身体有明显改善，增强了体魄和提高了免疫力，胃口很好，每晚有充足的睡眠。

在这里我要感谢陈老师对我的悉心指导，她勉励我要树立三心，有恒心、信心和决心地每天练习气功，我才能这么快地康复。她关心每一个学生，当我们感到不适时，她会教我们做其他的功法来帮助我们减轻痛苦。我依从医生的吩咐，定时回医院复诊，每天吃中医师开的中药及灵芝丸，从不间断。

最令我困扰的是手术 6 个月后又发现患有肠癌，这是手术后遗症，因肠道塞堵引起腹部肿胀，非常痛苦，人体变得很衰弱，得医生帮我吊盐水和插胃喉，禁止饮食，直至肠道能自动松开后才能喝点粥水。以后每两三个月就复发一次，前后共 6 次，好在每次都能自动松开，不用做手术。自此后，我很小心饮食，多餐小量，以清淡为主，避免吃高纤维素的食物。

从患病的第二年开始，身体感到渐渐强壮起来，我先后参加了一些兴趣班，例如电脑课程、舞蹈、普通话等。我还参加了玛丽医院的癌症辅导及支援服务举办的艺术自疗，学习舒解积压在内心的忧郁、疑惑，减轻病后的压力，和怎样去面对将来疾病的复发和死亡。我的家人一有空或有长假期都会带我出外旅行散心，这些对我的身心都有益。

虽然我很不幸地患上了目前还没有根治的肾癌，但是父母、丈夫、子女、兄弟姐妹、亲戚和朋友的关怀、爱护和支持，给了我极大的生存力量，使我有信心去积极地战胜癌魔。我很珍惜身边所有的人，每一个约会，每一天的来临。我很感谢我先生无微不至的关怀，尤其是在做手术期间，他放下工作，衣不解带地照顾我，并陪伴我去看医生及复诊，他成了我的家庭看护。谁说“夫妻本是同林鸟，大难临头各自飞”？

最后我希望，所有同病相怜的朋友早日痊愈，身体健康，生活愉快。

Ms C

2003年5月27日

十一、个案分享 淋巴癌

四期淋巴癌康复者的自述

本人于2006年清明节当天同家人去扫墓，但不知为何身体总感到疲惫不堪，回家后忽然发现镜子中的我两侧颈旁长了很多大葡萄般的粒粒肿瘤，把我吓呆了。丈夫安慰我说那只不过是燥热天气下的产物。但是不久便证实我患了淋巴肿瘤，并且已到了第四期。除了腋下没有肿瘤外，由颈以下一直到肠的淋巴都有癌细胞，最惊人的是骨髓中都有癌细胞。真是晴天霹雳。

无奈的我只好求助于医生，医生说我需要做6次化疗，每次为期3天，在三天内要给我一共注射7次针药，化疗的痛苦滋味真是难以形容。

大约在第三次化疗的后期，有一天我想到公园去走走，忽然看见好几个人在奇奇怪怪地步行，他们不像普通人一样走路，而是好像花旦一样扭着走，两手向前后左右摆动着，头则一转一转的，真让人感到奇怪。突然，我看到一位儿时的同学坐在椅子上休息，大家寒暄了一会儿，我便告诉她我的症状，谁知她告诉我，原来她也患了乳腺癌，并且介绍我学习郭林气功。啊，多奇怪的名称，我从来没有听说过。结果，就是郭林气功救了我，感谢上苍！

我在完成6次艰辛的化疗之后，便开始跟陈秀坤老师学习神奇的郭林气功。陈老师带着和蔼的微笑，耐心的教导我们每一个步骤。她教给我们怎样的去“吸吸呼，吸吸呼”；给我们解释怎样的“圆、软、远”；怎样的去“松静、松腰、松脊椎、松肩”。她还语重心长地告诉我们如何有效地实行三心，即信心、决心及恒心；她更告诫我们“一日不练功，就失去了三日功，三日不练功，就会失去一星期功，一星期不练功，便会一场空。”听了这些话，每当我想偷懒的时候，便会立即告戒自己，因为我不想把我辛辛苦苦储备起来的功变成一场空。老师谆谆善诱，但要求上绝不放松。老师在我去查功时，虽然同时有很多同学都在练功，但她的眼光很锐利，把我们每个人的错处一一指出，逐一纠正，真令我佩服得五体投地。

从五年前开始，老师给我的功课是早上练自然行功、升降开合松静功、吐音功、特快功、一步点功；下午是快功，一、二、三步点功；晚上是四个升降开合松静功。大多数时候我每天会在早上四时半起床，六时许前往公园练功，尽量去多吸取些氧气。大半年前，我已经可以只在早上练自然行功，升降开合吐音功，一、二、三步点功或中快功。我的情况是，在6次化疗后每年一次的同位素电子扫描的结果是找不到任何癌细胞。这五年来我不用吃药，医生只给我开了维生素药。中医师也在我发病后三年便吩咐我，如果没有特别问题也可以不吃中药。现在我正在等待三四个月后的新一次同位素电子扫描，如果再找不到癌细胞的话，我便算是又过了一大关，即可以算作完全康复了。最让我感到欣慰的是本人在病前只有一个孙儿，现在又增加了3名内外孙。感谢上苍，感谢郭林气功，更感谢陈秀坤老师。

由于我中学时老师给我的作文分数很低，甚至不及格，所以在这里只能献丑了，主要是为了与各位同学交流一下，如有错漏，敬祈原谅。祝各位同学努力练功，身心健康，令癌魔远离我们。

Ms Liu

2011 年中秋夜

附录：

香港大学（HKU）、玛丽医院（QKU）、香港医管局（HKHA）关于郭林气功的研究题录

1.《A randomized, controlled trial of Guolin qigong in patients receiving transcatheter arterial chemoembolisation for unresectable hepatocellular carcinoma》, Authors: Lam,Wai－Yee,Sandy（林慧仪）, issue Date: 2004, Publisher:: University of Hong Kong (Pokfulam Road, Hong Kong) , Persistent Identifier: http://hub.hku.hk:/handle/123456789/29244, appears in Collections: HKU Theses Online.

2.《The effect of Guolin Qigong on healthy volunteers》 by Wong, V.C.W（黄谭智媛）, Jones, B.M., Lau., C.P., Lee, P.W.H., Chen, S.K（陈秀坤）, Yuen, L.K.T., Cheng, L.Y.Y.and Sham, J.S.T.

Asia Pasific Hospice Conference, June 1999., 1999, 36:12.5 (Abstract)

3.《The effect of Guolin Qigong on healthy volunteers》 by P.W.H, Cheng, J.Y.Y., Leung, P.Y.Y, Sham, J.S.T.and

Wong, V.C.W., Asia Pacific Hospice Confenece, Jun 1999, 36: 12.3.

4.《Randomized controlled trial of qigong in the treatment of mildessential hypertension》, by B.M.Y. Cheung（张文勇）1, 2, etc. Journsl of Human Hypertension (2005) 19, 697-704. doi:10.1038/sj.jhh.1001884; published online 19 May 2005.

5.《Effects on the Immune System》, Published research conducted by Dr. Brian Jones of Hong Kong University showed that 14 weeks after starting practice of Guolin Qigong (a style popular among Chinese cancer patients), a group of normal subjects had a substantial decrease in stress hormone (i.e., cortisol) and white blood cells secreting interleukin 10 (suppressesanti-cancer immunity), and an increase in white blood cells secreting Interferon gamma (protects against cancer) in the blood stream (Ref.1).

6. Jones, B.M. (2001).《Changes in Cytokine Production in Heslthy Subjiects Practicing Guolin Qigong: A Pilot Study》

BMC Complement Altem. Med. 1, 8.

7.《The Use of Traditional Chinise Cuture and Values in Social Work Health Care Related interventions in Hong kong》 by Cecilia Lai-Wan Chan（陈丽云）, Howard A. Palley

8.世界著名科学期刊《自然 Nature》网站全文刊登香港大学、玛丽医院、医院管理局 7 人联名发表的郭林气功降高血压的论文。原注 1. "Qigong was taught by an instructor with expertise in Guolin qigong（气功由郭林气功导师所教）"。2. 在Ackowledgements 中，"Ms SK Chan was the qigong instructor” （陈秀坤女士是气功导师）。http://www.nature.com/jhh/journalv19/full/1001884a. html Original Article –Journal of Human Hypertension (2005) 19, 697–704. doi:10. 1038/sj, jhh.1001844; published online 19 May 2005 Randomised controlled trial of qigong in the treatment of mild essential hypertension

港台传媒相关报道

台湾中央通讯社 1998 年 12 月 7 日《香港医院试验以气功治疗癌症》（记者张谦香港 7 日电）：香港玛丽医院最近为癌症病人开设气功班，以研究气功对治疗癌症的效用。这是香港西医体系首次引进气功疗法，为治疗癌症打开新页。到目前为止，玛丽医院已先后举办了三次气功训练班，每次为期两个月，参加者必须是医院内的癌症病人或已康复但仍须接受治疗的人。据称，训练班反应良好。这家政府医院开办气功班只属试验性质，并计划于明年中就这次试验正式发表研究结果。

据报道，在玛丽医院教授气功的师傅是来自北京的陈秀坤，教授的气功属于“郭林功”。陈秀坤曾患上乳癌，后来一边接受电疗一边学习郭林气功，结果康复了。其后她在北京教授癌症病患练习气功。陈秀坤是一名化学家，前年与丈夫移居香港，经自荐后，分别在玛丽医院和黄大仙癌协综合服务中心教授气功。她在接受香港媒体访问时表示，气功可以提升病人的体质，抵抗癌细胞。香港肿瘤化疗学会主席邵祖德医生表示相信，气功的确有强身健体之功。气功教人保持身心安静及呼吸空气的技巧，有助舒缓癌症病者的心理创伤，加上病人齐集一起，令大家互相支持，这就是西方医学界的群体治疗法。

台湾中央通讯社 1999 年 11 月 17 日报道《香港玛丽医院

发现修习气功有助抗癌》（记者舒振辉香港17日电）：香港公立玛丽医院一项测试研究发现，癌症患者短期修习一种名为“郭林气功”后，可以有效减轻情绪压力及大幅增加抗癌的免疫能力。

玛丽医院临床医疗心理学部主任李永浩，昨天在一项国际癌症研讨会上发表报告指出，该部门去年安排70名不同程度的癌症病人，修习一项为期一个月共十二堂课的“郭林气功”课程，结果发现，其中37名患者的情绪有放松迹象，以往因罹患癌症而产生的焦虑沮丧的压力也明显减低。李永浩引述报告指出，“郭林气功”有助于五成晚期及七成早期癌症病人的情绪、睡眠情况、食欲及活动力；另外，有四成病人在修习该课程后体重有增加迹象，三成患者的抵抗力更大幅增强四成以上。李永浩表示，为了研究“郭林气功”对抗及预防癌症功效，玛丽医院同时开设了普通修习班供身体健康人士修习，经过测试发现，学员完成课程后的第三、第七及第十四个星期，体内的肾上腺素水平明显降低，这种反应有助于人体防癌。此外，李永浩说，在修习气功课程期间，同时发现学员体内的免疫系统中可杀死癌细胞的干扰素水平也相对提高。

3. 香港《英文南华早报》（South China Morning Post）刊出《Qi gong happiness for cancer patients》（气功造福癌症患者）。另外，香港《东方日报》刊发《玛丽医院治癌郭林气功班》，图文并茂，同时配发编辑部社评，说郭林气功蕴含东方哲学。

4.《东周刊》1999年1月14日325期第50页：《气功治癌热潮冲击医学界》。气功能治百病?虽然还没有科学证明气功真的能医治百病，但时下已有愈来愈多的人对气功趋之若鹜，认定气功确有连西方医学也自愧不如的本事！就连作为大学教学医院的玛丽医院，其行政总监黄谭智媛的丈夫，也是在西医束手无策的情况下，利用气功治疗癌症。这个例子，足以叫医学界再一次对气功刮目相看。对于一个活在死亡边缘的癌症病人来说，在西医束手无策之际，学习气功，更可能是挽救生命的最后一线希望。第 53~54 页《气功热潮抗癌魔——郭林气功选作研究重点》：玛丽医院方面，部分医生推荐病人学习郭林功，气功班每次为期两个月，参加者必须是医院的癌症病人，或已康复但仍须接受治疗者。教授气功的师傅是来自北京的陈秀坤。郭林气功是由一名罹患癌症但深谙气功学理的女画家所发展出来的，后经上海气功研究所临床评估，认为对肿瘤确有疗效，现已被中国自然科学基金会选为研究重点。《正气内存可抗病》对于气功的治病功能，中医师徐望龙认为，从中医角度来说，气功确实有治癌的实际功效。练习内气可以疏通经络，加强身体的免疫功能。

5.《东方日报》1999 年 11 月 17 日刊载《玛丽医院治癌气功班见效》：郭林气功可以减压，控制情绪，免疫力增强。

6.《苹果日报》1999 年 12 月 26 日报道《医院开设气功班》：西医也好，中医也好，彼此疗法不同，治病方向却是一致的，何必互相排斥。其实各有优点，若能配合得当，便是病人之福。其实中医有病看西医，西医有病看中医，也不算什么“丢架”之事，各有所长嘛。踏入 90 年代，香港几间医院不但附设中医诊所，还请气功师开班，在医院教患者练功抗癌了，这才是正常现象嘛。

7.《香港经济日报》2000 年 4 月 26 日《千年智慧克服癌症》，报道气功疗法：中华气功界积累了许多宝贵经验，气功对养生保健有一定的功效。气功具有疏通经络、运行血气、扶正袪邪、调和阴阳之效果。气功使“气”运行，打通人体上下经络，又内联五脏六腑，外达四肢百骸，促进气血通行，正气内存，邪气不侵。玛丽医院推行为期两年的郭林气功治癌计划，现已进行了三个多月，最初主要参加者为肝癌病人，现在也有妇科肿瘤病人参与，共有百余人。

《太阳报》2005 年 11 月 7 日在《医知健》专栏上发表《港大医学院 2001 年研究证实（郭林）气功可以降血压》：（香港大学）气功不但有助降血压，更能帮助参加者减轻体重和缩腰围。研究人员认为气功虽然较运动难掌握，但由于动作的强度较低及缓慢，特别适合体质较差的长者练习。体重平均减 2.8 公斤。负责有关研究的港大内科学系副教授张文勇指出，气功有助控制呼吸及松弛紧张，也有一定的运动量，故理论上练习气功可以降低血压。研究结果显示，参加者四个月后血压均有下降，练习气功一组高压平均减低 10.8 度，低压降了 5.9 度。平均血压均能恢复到高压 140 度或以下，低压 90 度或以下的正常水平。参加者在研究期间无须节食或吃减肥餐，气功组患者体重更是平均减轻 2.8 公斤。张文勇又指出，由于气功动作比较缓慢，可以作为不喜欢传统运动的高血压人士的另类选择，也特别适合体能较弱的长者。对治疗癌症有效。

9.《苹果日报》2005 年 11 月 7 日报道：港大医学院2001 年的研究证实，（郭林）气功可以降血压。此项研究以血压高的成年人，分为气功组和运动组进行。气功组练郭林气功，运动组练习伸展、步行、踏板运动。两组练习时数相同，即每天早上一小时，晚上十五分钟，持续十六周。结果，气功组的血压水平，高压研究前后分别为 146.3/135.5 毫米汞柱；低压研究前后为 93/87.1 毫米汞柱。

10.《香港经济日报》2007 年 12 月 3 日《气功针灸 增

免疫力》报道：西医是全球治癌主流，但医管局也为病人提供另类疗法。除了中药，还有气功和针灸，后两者均可增强患者免疫力。医管局中西医结合服务顾问黄谭智媛，本身曾患乳癌，至今已过 5 年存活期，癌症并没有复发。黄医生认为这与她锻炼“郭林气功”有关。黄太太曾找一群同练郭林气功的同事研究，发现他们肾上腺素会在早上下降。黄太从西医角度解释，肾上腺素下降代表压力减低，显示气功令人心境放松，有助提高免疫力。气功调息或有助遏制癌症肿瘤。仁济医院暨浸大中医诊所及临床教研中心主任医师刘宇龙估计郭林气功的效用在于其特殊的呼吸模式。郭林气功讲求“吸吸呼”，通过改变呼吸频率调整学习者的精神状态，达到形神双收，可能因而改变癌症患者肺部的氧气交换，影响肿瘤的氧气供应，间接影响其生长。香港癌协自本年 1 月开办郭林气功班，现时已有近 800 名癌症患者参加，大部分人表示练习后精神明显好转。

11. 香港《苹果日报》2010 年 8 月 24 日副刊的健康栏目 KnowBody《郭林气功自然步行更能治癌》报道：治百病行功三点式，圆、软、远、步行是一种健康的运动，例如饭后散散步，可以帮助消化又可以减肥。在郭林气功内，自然步行更能治癌，不少癌症病人练功后癌细胞竟然离奇消失！怎样才能把自然行功练得出神入化，必须记紧圆、软、远！眼前的陈秀坤老师，精神饱满，身手敏捷，但 18 年前却被证实患有乳癌，只剩下两年的命。当时她听说练郭林气功可以治癌，于是便去学，最终把癌症治好，而她自己则成为气功导师，先后在玛丽医院及浸大任教相关课程，现今更是香港郭林气功首席导师以及香港郭林气功同学会永远荣誉主席。陈老师指出：这套“自然行功”的功效能令人放松入静，舒缓情绪，吸氧运功，生发元气，平衡阴阳，疏通经络，防癌抗癌，提高免疫力。

附录三　中国八大癌症及高发地区病因分析

一、肺　癌

代表地区：云南省宣威市、云南省个旧市。

云南宣威是中国著名的“火腿之乡”。正因为当地人爱吃熏制火腿，用敞开的燃煤炉取暖和做饭，让宣威成为世界上不吸烟女性肺癌患者最多的地方。而云南个旧是锡都，早在1975年，该地肺癌发病率就是全国平均水平的100倍。

两地肺癌高发的情况不同。宣威是农民居多，个旧以矿工为主；前者的致病元凶是烟煤，后者则是矿尘。但是，最后的罪魁祸首都是空气污染，人们吸入了含有大量氡、锡、砷、甲苯等致癌物质的气体。

这也是近年大城市肺癌高发的重要原因。即使没有矿尘和烟煤，但烟草对呼吸环境的污染，烧饭时屋内常年烟雾缭绕、汽车尾气、烟囱黑烟、环境污染造成的阴霾天、不环保的房屋装修材料……都让人们吸进太多的致癌物，让肺癌成为目前中国第一大癌症，发病率和死亡率都居首位。

其实，这些因素都可以避免。肺癌是“人造的灾祸”，可以预防。首先，要戒烟，远离二手烟。其次，要注意厨房清洁通风，减少高温煎炸。再次，装修后不急于入新居，避免室内残留的有害物质的伤害。最后，多开窗，勤通风，特别是呼吸道疾病患者及老人、孩子出外时，最好戴上口罩，平时多喝水。此外，靠近马路的住户在白天车流量较大时少开窗，司机遇上堵车，别开窗。

解放军总医院呼吸科主任黄念秋教授，曾在1996年第四期《中国人体科学》上发表论文《郭林新气功对肺癌患者的预后及生活质量的影响》：郭林新气功自1971年向社会公开并义务传授以来已达23年，全国各省市学练此功者已达150万人之多，不时获悉一些癌症患者通过郭林新气功锻炼不仅延长了生命，而且明显改善了生活质量。我们为了解其确切功效，对北京郭林新气功研究会及沈阳癌症康复会中坚持气功锻炼的癌症患者335例进行了包括80个问题的问卷调查，本文对其中肺癌患者61例的调查结果作分析报道。

北京市肺部肿瘤研究所蔡廉甫、传立忠、张秀茹3人，在1980年7月7日《体育报》发表了《（郭林）气功能增强肺癌病人的体质》：7例确诊肺癌病人、2例腺癌、4例鳞癌、1例未分化癌，在练郭林气功前，自觉症状明显，体质较差。其中5例已作手术治疗，2例未能手术：一个因患有高血压、心脏病；一个因已有胸水。

通过练功3个月后，自觉不适症状明显好转。在改善睡眠、增进食欲、预防感冒、增强体质、恢复体力等方面最明显。肺部X线胸片对比，2例没有做手术的病人，肿瘤阴影没有扩大，已做手术的5例没有发现新病灶。免疫测定、免疫球蛋白和玫瑰花试验，未见明显变化。做可反映病人机体内部细胞免疫功能状态的PHA皮肤试验时，7例中，1例练功前后都无变化，2例在功后有反应，其他4例均较原有水平有所提高。7例中有2例在练功前白细胞偏低，1例偏高，练气功3个月后都已正常，其余几例都在正常之内。所以，气功能增强肺癌病人的体质，有利于肺癌的治疗。

很多中晚期的肺癌病人，例如南京东南大学教授岳荣富和桂林陆军学院退休医师贺永琰，通过郭林气功健身及综合治疗得以康复。又如上世纪著名的抗癌明星、原海军政治部文化部副部长高文斌，北京301医院确诊为右肺门淋巴腺癌转移，1976年8月手术开刀后，医生发现癌细胞已广泛扩散，无法手术，只好缝合。医生预言他仅能再活半年左右。面对死神他丝毫没有退却，以坚定乐观的信念与癌症搏斗。除了放疗、化疗和中医中药治疗外，他从1975年5月8日在龙潭湖跟随郭林学功并常年坚持练习，无论寒冬酷暑、雨雪风霜，从未间断。康复后，高文彬在北京八一湖公园义务教功，传授抗癌经验。他曾任郭林新气功研究会名誉会长和中国抗癌协会癌症康复会首届主任委员。1998年6月15日因脏器衰竭去世，享年77岁，癌龄22年。他康复后写了《癌症康复者谈抗癌》一书，全书约10万字，内容全面科学客观，在众多患者中广为流传，使他们提升了战胜癌魔的勇气和力量，他被癌友们称为“癌司令”。此书得到了著名科学家钱学森的高度评价，至今仍是每个癌友走向康复的必读书。

二、乳腺癌

代表地区：上海市。

近年来经济快速发展，乳腺癌发病也“突飞猛进”。与30年前相比，我国乳腺癌死亡率上升了34.1%，其中城市上升了38.8%，上海是其典型代表，其女性乳腺癌发病率已位居全国第一。

上海是最时尚、富裕、前沿的城市之一，但也正是这种特质造成了乳腺癌高发。

上海女人爱美，从妙龄少女到中老年人都不少用化妆品，这造成了雌激素的过量使用；人们迷上高脂肪、高热量食物；女性缺少锻炼；晨昏颠倒，压力重重……再加上抽烟泡吧，生活极不规律，这些生活方式就会诱发乳腺癌。

因此，一定要注意乳房的健康。多吃膳食纤维、少吃高脂肪、高热量食物，控制体重，适量运动，戒烟限酒，慎用雌激素，适龄婚育。水果吃过量，糖类同样会向脂肪转化，而体内脂肪过多会导致乳腺癌。

郭林气功对乳癌的验效实例很多，例如上海陶熔，康复33年，是郭林老师的亲传弟子；香港陈秀坤，康复19年，黄谭智媛康复10年，还有台湾高雄的陈阿绸等等。

三、胃　癌

代表地区：辽宁省庄河市，山东省临朐县，福建省长乐市，河北省赞皇县。

这些看似无关的城市却因为胃癌高发而被联系到了一起，原因的根源就在于饮食。这些地区有一个共同点——长时间食用腌制食品。此外，甘肃、青海、宁夏、吉林、江苏、上海等部分喜爱吃此类食品的地区，也属于胃癌高发地带。

辽宁庄河人爱吃咸猪肉，每到冬天，家家户户都要腌一大缸咸猪肉，平时炖菜、炒菜都要放上一点儿。福建长乐人常吃腌鱼干、虾油。山东临朐很流行的食物酸煎饼，制作方法类似于煎饼果子，当地居民经常当成主食。

这些腌制食品中因为盐多，会直接损伤胃黏膜，其中所含的亚硝酸盐在胃酸和细菌的作用下会转变为亚硝胺，更易致癌。而山东苍山是胃癌发病率最低的地区，爱吃生大蒜是主要原因。

目前，全球四成胃癌病人在我国，要改变就要杜绝熏烤、味重、辛辣等食物，多吃一些新鲜蔬菜，补充胡萝卜素、维生素C、维生素E等。

郭林气功对胃癌的验证实例：上海黄浦区癌症俱乐部理事方国强，康复20年。解放军15医院门诊部主任医师王本元，1999年患晚期胃癌，经手术化疗后坚持练郭林新气功，很快康复，又走上了工作岗位。

四、食道癌

代表地区：河南省林州市。

20世纪50年代，河南省林州市的食道癌发病率和死亡率都是全球最高的地区。山西省阳泉市、阳城县，河北省磁县、涉县、赞皇县，河南省济源市，江苏省淮安市，陕西省佳县等，食道癌的发病率都明显高于其他地方。

食道癌大规模集中爆发，是因为这里的人普遍喜欢吃粗糙及腌制的食物，普遍缺乏维生素C，食物中硝酸盐、亚硝酸盐过多，再加上霉菌作用，亚硝胺产生风险增加，直接诱发食道癌。此外，他们平时经常吃得太快，喜欢食热饮，嗜烟酗酒，这些都会伤害食道黏膜，雪上加霜。

郭林气功对食道癌的验证实例：山东淄博肿瘤医院曾在第三次世界医学气功大会上发表论文《中西医和气功综合治疗120例中晚期食道癌》，新气功已成为西医、中医、气功三结合综合疗法中的重要的新手段。又如郑州抗癌俱乐部会长徐发根曾发表《抗癌启示录——“九死一生”的启示》。长篇小说《星湖草、星湖月》的作者，1992年2月47岁那年经上海肿瘤医院确诊为食道癌，经学功练功，成功抗癌13年，历经10

年笔耕不辍，还写出了40万字的长篇小说。

五、肠 癌

代表地区：北京市、浙江省嘉善县、浙江省海宁市。

20世纪70年代，肠癌在我国还不属于高发癌，仅有几个城市出现较多的肠癌人群，比如浙江省嘉善县、海宁市。

在这短短的几十年间，以北京为代表的大城市出现了明显的肠癌增加趋势，增幅在所有癌症中位居前三甲。

肠癌是“富贵病”，高蛋白、高脂肪、低纤维素饮食是最直接的原因。想要远离肠癌，除了多吃富含纤维素的食物，少吃油炸、煎炸、腌制食品外，养成定期排便的习惯也很重要。

身处大肠癌高发区的人，必须养成50岁后每年体检的习惯，格外警惕该病的信号。如有便血、大便次数增加、大便形状异常、腹痛等，一定要及时去大医院检查。

平顶山市抗癌俱乐部会长宋宝泉，1981年患直肠癌做手术，1984年4月学练郭林气功身体康复。1993年9月在大连市参加全国首届癌症康复经验交流会，被评为全国抗癌明星。患癌25年后自述：闯过了道道难关，从低谷中走出来，使生命的光芒仍不停地闪亮。又如湖北孝感的乡村林医生2005年患中晚期肠癌，在绝望迷茫恐惧之际，有幸找到郭林气功，潜心学习，刻苦练功，综合治疗得以康复后在网上发布博文《癌症彻底康复　郭林气功是保障》。

六、肝 癌

代表地区：江苏省启东市、江苏省大丰市、浙江省海宁市。

肝癌是具有我国特色的癌症，全球大部分肝癌病人在我国。中国的肝癌分布，是沿海高于内地，江苏启东是肝癌发病率最高的地区，被认定为肝癌研究的“活字典”。

究其原因，这里得乙型肝炎病人较多，加上气候潮湿，农民收下的粮食晒不干，容易发霉，产生黄曲霉素是强致癌物。农民经常吃霉粮，患肝癌的风险便明显增大。肝癌的三大致病因素，就是病毒性肝炎、黄曲霉素、喝受污染的水及酗酒吸烟。

预防肝癌有四大方针：一改水，不喝沟塘水，应喝深井水，喝自来水；二防霉，不吃霉变玉米；三接种乙肝疫苗；四戒烟限酒。

抗癌健身郭林气功验效实例：侯双海，河北邢台市服务公司副经理。1988 年 2 月确诊为原发性（B 超检查为 9.2 厘米）肝癌，医生断言只有三个月存活期。当年 2 月 26 日在北京 304 医院剖腹检查，发现肿瘤长在肝右叶中间的动脉上，不能手术，只好做了动脉结扎栓塞术。不能放、化疗，就练气功、吃中药。1988 年 6 月 1 日开始学习郭林新气功，1989 年 4 月 B 超显示肿块 4.5 厘米×4.0 厘米，到当年 12 月检查结果为 3.4 厘米×3.7 厘米，1990 年 12 月 B 超检查显示肿块完全消失。从学功到肿块全消仅用了两年半，从 1992 年起他已上全班。

七、宫颈癌

代表地区：江西省靖安县、河北省赤江等中西部地区。

在所有肿瘤中，宫颈癌的病因最为明确，是人乳头状瘤病毒（HPV）的感染。宫颈癌因此可能成为人类历史上第一个可预防、可消灭的肿瘤。

我国中西部局部地区，宫颈癌多发可能与公厕等环境污染物、早婚早育、多产、吸烟，以及个人卫生差有关。

感染 HPV 病毒不代表都会发展为宫颈癌。80%的女性在一生中可能感染过 HPV 病毒，但一般能在 7~12 个月内自我清除。

晚婚、晚育，防止不洁性行为，治愈慢性妇科疾病等都能降低感染风险。女性在性生活后 3 年（不晚于 21 岁），就应该开始进行宫颈癌检查。

郭林气功抗癌康复实例：北京市石油化工科学研究院离休干部施某，1924 年生，因为患宫颈癌，于 1965 年、1966 年两次手术。1975 年头痛眼胀，9 月确诊为脑动脉硬化。1977 年底眼睛又出现复视，右眼不能睁开，眼球不能转动。1978 年 3 月血管造影确诊为脑动脉瘤颅内转移癌，靠近中枢神经，不能手术。大夫要求患者绝对卧床休息，想吃什么就买什么吃。她在死不了又活不好的情况下，于 1980 年 3 月学习郭林气功，配合服中药，一年后头不痛了，眼睛也能睁开了，可以看书报了。她康复后，除了自己坚持练习郭林气功外，还辅导癌友操练，帮助癌友康复。80 岁时她的身体状况仍然良好，只是不能再担任郭林气功教师了。

又如王明玉，宫颈癌转腹膜。因腹水严重住进肿瘤医院。1990 年 3 月 30 日第一次抽水 3700 毫升；4 月 21 日第二次抽水 4700 毫升；预定 5 月 11 日第三次抽水。5 月 10 日见到郭林气功老师时，她的腹部大如十月怀胎。教她指针按摩功后，10 月 15 日腹部缩小一半，又过 5 天后出院，腹水全部消失。

八、鼻咽癌

代表地区：广东省、广西壮族自治区、福建省、湖南省、江西省。

全世界约八成鼻咽癌发生于我国，主要集中于广东、广西、福建、湖南、江西等中南五省。其中又以广东为首，被称为“广东瘤”，这是唯一的恶性肿瘤冠以地名。

鼻咽癌的发生被认为与遗传、EB病毒、环境中的致癌物等多种因素有关。广东人的祖先中可能有鼻咽癌相关的遗传基因，世代相传，加上EB病毒感染和环境中致癌物，从而造成了这一结果。

少吃咸鱼、大头菜等含亚硝胺等致癌物质的腌制食品，可以降低发病风险。此外，如果能尽早确诊，也能提高治愈率。

郭林气功抗癌健身实例——鼻咽癌患者拒绝化疗选学郭林气功的报告：深圳市癌友康复互助会刘××，2005年3月的病理切片结论“非角化性鼻咽癌”，2008年6月17日核磁共振诊断为骶骨、两侧髂骨、多发骨转移。化疗中食欲全无，体重急剧下降，因为毒副反应严重，导致化疗中途停止。病人实在承受不了化疗的痛苦，拒绝化疗。后来有幸在住院期间了解到郭林新气功。8月14日出院，检查后看来化疗作用不明显，癌情在扩大，抗癌止痛中药和抗骨转移药的作用也不明显。2008年11月8日，他找到癌友康复会的辅导老师，开始学习郭林新气功。2008年12月24日，练功仅46天，经检查，CA199由583UML下降到378UML，郭林新气功开始产生疗效。2009年7月26日检查，CA199已大幅降到41.26UML。练习郭林新气功总共9个月的时间，证明其有明显效果。又如尹亚星，61 岁，49 岁那年鼻子出血，头痛头胀，在杭州肿瘤医院做切片化验确诊患鼻咽癌，放疗了两个月，头面又黑又肿，牙齿掉落，唾液腺被破坏，口腔溃疡，什么东西都吃不下，牙神经疼痛彻夜难眠，身体迅速消瘦，受尽苦楚辛酸。后来听说了癌症康复协会，便试着加入学习。大家都是癌症患者，互相交流心得，分享经验，尹亚星恢复了信心和活力，学习郭林气功，同时中药调理。如今 11 年过去了，他与老伴相依为命，一起锻炼旅游，珍惜生活中的每一时刻。